3D口腔正畸头影测量
Cephalometry in Orthodontics: 2D and 3D

U0251563

Ⅵ QUINTESSENCE PUBLISHING

Berlin | Chicago | Tokyo
Barcelona | London | Milan | Mexico City | Moscow | Paris | Prague | Seoul | Warsaw
Beijing | Istanbul | Sao Paulo | Zagreb

3D口腔正畸头影测量

Cephalometry in Orthodontics: 2D and 3D

编著　（美）凯瑟琳·库拉（Katherine Kula）
　　　（美）艾哈迈德·加尼玛（Ahmed Ghoneima）

主译　林珊

北方联合出版传媒（集团）股份有限公司
辽宁科学技术出版社
沈　阳

图文编辑

刘 菲 刘 娜 康 鹤 肖 艳 赵 森 李 雪 王静雅 纪凤薇 张晓玲 杨 洋

This is a translation edition of Cephalometry in Orthodontics: 2D and 3D
Edited by Katherine Kula and Ahmed Ghoneima
© 2018 Quintessence Publishing Co., Inc

©2022，辽宁科学技术出版社。
著作权合同登记号：06-2019第181号。

图书在版编目（CIP）数据

3D口腔正畸头影测量 /（美）凯瑟琳·库拉（Katherine
Kula），（美）艾哈迈德·加尼玛（Ahmed Ghoneima）编
著；林珊主译. —沈阳：辽宁科学技术出版社，2022.1
　ISBN 978-7-5591-2190-5

　Ⅰ.①3…　Ⅱ.①凯…　②艾…　③林…　Ⅲ.①口腔正畸
学—X射线诊断　Ⅳ.①R783.504

　中国版本图书馆CIP数据核字（2021）第171872号

出版发行：辽宁科学技术出版社
　　　　　（地址：沈阳市和平区十一纬路25号　邮编：110003）
印 刷 者：凸版艺彩（东莞）印刷有限公司
经 销 者：各地新华书店
幅面尺寸：210mm×285mm
印　　张：13
插　　页：4
字　　数：260千字
出版时间：2022年1月第1版
印刷时间：2022年1月第1次印刷
策划编辑：陈　刚
责任编辑：金　烁　殷　欣　苏　阳
封面设计：袁　舒
版式设计：袁　舒
责任校对：李　霞

书　　号：ISBN 978-7-5591-2190-5
定　　价：298.00元

投稿热线：024-23280336
邮购热线：024-23280336
E-mail:cyclonechen@126.com
http://www.lnkj.com.cn

　　头影测量分析是口腔正畸诊断及治疗方案设计的重要基础技术，是治疗前后侧貌变化疗效评价的重要手段，同时也是正畸医生必须掌握的基本技术之一。随着影像技术的发展，从2D（二维）影像发展到3D（三维）影像，从单一平面测量到多维空间测量，跨越了空间转换，也实现了头影测量经纬度的变化。而且更重要的是，医生认识和理念的提升，对错𬌗畸形正畸后的容貌改变有了空间变化的认识，从而对正畸诊断及治疗方案的设计都有了全新的提升。颅面部结构从发育伊始的缺陷到正畸后的回归正常，通过2D头影测量，认识了其平面解剖的变化；通过CBCT的3D数据，分析了其治疗前后立体解剖结构的变化（包括从硬组织转变到软组织的改变以及从正面到侧面的前后面改变）。除此之外，本书也对治疗前后的气道改变也做了较好的头影测量分析。本书结合临床病例，阐述了2D及3D放射影像在诊断治疗中的应用。

　　本书也用专门章节论述了头影测量在生长与治疗中的预测准确性和可靠性，头影测量的准确性对于治疗方案的制订影响甚大，其数据的可靠性也是治疗正确性的基础。本书详细介绍了2D及3D的测量方法，对于正畸医生的临床技能也有很好的指导作用。目前，在口腔医学临床工作中，强调了多学科的协调与融合，作为正畸医生，应充分掌握头影测量的分析方法，同时将测量方法从2D上升到3D，有助于对硬组织和软组织的改变产生空间立体的认识。

　　本书的主译林珊教授，从事多年的正畸临床及研究生教育工作，具有丰富的临床经验和教学经验，其翻译团队成员均具有研究生学历和多年的正畸临床经验，曾翻译出版了《牙周–正畸临床综合诊疗思维与实践》等相关译著，具有较强的专业翻译能力。此书的翻译出版，有助于提高我国正畸医生的头影测量水平和病例分析能力、提升诊疗方案的准确性和可靠性，也有助于提高我国口腔正畸影像临床诊断水平，相信它是一本很好的口腔正畸医生临床指导用书，特此推荐。

房兵

中华口腔医学会口腔正畸专业委员会候任主任委员

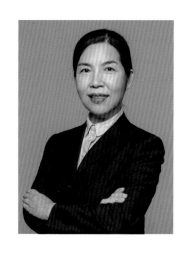

林珊 副教授，主任医师，硕士生导师

1981—1986年在福建医科大学医疗系及第四军医大学口腔系学习。1986年6月获得口腔医学学士学位。毕业后就职于福建医科大学附属第一医院，1990—1991年在北京大学附属口腔医院正畸科学习1年。从事口腔正畸专业临床及教学科研工作30余年，现为福建医科大学硕士生导师、副教授，福建医科大学附属第一医院主任医师，林珊口腔正畸工作室负责人。现任中华口腔医学会正畸专业委员会委员，福建省口腔医学会常委，福建口腔医学会正畸专业委员会副主任委员，福建口腔医学会美学专业委员会常委。《中华口腔正畸学杂志》编委。主译《牙周-正畸临床综合诊疗思维与实践》。

译者名单

林　珊	福建医科大学附属第一医院
赖丹琳	福建医科大学附属第一医院
廖彦阳	福建省级机关医院
张月琴	福州市林珊口腔正畸工作室
许志强	莆田学院附属医院
吴　婷	福建省儿童医院
沈娇乡	厦门医学院附属口腔医院
苏晶晶	厦门医学院附属口腔医院
刘　菁	福建省妇幼保健院
丘雨蓓	福建医科大学附属口腔医院
许　亮	福建医科大学附属第一医院

成功的正畸治疗取决于正确的诊断和治疗设计，而头影测量是诊断和治疗设计的重要部分，所以本书旨在阐述临床头影测量的最新应用。我们尽量减少了那些正畸临床上晦涩的参数，并介绍和拓宽了头影测量在诊断和治疗设计中的作用。

目前临床正畸正从2D向3D过渡。对于锥形束计算机断层扫描（CBCT）的使用，已逐渐从最初认为其不被大众所接受，到目前已被广泛认可；这不仅因为CBCT辐射剂量小和成本低，同时也是因为研究表明了其具备诸多的优势，它能将未知转化成为已知。当设备更新时，医生会评估新设备的成本、效益以及市场效应。尽管在很多临床实践和正畸方案中，人们已经开始使用3D CBCT，但是2D头影测量仍然是临床正畸的标准。实际上全球有很多临床实践和正畸方案是对3D CBCT进行2D头影测量。因此，2D头影测量仍然与患者的治疗息息相关。

为了学习头影测量学，了解一些头影测量学的历史是必要的，但不能让临床医生迷失在其中。因为许多临床医生对于个体的治疗并不局限于某种分析方法，所以头影测量软件提供了许多分析方法。事实上，许多头影测量分析也是基于多位学者的研究或著作。为了掌握头影测量，我们需要了解2D和3D头影测量各自的优势与局限性，探讨其与颅面结构间的关系，而不是仅把头影测量当作一种理念。随着研究的深入和产品研发的进展，3D测量可能会替代2D测量。

3D CBCT头影测量为软硬组织标志点的辨别增加了一种新的维度。横向维度与侧面维度是固有结合在一起的，所以我们仅需查看3D影像，无须再将各个维度单独的图像组合在一起分析。在3D中面部、颅骨和气道的内部解剖结构得以显示，从而辨认出结构异常和病变。笔者在头影测量中将这些可能性整合在一起并提出了一些新概念和处理方案，而这些也是临床医生需要知晓的。颅面部软硬组织线距与角度的头影测量正逐渐演变成面积和体积的测量，而这恰恰是解释临床决策和疗效评估所需要的。然而，医生也是需要了解2D头影测量，才能够更好地把它应用于3D头影测量中。

致谢

衷心感谢我们的行政助理Shannon Wilkerson，协助我们打字和复印，让我们可以专心于写作；感谢临床主任和牙科助理Gayle Massa、Brenda McClarnon、Darlene Arnold和Shelley Pennington等所有帮助我们整理病历的人；感谢业务部主管Monica Eller、Karen Vibbert和所有帮助接洽患者的人。

关于术语的说明

文章中使用的头影测量术语和标志点的连字符标准并不一致，而且许多出版物中的术语也没有被大众所接受。为了统一和便于理解，本书仅在涉及角度或标志点时使用连字符。我们也删除了不必要的术语，并使用临床相关的术语和标志点。

Katherine Kula, MS, DMD, MS
Professor Emeritus
Department of Orthodontics and Oral Facial Genetics
Indiana University School of Dentistry
Indianapolis, Indiana

Ahmed Ghoneima, BDS, PhD, MSD
Chair and Associate Professor, Orthodontics
Hamdan Bin Mohammed College of Dental Medicine
Dubai, United Arab Emirates

Adjunct Faculty
Department of Orthodontics and Oral Facial Genetics
Indiana University School of Dentistry
Indianapolis, Indiana

献词

　　我把这本书献给我生命中的两位重要人物：我的父亲James A. Miller和丈夫Theodore J. Kula，父亲教会了我努力工作与坚持的重要性，丈夫教会我提出问题并用科学的方法解决问题。

——Katherine Kula

　　我把这本书献给我已故的父亲和母亲，他们给予的鼓励与祝福将伴我一生。我还要把这本书献给我可爱的妻子和女儿们，感谢她们对我的爱与支持。最后，我还要特别感谢我的学生们，教导他们何其有幸。

——Ahmed Ghoneima

Eman Allam, BDS, PhD, MPH
Postdoctoral Fellow
Department of Orthodontics and Oral Facial Genetics
Indiana University School of Dentistry
Indianapolis, Indiana

Mohamed Bazina, BDS, MSD
Assistant Clinical Professor
Department of Orthodontics
University of Kentucky

Adjunct Assistant Professor
Department of Orthodontics
School of Dental Medicine
Case Western Reserve University
Cleveland, Ohio

Eric Dellinger, DDS, MSD
Private Practice Limited to Orthodontics
Angola, Indiana

Paul C. Edwards, DDS, MSc
Professor
Department of Oral Pathology, Medicine & Radiology
Indiana University School of Dentistry
Indianapolis, Indiana

Tarek Elshebiny, BDS, MSD
Clinical Assistant Professor
Department of Orthodontics
School of Dental Medicine
Case Western Reserve University
Cleveland, Ohio

James Geist, DDS, MS
Professor
Department of Biomedical and Diagnostic Sciences
Director, Oral and Maxillofacial Imaging Center
University of Detroit Mercy
Detroit, Michigan

Ahmed Ghoneima, BDS, PhD, MSD
Chair and Associate Professor, Orthodontics
Hamdan Bin Mohammed College of Dental Medicine
Dubai, United Arab Emirates

Adjunct Faculty
Department of Orthodontics and Oral Facial Genetics
Indiana University School of Dentistry
Indianapolis, Indiana

Katherine Kula, MS, DMD, MS
Professor Emeritus
Department of Orthodontics and Oral Facial Genetics
Indiana University School of Dentistry
Indianapolis, Indiana

Manuel Lagravère, DDS, MSc, PhD
Associate Professor
Division of Orthodontics
Faculty of Medicine and Dentistry
University of Alberta
Edmonton, Alberta

Connie P. Ling, DDS, MSc
Private Practice Limited to Orthodontics
Toronto, Ontario

Juan Martin Palomo, DDS, MSD
Professor and Residency Director
Department of Orthodontics
Director of the Craniofacial Imaging Center
School of Dental Medicine
Case Western Reserve University
Cleveland, Ohio

Leena Palomo, DDS, MSD
Associate Professor
Department of Periodontology
School of Dental Medicine
Case Western Reserve University
Cleveland, Ohio

Edwin T. Parks, DMD, MS
Professor
Department of Oral Pathology, Medicine & Radiology
Indiana University School of Dentistry
Indianapolis, Indiana

Ali Z. Syed, BDS, MHA, MS
Assistant Professor
Director of Radiology
School of Dental Medicine
Case Western Reserve University
Cleveland, Ohio

Achint Utreja, BDS, MS, PhD
Assistant Professor and Director, Pre-Doctoral
    Orthodontics
Director, Mineralized Tissue and Histology Research
    Laboratory
Department of Orthodontics and Oral Facial Genetics
Indiana University School of Dentistry
Indianapolis, Indiana

目录

第 1 章

头影测量使用介绍

Introduction to the Use of Cephalometrics

Katherine Kula, MS, DMD, MS

Ahmed Ghoneima, BDS, PhD, MSD

头影测量是指对头颅侧位片进行定量评价，或对颅颌面X线片上的硬软组织结构进行测量和比较。这是一门不断发展的科学和艺术，被纳入正畸学及患者的治疗中。头颅侧位片是正畸诊疗记录的重要组成部分，几乎应用于所有的正畸患者。头影测量分析有助于明确患者的临床评估，并为治疗决策提供额外的附加信息。

美国正畸医生协会（AAO）制订了当前正畸治疗和牙颌面矫形手术的临床操作指南[1]，其建议初始正畸记录应包括检查记录、口内照和口外照、诊断模型（石膏或数字模型）和影像学图像。这些影像学图像包括适合的口腔内X线片和/或全景片、头颅侧位片。三维锥形束计算机断层扫描（3D CBCT）可以代替头颅侧位片；然而，正畸治疗时并不常规使用CBCT，所以头颅侧位片仍是目前正畸诊疗记录的标准项目。

AAO临床操作指南[1]还建议评估患者的治疗结果，并通过比较治疗前后的记录来确定治疗方案的效果。治疗后的记录应该包括牙科模型；口内、口外图像（传统或数码、静态或影像）以及口内全景和/或头颅侧位片，后者取决于治疗方式及其他因素。很多正畸医生也会采集一序列的侧位片来查看治疗进程是否符合预期效果。此外，美国正畸协会（American Board of Orthodontics）认证也要求提供头颅侧位片并对其进行分析以解释所做的诊断和治疗计划、对生长的影响和正畸治疗效果。因此，正畸医生知道如何使用头影测量是至关重要的。

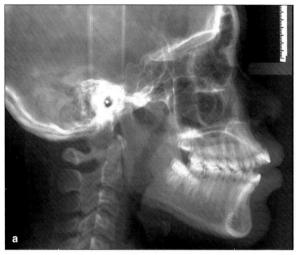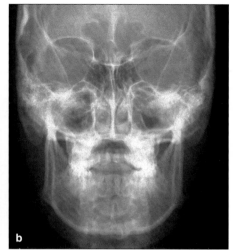

图1-1　（a和b）头颅正、侧位片

头影测量法基本应用

头影测量法适用于：①错𬌗畸形的分类（骨性和/或牙性）；②正畸诊疗难度的判断；③评估应用正畸、种植和/或手术治疗颅面结构异常的可能性和实际治疗效果；④评估患者的生长和治疗变化。通常，头颅侧位片显示牙齿前后位置、切牙倾斜度、牙槽骨的位置和大小及颅底结构（图1-1a）。和全景片相比，头颅X线片还可以提供颞下颌关节不同角度的影像和上气道的影像。

此外，头颅X线片还有助于鉴别和诊断与错𬌗畸形有关的其他问题，如牙齿发育不全、多生牙、粘连牙、畸形牙、畸形髁突和裂隙等。它们也被用来鉴别一些病理变化，并能在一定程度上显示牙齿周围骨骼的高度和厚度。然而，它们在识别牙周疾病和龋齿，尤其是初期龋齿不是很有用，因此对易患龋病或有牙周病症状的患者，需要咬合翼片和根尖周片。虽然从头颅侧位片可以诊断出一些不对称的临床表现，但当硬组织结构不对称时，还需要拍摄头颅正位片（图1-1b）。

当然，这些传统的X线片都是2D影像。3D CBCT可以替代多个2D X线片。一个CBCT影像可以从多个角度（x轴、y轴、z轴）观察整个颅面结构（图1-2），同时可以在不叠加混杂结构的情况下观察颅内和面中线结构，也可以分别单独观察两侧结构。虽然在全球范围内，从2D影像到3D影像的过渡正在迅速发生，但临床医生应理

解为什么已经使用了几十年（2D）还需要增加额外的3D信息，以及3D影像的局限性和潜力。

本书的主要目的是向正畸医生介绍头影测量的使用方法，包括2D及3D头影测量，并展示了使用3D CBCT的潜在优点。本章的目的是介绍当前和未来头影测量的使用背景。

头影测量的发展简史

在使用X线片之前，颅面复合体的生长和发育的评估基本上是对颅骨测量或软组织的测量研究（图1-3）。颅骨测量法[2]可以追溯到公元前4世纪的希波克拉底，其至今仍被应用于人类体格学、法医学、医学和艺术领域。它被用来确定颅骨和牙齿的大小以及它们之间的关系、人群之间的潜在差异，以及颅骨和面部的进化引起的变化。目前的一些头影测量标志点、平面和角度都起源于颅骨测量学。例如，Frankfort平面是1882年在德国人类学协会的一次会议上建立的，它是一种标准化的测量头骨水平方向的方法[2]。人类学家们一致同意将Frankfort平面定义为连接外耳道的上缘与两个眼眶下缘的一个平面。后来，在头影测量中，这个平面被修改为左右侧外耳道上缘中点与左眶下点所形成的平面，以最小化由不对称造成的问题。

然而，颅骨测量法也具有其局限性。每个头骨都代表了一个个体发展的"一瞬"或"快照"。换句话说，即一个横断面数据点。进行纵向研究的希望很小。通常，

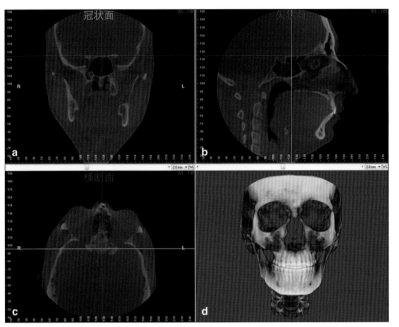

图1-2　软件屏幕显示（a）冠状面（b和c中的绿色线）、（b）矢状面（红色线）、（c）横断面（a和b中的蓝色线）。（d）同一个研究中的3D CBCT重建图像

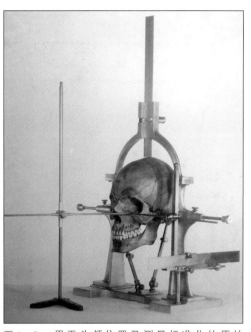

图1-3　用于头颅位置及测量标准化的原始Broadbent头颅定位仪（凯斯西储大学Juan Matin Palomo博士提供）

个体死亡原因由于是未知的，导致了对颅骨的生长发育产生未知的影响。因此，颅面发育的解释是基于那些因创伤、疾病、饥饿、药物滥用或遗传学原因而死亡的儿童头骨。Todd[3]，凯斯西储大学（Case Western Reserve University）医学院解剖学系主任，他认为对这些儿童头骨的测量只是在研究发育缺陷，并不能评估正畸治疗对生长发育的纵向影响。使用染料进行的动物研究在解释各种因素对人类生长发育的影响方面明显受到限制。软组织研究，特别是纵向研究，也由于缺乏可重复的数据而受到限制。然而，X线片为研究和比较几十年来的诸多患者提供了机会。

头颅影像信息的使用和标准化从19世纪末开始不断发展。同样，在那段时间里，正畸学作为一门口腔医学专业应运而生。1899年，Edward Hartley Angle将错𬌗畸形进行了分类，并被美国牙科协会（American Dental Association）认可，将正畸学列为牙医学的专科[4]。Angel于1900年创办了第一所正畸学院（圣路易斯安格尔正畸学院），1901年创办了第一个正畸学会（美国正畸学会），1907年创办了第一本牙科专业期刊（《美国正畸医生》）。

Wilhelm Conrad Roentgen于1895年发现X线后不久[5]，Rowland[6]于1896年就报道了第一次使用面部和头颅放射线片，后来Ketcham和Ellis也报道了这种方法[7]。到1921年，B. H. Broadbent在他的私人诊所里使用了侧位头颅摄影术[7]。1922年，Spencer Atkinson向安格尔正畸学院报道说，他使用了侧面面部X线片来确定第一磨牙在颧牙槽嵴下方的位置[7]。由于X线片也能显示软组织，Atkinson认为，这些侧位片具有将上下颌骨面部和颅底相联系的潜力。

起初，由于头部的位置以及头部与胶片的距离没有标准化，很难通过比较头颅X线片来展示生长和治疗效果。为了使头部的位置标准化，1921年，Percy Brown设计了一种头部支架，用于拍摄面部的X线片[7]。1922年，A. J. Pacini报道了使用纱布绷带把胶片固定在头部，从而使拍摄侧位片的头位标准化[8]。1927年，Ralph Waldron发明了一种头影测量仪，用于测量从90°拍摄的侧面X线上的下颌角[9]。Martin Dewey和Sidney Riesner用夹子固定患者的头部，并将胶卷盒紧贴着患者的头部拍了一张侧位片[10]。然而，几十年来，头影测量技术没有统一的标准，这意味着同一患者的相同X线片无法再现。

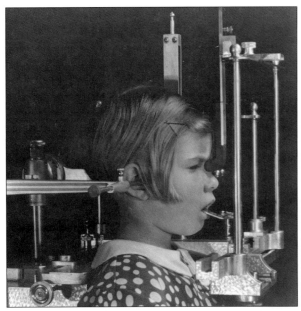

图1-4　一种原始的Broadbent头颅定位仪，由一个头颅固定装置、2个耳杆和1个鼻固定架构成，用于相对于X线胶片和X线源固定人体头部（凯斯西储大学Juan Matin Palomo博士提供）

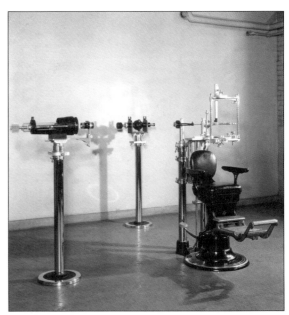

图1-5　原始的改良型Bolton头部定位仪，用于拍摄正面X线片时使头位标准化（凯斯西储大学Juan Matin Palomo博士提供）

很明显，为了研究牙齿和下颌的生长发育以及正畸治疗的效果，必须对头部和面部进行准确可靠的三维纵向测量。借鉴Todd将颅支持器修改为用于标准化头颅位置和测量的颅测量器的经验（图1-3），Broadbent开发出一种由头颅固定装置、2个耳杆和1个鼻固定架构成的头颅定位仪，用于相对于X线胶片和X线源固定人体头部（图1-4）。Broadbent甚至在患者使用头颅定位仪时，对牙齿进行了印模，并将印模与上颌和下颌骨联系了起来。他在1930年宣布，用X线头颅定位仪研究活体的纵向生长[12]，并在1931年发表了这项发明[11]。后来，Bolton的头颅定位仪进行了改良，将头位标准化也纳入了正面X线片拍摄中（图1-5）。在同一年，一名德国正畸医生H. Hofrath也报道了一种头颅定位仪的研制，用来拍摄侧位X线片时使头位标准化[13]。

头颅影像的标准化可以随着时间的进展对同一头颅进行比较。也可以将研究治疗效果与其他个体比较。这给国会女议员Frances Bolton留下了深刻的印象，她在凯斯西储大学建立了一项长期的关于健康儿童牙颌生长发育的研究。

Broadbent[14]和其他研究人员对颅面发育的早期研究强调，需要确定稳定的标志点，以便重叠X线片。Broadbent认为，至少在儿童早期，颅部某些区域比快速生长的面部更稳定。这导致了在Bolton-Nasion平面的发育，蝶骨区域的一个定位点（R）则成为头部或面部最为固定的点（图1-6）。Bolton-Nasion平面为连接鼻根点（即额鼻缝的最前点）至Bolton点（位于枕骨大孔后方，左右侧枕骨骨突外轮廓最高点连线的中点）的连线。选择Bolton点而不是外耳道的顶点，是因为头部固定器的耳杆掩盖了外耳道。双侧枕骨髁部被认为可以产生单一的图像，因为它们之间的距离非常接近，刚好在头骨的中间平面上。人们认为射线机的中心射线只会造成很小的放大影。从蝶鞍中心画出一条垂直于Bolton-Nasion平面的线，其中点称为定位点（R），通常用来记录同一个体或不同个体的重叠。

在Bolton-Nasion平面标记R后，为了测量面部变化，Frankfort平面（FH平面，又称眼耳平面）也被添加到每名儿童的初始记录中，垂直的眶平面（一个通过眼眶并垂直于Frankfort平面的水平面）经过牙列。测量的变化由这两个平面得来，而不是直接从Bolton-Nasion平面得来。

在接下来的几十年里，多个中心开始使用头颅影像来评估生长和发育，无数的正畸医生以不同的格式提供他们的数据以便更好地描述他们对颅面部复合体的分析。一些参数主要用于研究，而另一些参数则专门用于临床分析。许多分析或参数组会以推动其发展的正畸医生的名字命名，但这些分析和参数涵盖了以前用于颅骨测量法的参数或其他正畸医生的测量方法。在某些情况下（例如，下颌平面、下颌骨长度和颅底），不同的正畸医生发表了不同的定义结构的方法。Wilton Krogman和Viken Sassouni在1957年尝试验证当时存在约70项头影测量方法的临床有效性[15]。在某些情况下，这些差异到今天仍然存在，因为不同的正畸学院支持不同的观点。这也导致了这一领域的新手正畸医生的困惑，并引发了关于哪些头影测量值更有助于正确的诊断和治疗分析的激烈讨论。此外，由于使用了不同的标志点和平面，各种研究的比较变得复杂化。

许多头影测量值通常为简单的描述性统计。描述性统计是用来表示一个数据集的中心或最典型的值，它称为集中趋势度量，包括平均值和中位数。平均值是该数据集所有数字的平均值，中位数是按升序或降序排列的所有数据的中间值。临床比较各组的头影测量值时，提供平均值比提供中位数更常见。研究可能报道一个值或两个值，这取决于研究的目的和样本。然而，具有相同平均值的数据集所包含的每个数值可能差异很大。用于定量描述这些差异的描述性统计参数称为离散度（值分布的范围）。头影测量法中常用的两种离散度度量是范围和标准差。范围是该数据集中最大值和最小值之间的差值。差值越大，说明数据的离散度就越大。标准差表示离平均值有多大偏差。标准差越大，数据的变化越大。通常，一个数据集中的所有数据都落在平均值的3个标准差内（±3 SD）。临床上，一些正畸医生认为，如果患者的头影测量值在平均值外超过一个标准差，治疗起来会更加困难；然而，这也取决于特定的头影测量值。

在大多数情况下，我们假设骨骼和牙齿的头影测量值，如果绘制出来，会落在一个钟形曲线内，一个正常的曲线。也就是说，如果平均值被确定为0，那么当确定标准差并在平均值的每一边标记时，正常曲线就是对称的，并且大部分数据会落在每一边的3个标准差之内。根据标

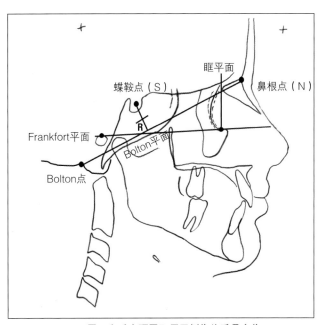

图1-6 Frankfort平面和垂直眶平面用于侧位片重叠定位

准差的范围和宽度，曲线的宽度可以大于高度，反之亦然。需要注意的是，我们应该常规检查数据的正态性，因为并非所有数据集都符合钟形曲线特征。然而，很多经典的头影测量研究并没有报道太多的数据统计分析方法。因此，若要熟练地使用头影测量法，须仔细阅读相关文献。

许多已发表的头影测量研究采用了描述性统计来量化所研究的人群头影测量参数的结果。在大多数情况下，与整个人群相比，研究只包含了数量有限的病例（样本）。之所以使用样本，是因为研究整个人群太困难或太昂贵。显然，群体中个体越相似，所选择的样本就越具有代表性。然而，在一些早期头影测量分析中使用的样本标准非常有限，也许并不能真正代表整个人群。在其他情况下，样本量非常小及异质性，报道的结果似乎没有什么价值。受试者纳入标准包括必须有可接受的、有吸引力的[16]或具有代表性的面孔[17]。

在一项对79名具有理想𬌗的成人的研究中[18]，头影测量显示了Ⅱ类到Ⅲ类颌骨关系，高角到低角，切牙内收或前突时测量值的变化范围很大。虽然研究中测量的平均值与其他已发表的研究中报道的相似，但数值范围却要大得多。对一些没有特别差的或不能接受的面型进行回顾性研究，结果显示，即使没有手术，良好的咬合也是可以实现

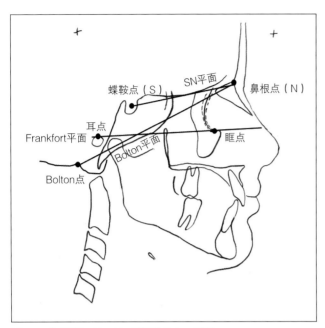

图1-7 SN平面、Frankfort平面和Bolton平面

的。因此，头影测量学从来没有单独用于治疗决策的制订。

头影测量值数据受到许多因素的影响。比如，头颅定位仪的射线投射到与胶片具有一定距离的面部，会造成一定的放大误差，从而对2D头影测量参数的测量产生影响。在对物体和胶片与X线源之间的距离进行标准化之前，这种误差是未知的，除非胶片中包含标准化的物体。放大误差也因机器的不同而不同。一些早期的研究在发表时没有报道或纠正放大误差。以前，美国正畸协会要求提交给委员会认证的病例在头颅造影中显示校准装置，以便纠正放大误差。尽管有这些问题，但早期的研究有助于更好地理解颅面生长发育，并为进一步的研究提供了基础。但是，在引用或作为临床治疗的基础之前，应对这些早期的文献进行仔细分析。

早期头影测量确定颅面变化的一个问题是选择可参考的测量参数即各种平面，来比较颅骨和牙齿的变化。例如，在头影测量法发展的早期，William B. Downs[19]就意识到有许多测量方法被用来评估面部。他试图通过比较具有生长潜能的10名男性和10名女性青少年（12~17岁）

的各种头影测量值，来确定具有完美咬合个体的头影测量值的范围和相关性。Downs最终得出结论，他应该将面部骨骼与牙齿、牙槽突这两部分分开去评估面部。他先单独对骨骼类型（上颌骨和下颌骨）进行分类，然后再确定牙齿和牙槽骨相对于面部骨骼的关系。他认为，将面部平面分别与SN（蝶鞍点–鼻根点）平面、Frankfort平面和Bolton平面进行比较，所得到的值相差非常小，以至于他不确定为什么用这个而不是另一个平面来评估面部（图1-7）。Downs采用Frankfort平面，是因为他觉得SN平面和Bolton-Nasion平面将颅颌面分开，而Frankfort平面只包括面部与正畸治疗（包括或不包括手术）可以控制结构的关系的比较。他用4张脸展示了在评估下颌骨位置时，颜面角（面平面与Frankfort平面的关系）如何比面平面与SN平面或面平面到Bolton平面更好地描述面部类型（图1-7）。与许多报道平均测量值的头影测量分析相反，他采用对颌凸角、AB平面和下颌平面角与对照组平均值两者之间的数值差异性的比较。例如，如果报道显示对照组的平均颌凸角为180°，试验组患者185°的测量值则报道为+5.0°（负值表示凹面型，正值表示凸面型），而不是直接报道为185°。同样，在不考虑对照组内变化的情况下，将AB平面或下颌平面角平均值的偏差解读为与平均值的差异。Downs认为，这些差异可以显示出处理这个病例的难度。虽然Downs研究规模很小，没有考虑性别差异，使用的是生长期的个体，对他们来说，一些头影测量值可能会随着年龄的增长而变化，但他的头影测量参数和数值至今仍在使用。在他的研究之后，引入了许多新的测量参数[15]。

在接下来的几十年里，许多研究强调了可靠的和标准化的标志点、测量参数和参考点的重要性，它们被用来确定：①单名患者的治疗结果；②比较多名接受类似治疗的患者的疗效；③接受或不接受治疗的情况下，个体生长趋势的预测。然而，在长达世纪之久的2D头影测量历史中，一些标志点的定义或重视上略有变化，同时由于3D头影测量的出现，标志点的变化将继续出现。例如，在三维研究中，目前的问题在于A点能否可以被认为是上颌骨最向前的位置[20]。

3D CBCT

3D CBCT于1994年首次报道，并于1996年首次在欧洲商业化。然而，直到2001年第一个3D CBCT才被商业化引入美国。在2007年以前，很少有文章将3D CBCT与正畸联系起来[21]。最初，对高辐射剂量及其成本的担忧可能限制了它在正畸中的应用，但却推动了该技术的重新设计，从而显著降低了辐射暴露和成本。自2007年以来，数百篇有关3D CBCT在正畸治疗中应用的文章发表了出来。3D CBCT在正颌手术、种植体以及特定需求的正畸（例如，阻生牙、颅面畸形、骨厚度测量）中的适用性，增加了其在正畸和普通牙科中的应用率。然而，重要的问题仍然存在，其中包括是否可以将2D头影测量中使用的标志点和测量方法应用于3D头影测量以及两者间的临床相关性，同时是否要让所有正畸患者使用3D头影测量。

3D头影测量学的发展比2D头影测量学的发展要快，这可能是由世界范围内的数字化交流导致的。在侧位片出现在正畸领域50多年后，Steiner[22]指出，头影测量仍未被用于临床，主要用于生长发育的学术研究。另外，据预测，在短短5年内，全球CBCT市场将从2016年的4.944亿美元增长到2021年的8.012亿美元，尽管增长可能并不仅限于正畸领域[23]。

结论

受过良好教育的临床医生能很好地对患者进行治疗，因此临床医生不仅要了解2D头影测量的基础知识及其与3D头影测量的关系，而且要了解头影测量的最新发展及其相关技术、软件和应用。

参考文献

[1] American Association of Orthodontists. Clinical Practice Guidelines for Orthodontics and Dentofacial Orthopedics [amended 2014]. https://www.aaoinfo.org/system/files/media/documents/2014%20Cllinical%20Practice%20Guidelines.pdf. Accessed 25 August 2017.

[2] Finlay LM. Craniometry and cephalometry: A history prior to the advent of radiography. Angle Orthod 1980;50:312–321.

[3] Todd TW. The orthodontic value of research and observation in developmental growth of the face. Angle Orthod 1931;1:67.

[4] American Dental Association. History of Dentistry Timeline. http://www.ada.org/en/about-the-ada/ada-history-and-presidents-of-the-ada/ada-history-of-dentistry-timeline. Accessed 25 August 2017.

[5] NDT Resource Center. https://www.nde-ed.org/index_flash.htm. Accessed 25 August 2017.

[6] Rowland S. Archives of Clinical Skiagraphy. London: Rebman, 1896.

[7] Broadbent BH Sr, Broadbent BH Jr, Golden WH. Bolton Standards of Dentofacial Developmental Growth. St Louis: C.V. Mosby, 1975:166.

[8] Pacini AJ. Roentgen ray anthropometry of the skull. J Radiol 1922;42:230–238,322–331,418–426.

[9] Basyouni AA, Nanda SR. An Atlas of the Transverse Dimensions of the Face, vol. 37 [Craniofacial Growth Series]. Ann Arbor: University of Michigan Center for Human Growth and Development, 2000:235.

[10] Dewey MN, Riesner S. A radiographic study of facial deformity. Int J Orthod 1948;14:261–267.

[11] Broadbent BH. A new x-ray technique and its application to orthodontia. Angle Orthod 1931;1:45.

[12] Broadbent BH. The orthodontic value of studies in facial growth. In: Physical and Mental Adolescent Growth [The Proceedings of the Conference on Adolescence, 17–18 October 1930, Cleveland, OH].

[13] Hofrath H. Die Bedeutung der Rontgenfern und Abstandsaufname für die Diagnostic der Kieferanomalien. Fortschr Orthod 1931;1:232–258.

[14] Broadbent BH. Investigations of the orbital plane. Dental Cosmos 1927;69:797–805.

[15] Krogman WM, Sassouni V. Syllabus in Roentgenographic Cephalometry. Philadelphia: College Offset, 1957:363.

[16] Tweed CH. The Frankfort mandibular incisor angle (FMIA) in orthodontic diagnosis, treatment planning, and prognosis. Angle Orthod 1954;24:121–169.

[17] Riedal R. An analysis of dentofacial relationships. Am J Orthod 1957;43:103–119.

[18] Casko JS, Shepherd WB. Dental and skeletal variation within the range of normal. Angle Orthod 1984;54:5–17.

[19] Downs WB. Variations in facial relationships: Their significance in treatment prognosis. Am J Orthod 1948;34:812–840.

[20] Kula TJ III, Ghoneima A, Eckert G, Parks E, Utreja A, Kula K. A 2D vs 3D comparison of alveolar bone over maxillary incisors using A point as a reference. Am J Orthod Dentofacial Orthopedics (in press).

[21] Gribel BF, Gribel MN, Frazão DC, McNamara Jr JA, Manzi FR. Accuracy and reliability of craniometric measurements on lateral cephalometry and 3D measurements on CBCT scans. Angle Orthod 2011;81:26–35.

[22] Steiner CC. Cephalometrics for you and me. Am J Orthod 1953;39:729–754.

[23] Markets and Markets. CBCT/Cone Beam Imaging Market by Application. http://www.marketsandmarkets.com/Market-Reports/cone-beam-imaging-market-226049013.html?gclid=EAlalQobChMI4_b899b31AlVyEwNCh1xXQseEAAYASAAEgJaO_D_BwE. Accessed 25 August 2017.

2D影像与3D影像

2D and 3D Radiography

Edwin T. Parks, DMD, MS

自从Broadbent在1931年1月报道了这项技术以来，2D头影测量就成了正畸患者评估的一个组成部分[1]。多年来，头影测量技术中唯一的图像载体是X线片，这限制了临床医生只能对患者进行二维评估。目前，有多种载体可供选择，例如光感荧光粉（PSP）、电荷耦合器件（CCD），以及从锥形束计算机断层扫描（CBCT）得到的2D数据。虽然CBCT允许临床医生对患者进行三维评估，但大多数患者评估仍是在2D数据上进行的。本章讨论了生成传统2D头颅定位片的各种技术，从3D数据导出的头颅定位片、辐射暴露，以及各种技术和图像接收装置的优缺点。

患者体位

无论是什么图像接收装置，正确的患者体位对于生成可接受的头影图像是至关重要的。

头颅侧位片

患者头部位于图像接收器的左侧，矢状面中部平行于图像接收器，Frankfort平面平行于地面[2]（图2-1）。患者的头部应固定在头颅定位仪上。头颅定位仪是一种有2个放置于外耳道的耳杆和1个鼻子固定架的装置。头位固定有两个目的：①它减少了拍摄时患者头部的活动性；②它确保了测量操作的可重复性，从而允许后期进行纵向序列评估。

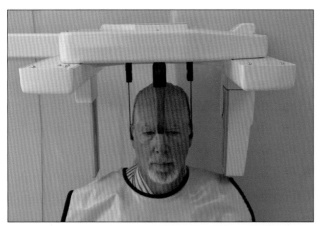

图2-1 拍摄头颅侧位片时患者的正确体位：头颅固定装置的位置

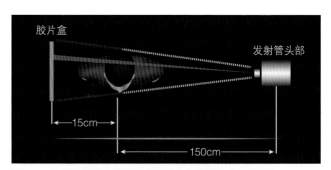

图2-2 拍摄头颅侧位片时患者正确体位的图示（俯视图）

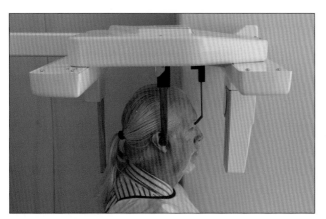

图2-3 拍摄头颅定位片时患者的正确体位

放射源的位置必须使放射源与矢状面中部之间的距离为150cm（约60英寸）。而图像接收器（或屏）应放置在距正中矢状面15cm（约6英寸）的位置。X线束应与图像接收器大小一致，射线束的中心应该定向通过外耳道（图2-2）。由于投影几何学原理，远离图像接收器的结构将比靠近接收器的结构放大率更高。

后前位头颅定位片

患者的颅骨后前位（PA）片采用与颅骨侧位片相同的拍摄仪器。患者的矢状面正中垂直于接收器（朝向鼻部），Frankfort平面则平行于地板（图2-3）。放射源应该距离耳杆150cm，而接收器应位于距耳杆15cm的位置[2]。

患者的防护

关于保护患者不受主射线束照射的必要性已经有了大量的讨论。美国牙科协会[3]、美国全国辐射防护和测量委员会[4]、美国食品药品监督管理局[3]已经提出了相当具体的建议，要求患者对口腔内成像进行屏蔽，但对口腔外成像则没有屏蔽要求。然而，建议中的许多要素都适用于口外成像。使用与图像接收器大小匹配的快速的图像接收器和主射线束的定位器都能显著减少患者的辐射量。尽管如此，这些措施并没有将辐射量减少到0。因此，对于患者来说，仍有轻度潜在风险。

高剂量X线辐射的影响已得到很好的记录，但低剂量辐射的影响只是从一个模型中推断或推导出来的。确定X线辐射风险的公认模型是线性非阈值模型。这个模型表明，辐射风险与辐射剂量直接相关。阈值的概念是存在一个没有风险的暴露水平。非阈值模型表明，对患者而言，没有所谓的安全辐射剂量。Ludlow等计算牙科常用影像学检查的有效剂量，结果发现侧位片的有效剂量为5.6μSv（微西弗）（使用PSP），而正位片则为5.1μSv（使用PSP）[5]。为了对比，他们还报道了全景片的有效剂量为14.2~24.3μSv，使用F速胶片和圆形定位器拍摄全口系列则为170.7μSv[5]。在另一个研究，该学者计算了不同的CBCT系统并报道了有效剂量范围从58.9μSv到557.6μSv不等[6]。为了对比，这篇文章同样报道了传统CT进行上下颌扫描的有效剂量为2100μSv[6]。

由于诸多原因，这些成像模式的有效剂量范围很广。首先，所有这些系统都使用不同的暴露因子[例如，千伏峰值（kVp）、毫安（mA）、曝光时间]，覆盖许多不同的关键器官。计算颅颌面复合体剂量最常见的关键器官是甲状腺、唾液腺和骨髓。这使情况变得复杂起来。现在想象一下，当你开始描述有效剂量时，患者和家长会是什么表现。利益与风险的概念是与患者和家长交谈的一个比较好的方式：和患者及家长解释为什么要采用放射线检查（例如，不对称或牙齿拥挤），并且这些检测对患者的风险是最小的。甚至有一些研究表明，护圈对散射辐射不能提供额外的保护作用[7]。虽然不直接应用这个研究，但观察影像的形态是最接近正畸评估片（全景片）的成像方式。不过，重要的是要认识到，患者和家长都很担心任何辐射暴露。用铅裙防护可能比解释为什么不需要铅裙防护花费的时间要少。甲状腺铅环既不能用于2D头影测量，也不能用于3D CBCT。

曝光参数

所有的射线成像都是通过X线束在感兴趣区域的差别吸收来预测的。多重暴露因子需要根据患者的尺寸和骨密度进行调整。下面讨论这些曝光参数——千伏峰值（kVp）、毫安（mA）和曝光时间。

千伏峰值（kVp）

千伏电压是指X线的能量或穿透力。峰值简单地说就是多能光束的最高能量。平均光束能量通常被认为是峰值的1/3。随着千伏电压的增加，光束能量和穿透力也随之增加。相反，较低的千伏电压则产生较低的光束能量及更容易被目的区域吸收的光子。对于面部骨骼较大或致密的患者，应增加千伏电压；对于面部骨骼较小或致密的患者，应降低千伏电压。大多数头影测量装置的功能范围是70~90kVp。CBCT的功能范围为90～120kVp。

毫安（mA）和曝光时间

毫安是管电流的决定因素，它控制着射线管头产生的X线光子数。由于头部和颈部软组织的密度，它经常被

调整，并且经常与曝光时间（s）一起报道。mA与曝光时间均与光子数输出有直接关系。记住mAs=mAs是很重要的。简单地说，只要mA和曝光时间（s）的乘积保持不变，机器的输出也将保持不变。例如，如果mA为5，曝光时间为0.5s，则mAs为2.5。如果mA为10，则曝光时间需要减少到0.25s才能保持输出不变。

定位器/软组织滤线板

X线主光束的形状和大小由光束的定位器控制。辐射束应校准至与图像接收器的大小相适应，这样可以减少患者的辐射暴露量和接收量。头影测量仪应该有一个过滤鼻和唇部软组织的装置。一般来说，产生X线是为了穿透骨结构，而这种X线会"烧坏"软组织结构。软组织滤线板使光束在与患者接触前产生衰减，从而为患者提供一定的辐射防护并降低光束能量，使软组织在头影侧位片上影像增强。

图像失真和放大

由于三维物体是用发散的辐射射线成像的，二维头影图将存在一些以放大误差形式出现的图像失真。远离图像接收器的结构将被放大，比靠近图像接收器的物体大得多。放大率的计算方法是将从放射源到图像接收器的距离（SID）除以放射源到目标区域的距离（SOD）。根据这个算式，很容易看出左右两侧颅骨在头颅侧位片中的大小不同。由于仅投影几何角度就有造成失真的可能，因此记录从头颅定位器中心到图像接收器的距离，或当评价系列头颅影像图片时建立一个标准距离是非常必要的。

图像接收器

胶片系统

基于胶片的头影测量采用了位于两个增感屏之间的间接曝光的X线胶片。增感屏将X线转换成光。间接曝光胶片对X线更敏感。因此，使用增感屏和间接曝光胶片允许采用非常短的曝光时间。不同类型的增感屏可以发出不同波长的光。必须注意使胶片的光谱灵敏度与增感屏发出的光相匹配。稀土增感屏发出绿色或蓝色的光。传统或标准增感屏会发出紫光。如果增感屏发出绿光，则必须使用

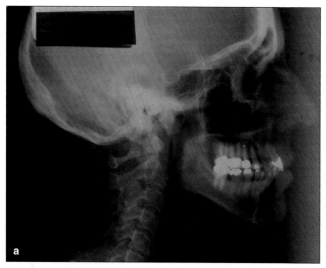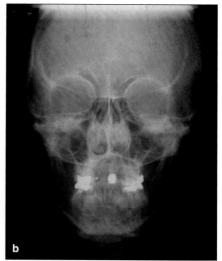

图2-4　胶片系统的头颅侧位片（a）、头颅后前位片（b）

注2-1	数字头影成像的优缺点

优点
- 曝光时间减少
- 影像质量增强
- 数字照片容易储存
- 自动分析
- 图片传输
- 提高工作人员效率

缺点
- 高成本
- 投影角度导致的偏差

对绿色敏感的胶片来产生可接受的图像，从而可产生合适的图像。图2-4显示了胶片系统的头颅侧位片、后前位片。

暗室操作程序

与胶片成像一样，只有经过化学处理才能将隐藏图像或化学图像转换为可见图像。所有的洗片机都经过相同的步骤：显影、固定冲洗和干燥。显影剂的作用是将胶片上的银离子转化为金属银。固定的过程停止了进一步显影，从而呈现出档案图像。正确处理的胶片其图像质量不会随时间而改变；然而，大多数图像都没有得到正确的处理。暗室操作的质量保证对于高质量的胶片成像至关重要。质量保证涉及暗室的许多组成部分，例如照明以及化学成像试剂的活性。化学成像试剂必须每天补充，因为它的使用频率对显影和固定效果大于使用时间长短所造成的影响，因此有一个持续的评估化学成像试剂活性的程序是

必要的。最后，由于直接和间接曝光的胶片需要不同的安全光过滤器，所以在操作前要确保暗室的安全光不会使胶片产生雾化。

数字化系统

数字接收器分为两种：间接数字系统和直接数字系统。PSP平板是间接的数字传感器，而CCD和互补的金属氧化物半导体（CMOS）被认为是直接的数字传感器。使用数字化接收器有很多优点（注2-1）。除了减少曝光外，还有一个巨大的优势，那就是一旦捕捉到图像，就可以增强图像。与胶片系统相比，数字图像存储和图像传输也是数字接收器的优点。虽然可以对基于胶片的图像进行自动分析，然后通过一个称为模拟的过程将其转换为数字图像，但是在这个过程中数据会丢失，而使用数字图像可以在不丢失任何数据的情况下进行自动分析。工作人员的效率也随着数字接收器的使用而提高，因为没有等待图像

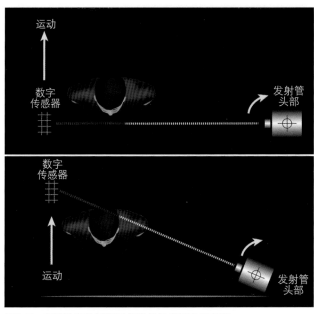

图2-5　直接数字头影测量仪器的扫描运动示意图

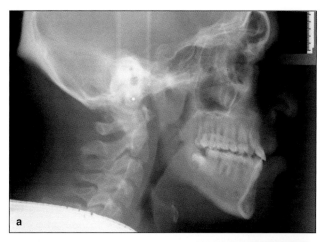

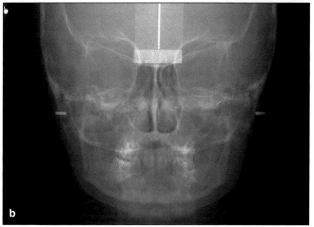

图2-6　直接数字（扫描）后前位片（a）、侧位片（b）图例

处理的停机时间。

　　使用数字接收器有两个潜在的缺点：①高成本；②投影角度导致的偏差（注2-1）。毫无疑问，数字头影测量仪的初始成本要高于胶片系统。然而，相比胶片，化学试剂和工作人员低下的工作效率，投入初始成本的差值很快就能收回。投影角度导致的偏大差问题在题为"数字与传统头影测量"的一节中讨论。

PSP平板

　　PSP平板是一种图像接收器，它将X线转换成成像平板内的电荷。用于头影测量的PSP平板有各种尺寸［（0~8）英寸×10英寸的平板］。PSP平板放置在一个不含增感屏的8英寸×10英寸的暗盒中。成像平板涂覆有铕活化氟化钡。通过将荧光粉板置于氦氖激光器中，电子信息被转换成可见的图像。PSP平板在400nm处发出蓝紫色光，被扫描仪捕捉并转换成数字图像。最后一步，底片必须暴露在白光下，以去除潜影；这一步大多数由扫描器自动执行。PSP平板是间接的数字图像，因为X线数据是以模拟或连续数据的形式被捕获的，并在扫描仪中转换成数字数据。这与胶片扫描而成的数字图像被认为是间接的数字图像的原因是一样的。

CCD/CMOS接收器

　　直接数字头影X线机使用CCD或CMOS接收器进行图像采集。虽然这两种类型的数字接收器在图像捕捉和数据传输方面有所不同，但它们都能生成相似的图像。一些全景头影测量组合机只使用一个传感器，它必须根据所拍摄的图像类型移动。另一些组合机使用两个传感器，这种方式更为有效并减少了损坏传感器的风险。这些仪器大多数以水平或垂直扫描来捕获图像（图2-5和图2-6）。这种类型的图像捕获不同于胶片成像和PSP成像，它可以在单次曝光中捕获图像。图像捕获过程中需要患者静止不动长达10s。产生运动伪影的可能性随着曝光时间（在本例中为扫描）的增加而增加。至少有两家公司（Carestream和Vatech）已经生产了一种"一次性"图像捕捉系统，这种系统可以创造出与传统头影测量相同的几何原理，并同时显著减少患者必须保持静止的时间。

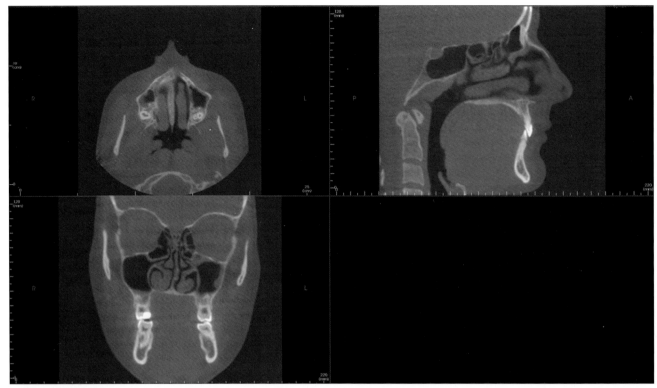

图2-7　多平面重建

数字与传统头影测量

　　并不是所有的数字头影测量图像都是相同的。在PSP平板上拍摄的头影测量图像与胶片影像具有相同的投影几何形状原理。然而，大多数数字接收器通过扫描运动来捕捉图像，因此，与胶片头影测量法相比，它们具有不同的放大因素。Chadwick等报道了几种不同影像系统之间的差异，这些差异似乎与系统本身有关，并建议放大因素应该在头影测量分析之前通过实验来确定[8]。McClure等比较了数字头影测量法和胶片系统头影测量法，发现线性测量没有差异；然而，在他们的研究中，将治疗前及治疗后的头影测量图进行了比较[9]。治疗前后的时间差可能会在正畸治疗过程中引入生长因素。

CBCT

　　CBCT在20世纪90年代末开始出现。CBCT机器由一个锥形放射源和一个固态探测器组成，该探测器围绕患者头部旋转，并在一次旋转中捕获所有扫描数据[10]。这些原始数据进一步在冠状面、横断面和矢状面进行重建（也称为多平面重建）（图2-7）。数据可以是进一步重建成2D影像，例如全景或头影测量图像（图2-8），或者重建成3D数据集[11]（图2-9）。使用CBCT生成的图像不会被放大，因此标准的头影测量分析必须修改，以解决投影角度导致的偏差。

　　虽然这个名称蕴含着与传统CT的相似性，但这两种技术在许多方面都有所不同。对患者来说，最重要的区别是剂量的不同。传统CT对颌面部成像的剂量是CBCT的4~10倍[6]。造成这种剂量差异的原因有很多，但最根本的区别是CBCT能在一次旋转中捕获整个数据集，而传统CT需要多次旋转才能捕获数据。这种单一的旋转减少了剂量，但也更容易受到患者移动的影响。如果患者在传统CT成像过程中移动，那么只有这部分数据会受到影响。然而，在CBCT图像采集过程中，患者的运动影响着每一个像素。另一个区别与软组织的成像有关。传统CT采用高mA，有助于软组织对比；CBCT使用一个相当低的mA，与软组织有一个最小的对比度。CBCT会捕获软组织影像，但软组织显示为一个相当均匀的图像。

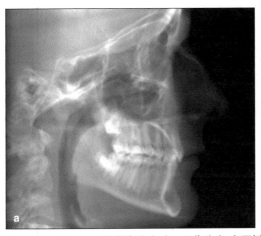
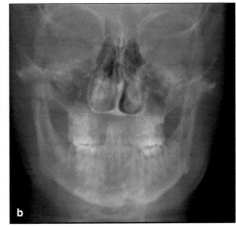

图2-8　从CBCT导出的侧位片（a）、正位片（b）图例

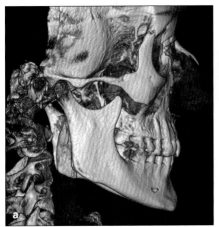
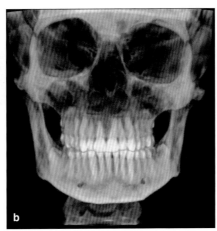
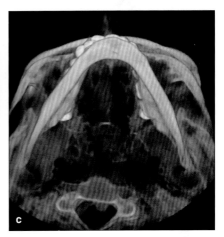

图2-9　3D重建图例：（a）侧位片。（b）正位片。（c）颅底扫描片

选择标准

　　CBCT可以提供丰富的颌面部区域信息。其生成3D影像的能力有效地辅助临床医生对许多患者的治疗计划的制订，但对某些患者来说这可能是不必要的信息。扫描或不扫描取决于患者的情况。对需要进行扫描的对象的描述称为选择标准。2013年，美国口腔颌颌面放射学会发表了关于在正畸治疗中使用CBCT的临床建议[12]。第一项建议是根据患者的临床表现和病史使用合适的成像方式[12]。第二项建议是关于辐射风险的评估。第三项建议是关于如何将患者的剂量控制在合理的范围内（ALARA）[12]，比如关注分辨率、扫描时间和视野（FOV）。

扫描流程

　　由于正畸成像的目标是用最少的剂量获得最佳的数据，因此扫描方案中应包括以下几个因素。首先要考虑的是扫描的容积。容积将由FOV的选择决定。FOV越大，患者所需的放射剂量越大。尽可能使FOV最小，从而使患者的剂量降到最低。确定分辨率是减少患者剂量的另一种方法。一般来说，分辨率越高，剂量越大。采用能提供足够诊断信息的最低分辨率是减少患者接受放射剂量的好方法。最后一个考虑因素是曝光时间。与任何射线成像一样，曝光时间越长，剂量越大。因此，应该使用提供足够诊断信息的最短扫描时间。成像操作流程应该满足所有这些参数要求。

患者体位的定位及准备

患者在采集图像时应穿上防护铅裙。每一种商用扫描仪的患者体位都不一样。一些系统捕捉患者站立时的图像，而另一些系统则捕捉患者坐下时的图像。无论制造商是谁，所有的组合机都会提供某种形式的头部定位器。重要的是，要使患者头部的Frankfort平面平行于地板，矢状面正中垂直于地板。在图像重建过程中，头位可以改变，但颈椎却不同。许多CBCT扫描仪提供了一个咬合板用于患者的定位。咬合板可以产生切对切咬合，这样会改变气道的宽度和颞下颌关节髁/窝的关系。因此，应该避免使用咬合板。

图像重建

一旦捕捉到适当的扫描，采集计算机将生成多平面重建数据（MPR），提供矢状面、冠状面和横断面的图像。虽然这些数据是在三维矩阵中捕获的，但MPR图像是连续的2D影像，因此需要进一步地重建来生成有用的3D数据。此外，传统的2D影像（头颅正位片、侧位片和全景片），可以从3D数据中得到。如前所述，与传统获取的头颅正位片、侧位片相比，CBCT获得的图像没有放大。大量的研究已经量化了传统的和CBCT衍生的头颅正位片、侧位片中标志识别的差异[13-15]。在大多数情况下，两者标志点的识别是类似的。其中一些研究的结果表明，一些2D"标志点"不一定是3D数据中所必需的标志点。目前正在进行研究，以更好地阐明3D数据集里的头影标志点。

参考文献

[1] Broadbent BH. A new x-ray technique and its application to orthodontia. Angle Orthod 1931;1:45–66.

[2] Jacobson A, Jacobson RL (eds). Radiographic Cephalometry: From Basics to 3-D Imaging, ed 2. Chicago: Quintessence, 2006.

[3] American Dental Association. Dental Radiographic Examinations: Recommendations For Patient Selection And Limiting Radiation Exposure [PDF]. http://www.ada.org/en/~/media/ADA/Member%20Center/FIles/Dental_Radiographic_Examinations_2012. Accessed 22 May 2017.

[4] Brand JW, Gibbs SJ, Edwards M, et al. Radiation Protection in Dentistry [Report 145]. Bethesda, MD: National Council on Radiation Protection and Measurements, 2003.

[5] Ludlow JB, Davies-Ludlow LE, White SC. Patient risk related to common dental radiographic examinations: The impact of 2007 International Commission on Radiological Protection recommendations regarding dose calculation. J Am Dent Assoc 2008;139:1237–1243.

[6] Ludlow JB, Davies-Ludlow LE, Brooks SL, Howerton WB. Dosimetry of 3 CBCT devices for oral and maxillofacial radiology: CB Mercuray, NewTom 3G and i-CAT. Dentomaxillofac Radiol 2006;35:219–226.

[7] Rottke D, Grossekettler L, Sawada K, Poxleitner P, Schulze D. Influence of lead apron shielding on absorbed doses from panoramic radiography. Dentomaxillofac Radiol 2013;42:20130302.

[8] Chadwick J, Prentice RN, Major PW, Lam EW. Image distortion and magnification of 3 digital CCD cephalometric systems. Oral Surg Oral Med Oral Pathol Oral Radiol Endod 2009;107:105–112.

[9] McClure SR, Sadowsky PL, Ferreira A, Jacobson A. Reliability of digital versus conventional cephalometric radiology: A comparative evaluation of landmark identification error. Semin Orthod 2005;11:98–110.

[10] White SC, Pharoah MJ. Oral Radiology Principles and Interpretation, ed 7. St Louis: Mosby/Elsevier, 2014.

[11] Swennen G, Schutyser F, Hausamen J. Three-Dimensional Cephalometry: A Color Atlas and Manual. Berlin: Springer-Verlag, 2006.

[12] Clinical recommendations regarding use of cone beam computed tomography in orthodontics. Position statement by the American Academy of Oral and Maxillofacial Radiology. Oral Surg Oral Med Oral Pathol Oral Radiol 2013;116:238–257 [erratum 2013;116:661].

[13] Park JW, Kim N, Chang YI. Comparison of landmark position between conventional cephalometric radiography and CT scans projected to midsagittal plane. Korean J Orthod 2008;38:426–436.

[14] Chien PC, Parks ET, Eraso F, Hartsfield JK, Roberts WE, Ofner S. Comparison of reliability in anatomical landmark identification using two-dimensional digital cephalometrics and three-dimensional cone beam computed tomography in vivo. Dentomaxillofac Radiol 2009;38:262–273.

[15] Zamora N, Llamas JM, Cibrián R, Gandia JL, Paredes V. Cephalometric measurements from 3D reconstructed images compared with conventional 2D images. Angle Orthod 2011;81:856–864.

第3章

硬组织标志点及相关测量项目

Skeletal Landmarks and Measures

Katherine Kula, MS, DMD, MS

Ahmed Ghoneima, BDS, PhD, MSD

为了确定相对位置、大小及其变化，需要建立测量的标志点及相关测量项目的起始以及终末位置。对在哪里测量以及如何测量，我们应该达成共识，并且清楚如何把测量结果运用于错𬌗畸形的诊断和治疗计划上。这对于测量（例如上颌骨和下颌骨之类）不规则解剖结构尤为重要。测量项目的相对关系及其潜在的变化也需明确界定并达成共识。这适用于对颅面部骨骼的形状、大小、相对关系和变化进行头影测量。头影测量标志点的定义以及基于这些标志点的线距测量和角度测量必须在全球范围内理解并接受，以便为分类以及机体生长、发育和疗效的讨论提供一个共同的基础。

两点即可成线，而面积或体积需要更多的点来进行精确测量。要精确测量长、宽、高等2D测量值，用于测量的标志点应为两个点。这些点就如同地图上的标志点。同2D测量相比，3D测量可以提供更多关于解剖结构的横截面积和体积的信息。

标志点应该是明确定义的点，可以很好地被识别。这些标志点应该彼此互相关联，用来阐明生长或治疗效果。

许多头影测量标志点是起源于人体测量学的颅骨研究。然而，标志点的位置会影响其在X线上的准确辨别。有些硬组织标志点位于颅骨内部，而有些则位于颅骨表面；有些是位于颅骨中央，而有些则是位于颅骨双侧的中央。由于软组织和硬组织的重叠以及几何形状的原因，这些区域的头影测量就比较复杂。

2D头影测量的标志点通常在侧面轮廓描图上易于辨认并达成一致的定位。然而，如果标志点是位于易受头位

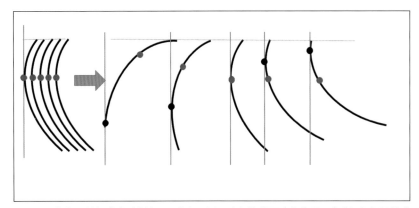

图3-1 曲线上的标志点（例如，A点）可以因头部旋转而改变位置。复制5条相同的曲线，用蓝色点标记最后点，然后同水平线成不同的角度放置。垂直于水平线的直线接触这些曲线的最后点，用黑色点标记，可看出同蓝色点相比位置发生了变化。如果从反向观察线条为凸起，则它们可以看成颏部上的点（例如，颏前点）以及可能发生的变化

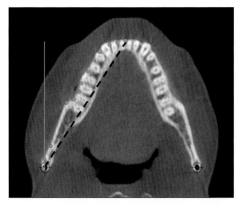

图3-2 从这张3D CBCT扫描剖面图可以看出，对于三维物体的测量，从后部侧面标志点到前面中间标志点的二维距离（用蓝色实线表示）同CBCT剖面图上二维距离（用黑色虚线表示）存在差异。由于曲线的存在（3D CBCT剖面图），测量出的物体的周长（橙色点系列）同实际长度相比也会不同

影响的曲线部分上或是直线上的，则其可靠性就大打折扣了[1]。颅内结构的覆盖重叠也使颅内2D头影测量标志点识别受到了限制而难于辨认。不管个体结构两侧是否对称，X线片的放大误差和不正确的头部方向均会对标志点定位的可靠性产生影响。由于患者的左右不对称性和旋转错位，甚至是识别颅内结构的边缘也可能是有问题的。

改变头位会导致表面几何形状的变化，从而影响标志点定位的可靠程度。在曲线上最前面或最后面位置处的任何标志点会因为头部的旋转或倾斜以及在X线拍摄时头位的非标准化而改变（图3-1）。上颌骨前轮廓上的上牙槽座点、下颌骨前轮廓上的下牙槽座点和颏部最前部上的颏前点都是这种标志点的例子。

在二维中，标志点的测量可以是线性或是角度。目前线性测量也经常在三维中进行。二维测量通常在前后向、垂直向或对角线方向上进行。因此，测量的并不总是对象的真实大小。例如，任何具有弯曲或对角线边缘的三维对象在二维中测量得到就不是其真实大小，而仅仅是两个点之间的线性距离（例，下颌角点到下牙槽座点）。一个很好的举例，下颌骨的长度，它是从侧面结构到内侧结构测量得到。许多前后向测量是从侧面标志点到中间标志点（图3-2），因为不考虑三维方向，与直线相比会增加距离。即使在3D头影测量中，如果测量标准的侧位图或

正位图，则测量通常也是线性的并且不考虑解剖结构的曲率和形态。因此毫不奇怪，Wen等[2]发现三维的前后向测量值明显高于传统2D测量值和3D影像衍生的2D测量值。但是在垂直向上没有显著差异。然而，他们关于3D测量在头影测量中被误导的结论似乎是初步的，因为这种新技术需要额外的研究和解释，而且还需要了解物体的几何形状。

在所有已发表的文章中，二维放射引起的放大率未得到校正，因此也难以对文献之间的测量数值进行比较。相比之下，三维放射几乎是1∶1，很少或就没有放大率。放大率校正的缺乏也可以解释2D影像和3D影像之间的测量差异。

头影测量作为正畸临床工具发展缓慢。1953年，Steiner[3]认识到，尽管人们对于头影测量的研究已有几十年，但是却很少有正畸医生在临床实践中使用头影测量。各种标志点（例如，颏前点）随着时间的推移经历了名称变更或定义变更，这些变化足以混淆相对应的解释[4]。一些标志点和测量项目在某些治疗理念中被大量使用，但在其他治疗理念中则未被采用。

目前，头影测量正在从2D到3D发生转变。因为新技术昂贵，并且将技术融入教学和临床中需要一个经验累积的过程，所以显然这种最新技术不会在全世界范围同时进入正畸教学和临床的所有领域。因此，本章讨论了二维手

图3-3 在描绘前，应检查头颅图以确定头位是否正确，鼻和颏部是否均在图中，分辨率和对比度是否足够。应在头颅图中常规加入基准标记（红色十字）

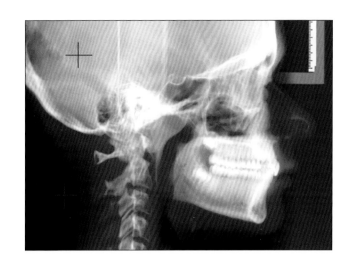

动绘图和数字化绘图，然后介绍了最常用的标志点、平面和角度以及它们在临床运用中的解释。有些方法（例如，网格图）主要用于研究，本章并未列出。在本章的后面部分，我们在前后向和垂直向上对3D影像中的标志点的确定及相关平面和角度的构建进行了阐述。

如数字头影测量程序中所述，许多正畸医生一般会根据他们的训练或治疗理念来挑选合适平面和角度。例如，Tweed[5]对许多早期的头影测量先驱者表示赞赏，因为他们对其治疗理念的发展产生了深远的影响。Steiner[3]在开发他的分析方法时，将多个人（例如，Downs、Riedel、Thompson、Margolis和Wylie等）的想法或一些测量项目融合起来。美国正畸协会仅要求很少的头影测量来进行病例分析[6-7]。本章的目的是提供与临床分析相关平面和角度，这些测量项目彼此互为关联，并尽量减少使用晦涩的标志点和测量项目。所以本章侧重的是临床头影测量。

2D头影测量X线片描绘

在初诊拍摄X线片之前，初始口内检查可以帮助确定是否需要3D CBCT而不是2D X线片，这样可以最大限度地减少拍片数量，以节约成本，降低患者所受的辐射量。由于很容易在测量中丢失并且错过了很多问题，因此每张X线片都应该在描绘之前进行检查。在头颅X线片上进行手动或计算机描绘时，一些病理特征或是问题都有可能被掩盖。如果2D头颅图上发现了在口内外检查中不明显的

可疑结构时，我们应该追加拍摄3D影像。如果存在明显的病理特征、颅面部紊乱、面部不对称以及面部的整体比例失调这类情况时，不应该拍摄2D影像，而应该一开始直接拍摄3D CBCT。因此，初始的检查将有助于正畸医生判断选择何种拍摄方式。部分相关内容也将在其他章节进行阐述。

在对头影测量X线片进行描绘之前，应检查头影测量X线片是否具有足够的对比度和分辨率，并确保患者的头位放置正确，鼻和颏部均在X线片中（图3-3）。如果这些检查发现问题，在尝试寻找那些难以找到的标志点前，可能需要重新拍摄X线片来纠正这些问题。

传统侧位X片的手动绘图

目前，技术允许以多种方式对二维头影影像进行描绘。在传统放射学中，射线影像投影在胶片上。为了观察和描绘图像，需要将胶片放在灯箱上。通常首先将图像描绘到醋酸纤维描图纸上，然后结合硬组织和软组织结构定出标志点。几乎不会直接在胶片上进行描绘，因为会破坏胶片的完整性。

描绘所需材料

应收集以下材料放置在触手可及的范围内：醋酸纤维描图纸、胶带、尖锐的二号碳素铅笔、橡皮擦（尽管它会造成难看的污迹而掩盖了标志点）、长直边的量角器或带有牙齿模板的尺子以及灯箱。如果要观察术中、术后

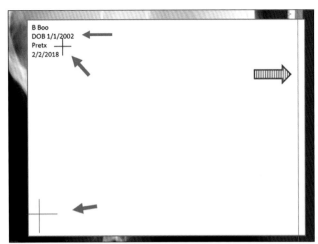

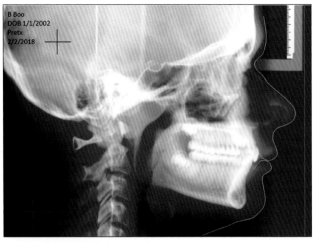

图3-4 醋酸纤维描图纸应覆盖胶片的两个边角后用胶带固定，而且图像应朝右。小蓝色箭头指向描绘在纸上的基准标记十字架、患者姓名、出生日期（DOB）、治疗阶段和拍摄日期。右边的大蓝色箭头指向绘制到图上的真性垂线

图3-5 描绘的黄色轮廓

头影测量情况，或对头影测量图进行重叠，则需要彩色铅笔。术前使用黑色或碳煤描绘，术中使用蓝色描绘，术后使用红色描绘。

醋酸纤维描图纸应覆盖胶片的至少两个相邻的边角。醋酸纤维描图纸一面光滑，另一面稍显粗糙（无光泽），光滑的一面朝向胶片，粗糙的一面在上面以便铅笔描绘。在两个边角处胶带固定后可以根据需要翻开醋酸纤维描图纸，以便更清楚识别颅面区域的解剖结构（图3-4）。通常要求图像面向右侧。

使用尖锐的二号铅笔描绘图像。为了在醋酸纤维描图纸同胶片分离后便于辨认，应把患者的姓名、年龄以及拍摄日期和治疗状态（术前、术中、术后和寄存）写在不会影响描绘的醋酸纤维描图纸角落。如果有必要的话，应将至少两个基准标记（例如，+或X）添加到初始胶片上并描绘到醋酸纤维描图纸上来重叠胶片和醋酸纤维描图纸。如果胶片未填满灯箱屏幕，请使用厚纸或纸板阻挡胶片周围的光线泄露。额外的光源干扰了头影测量图的识别。头顶照明和来自窗户的光线也会妨碍胶片的观察，因此应该在暗室中去描图。

描绘过程

应使用尺子或量角器直边平行于胶片的右边缘绘制垂直参考线（图3-4）。这是假设胶片支架与地面平行。

如果X线片中有可用的垂直铅垂线，则该线可以认为是真性垂线。头颅固定器上的垂直标记线转移到X线片上，通常也用作放大倍率计。美国正畸协会要求在每张头影测量图上均有放大倍率计以便进行头影测量图重叠[6]。X线片中的垂直铅垂线也可用作确定软组织和硬组织比例的参考线。

软组织。如果软组织看不清楚，最好先描绘软组织，然后再描绘硬组织。首先描绘硬组织可能会使软组织识别变得更加困难。如果在胶片上很容易看到软组织，那么首先描绘哪个可能无关紧要。开始描绘发际处的软组织轮廓并继续沿前额平滑地描绘面部软组织轮廓，包括眶上嵴、鼻梁、鼻尖、上下唇轮廓、颏唇沟、颏部以及尽可能多的喉咙部分（图3-5）。应尽可能准确地描绘轮廓。将铅笔沿着轮廓向下拉应该比将铅笔向上推更简单和易于控制。

掌握解剖学知识对于正确描绘结构和正确识别标志点非常重要。然而，在某些情况下，由于分辨率差，临床医生必须做出有根据的猜测。图3-6有助于识别颅骨解剖基本的外部和内部结构及其在3D CBCT的2D影像中的外观。在随后的内容中我们也对传统2D X线片上的头影测量图中的描绘结构提供了其解剖学名称。

颈部区域。描绘硬组织可以从几个位置中的某一个开始，例如，颈椎骨、颅底或起始于前额的前部轮廓。起点的选择是个人习惯，可能取决于最初的培训。

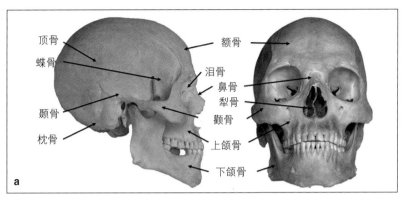

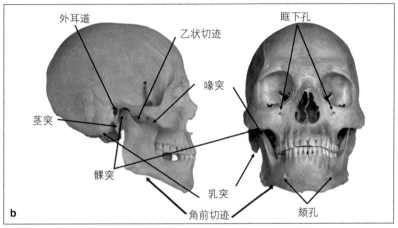

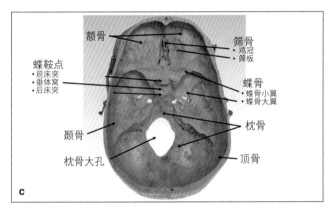

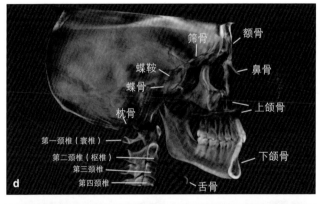

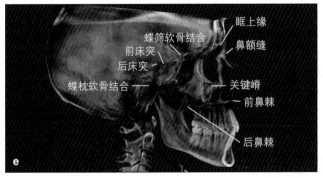

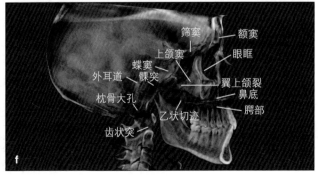

图3-6　颅骨解剖的外部和内部结构。（a）颅面部骨骼的侧面观和正面观。（b）颅骨上2D和3D头影测量相关的颅面部解剖结构。（c）颅骨上头影测量相关的颅内结构。（d）3D CBCT的2D影像上颅面部和颈部骨骼。（e）3D头颅影像的2D影像上的颅外解剖结构。（f）头颅侧位片一些需要被辨认的其他结构

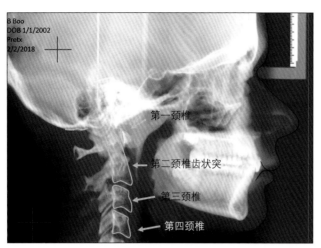

图3-7　描绘的第一颈椎、第二颈椎齿状突、第三颈椎和第四颈椎，该描绘图也可作为枕骨大孔后缘枕骨的外部轮廓

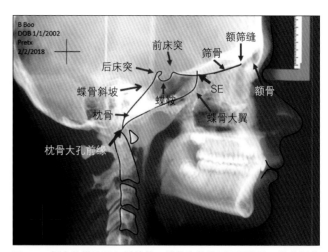

图3-8　颅底的描绘图包括枕骨、蝶骨和筛骨以及额筛缝、筛状板的相交点（SE），称为筛骨点

一些临床医生更倾向从颈椎进行描记，以尽量减少遗漏重要信息的可能性，例如融合或缺失的颈椎（第12章）。

因为第二颈椎齿状突通常比其他颈椎更加模糊，所以应该首先描绘它。它通常看起来像一根手指指向脊柱上方直达颅骨，并有助于识别颅底点位置（图3-7）。首先描绘其最下部，然后向上描绘到颅底点，最后向下描绘另一侧。

如果可以看得清的话，应该描绘第一颈椎、第二颈椎、第三颈椎和第四颈椎，并确保尽可能准确地描绘出颈椎下缘的曲度和两边的长度（图3-7）。描绘颈椎将有助于确定患者的生长潜力。此时，临床医生通过识别枕骨大孔后缘标志点来描绘后颅底的外部轮廓以及连续的后颅骨的颅内轮廓。一些标志点（例如，Bolton点）的识别取决于观察枕骨大孔后缘的颅骨。

颅底。在描绘后颅骨后，前颅底部描绘可以从后床突开始，向前移动以勾勒出蝶鞍（垂体腺窝），沿着前床突，穿过蝶骨的上部，并穿过筛骨到前额骨的后部（图3-8）。蝶骨和筛骨的上部形成蝶骨平面。这个区域通常分界不清，因为筛窦在X线照射后几乎是不显影的。眼眶上缘轮廓比筛骨更明显，注意不要描绘进来。

后颅底部的描绘始于后床突的最下点，并沿着蝶骨背部和枕骨向后、向下描绘到枕骨大孔的前部。从后床突到枕骨大孔的光滑平面称为蝶骨斜坡，蝶骨和枕骨之间的

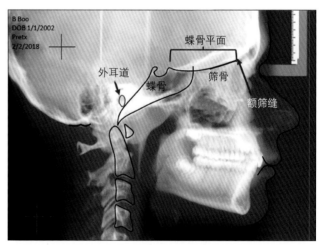

图3-9　与髁突顶部的高度大致相同的外耳道，蝶骨和筛骨的顶部蝶骨平面

连接称为蝶枕软骨结合，因为此结合处是软骨的。此结合在X线上不显影，一直到平均13岁的年龄，它才骨化并闭合起来。蝶枕软骨结合的存在也暗示机体在垂直向和前向有生长的潜能，潜能大小取决于后颅底的角度。

枕骨大孔前部枕骨的最下点称为颅底点。通过找到第二颈椎齿状突的最上点，我们可以更容易地找到颅底点，因为齿状突的最上点正对着颅底点。枕骨的前部和蝶骨到蝶骨平面的描绘图见图3-9。如果蝶骨大翼显示为双重影像，我们应该取它们的中心描绘。为了达到标准化，术前、术中和术后的头影测量描绘的一致性非常重要。

在颞骨中确定外耳道的外部开口并描绘它（图

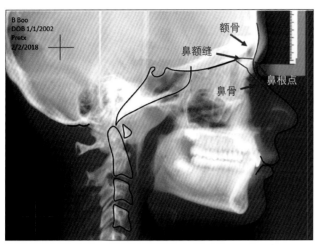

图3-10　额骨和整个鼻骨外侧皮质板（包括鼻额缝）的描绘图

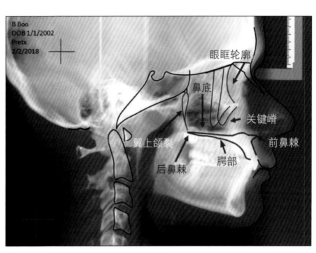

图3-11　眼眶和上颌骨结构的描绘图

3-9）。外耳道管通常被确定为位于髁突后缘的不显影的圆形部分，并且垂直高度同髁突最上缘一致。有些患者在该区域显示出两个不显影区域，使我们难以去选择一个正确的部分去描绘。一个可以是鼓膜上的内耳道，另一个是外耳道开口，又或两个都是双侧外耳道。一些头影拍摄机器，特别是早期的机器，带有不透射线的耳杆隐藏在外耳道开口。在这种情况下，耳杆可被描绘并标记为机器部分。假设耳杆应该被正确地放置在外耳道中，那么耳杆及其附件不会延伸到外耳道外。

额骨和鼻骨。从前额的最上部开始，沿着眶上嵴，沿着整个鼻骨轮廓（图3-10）描绘硬组织轮廓，标记额骨与鼻骨之间的缝隙。鼻额缝最前点是鼻根点。

上颌骨。识别并描绘翼上颌裂，这是一个位于上颌骨后部和蝶骨之间的泪滴状透射影（图3-11）。从翼上颌裂开始，沿着上颌骨鼻面往前到前鼻棘，然后一直到上颌最前端切牙的颈部，描绘上颌骨的轮廓。如果描绘的是2D影像，从上颌切牙的颈部开始描绘腭部的口腔部分，向上延伸到翼上颌裂。在3D影像中，则可以描绘出确切的后鼻棘。通常，尚未萌出的牙齿会使上腭后部影像变得模糊，但是可使用翼上颌裂来识别上颌骨的后界。请注意，翼上颌裂表示上颌骨侧面的后界，而腭骨（硬组织上腭的后部）可能并没有在所有个体中都延伸得那么靠后。辨别并描绘出眼眶，确保描绘到了眼眶的最下缘。

描绘颧骨的后侧，包括影像密集的基部，然后向前延伸至眼眶最下缘。这个区域也称为关键嵴。向下描绘眼眶轮廓后部并穿过眼眶下缘，然后沿着曲线前份向上（图3-11）。眼眶是双边结构，通常表现为两个不对称结构或阴影。通常两者都被描绘为虚线结构，然后在它们之间的描绘用一条实线来均分。

下颌骨。下颌前部的轮廓描绘从下颌最前端切牙的颈部开始向下到颏部，并从下颌正中联合的后部向上描绘到内侧皮质骨板（图3-12）。描绘出下颌骨的下缘和下颌升支的后缘。如果下颌骨的下缘显示为两个阴影，则描绘两个阴影之间的平均线。如果患者的头位是正确放置的话，这可能是因为下颌骨两侧不对称或者由于放大比率不同所致。髁突和喙突都应该描绘出来，当然如果可以的话，乙状切迹和升支前缘也应该描绘出来。在升支的描绘完成时，应该辨认并描绘出未萌的牙胚（最好应该包括第三磨牙）和下牙槽神经管（图3-12）。描绘出未萌的牙胚和下牙槽神经管对于头影图的重叠大有裨益。

牙齿。可以直接描绘或使用模板绘制上颌和下颌第一磨牙与最前方的切牙，确保牙齿的切端和倾斜度尽可能同X线片一致（图3-13）。一些临床医生会把所有已经萌出的恒牙都描绘出来。

不对称性。放大或不对称可以导致影像上显示出双重骨骼（例如，下颌骨）或牙齿的边界。如果是因为放大率不同而显示出两处边界，一些临床医生会将两个边界描绘为虚线，然后在它们之间描绘一条实线来均分。也有临

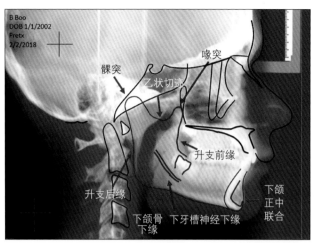

图3-12 描绘出下颌正中联合、下颌体、下颌升支、髁突和喙突。如果存在的话，应该描绘出未萌的牙胚和下牙槽神经管，以帮助头影测量图像的重叠

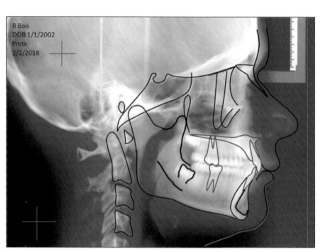

图3-13 描绘上颌和下颌第一磨牙和最前方的切牙，完成了基本的描绘过程

床医生仅仅描绘了一个边界（例如，下颌骨右侧），因为他们认为它是最接近真实情况并且放大率最小。不管临床医生决定用哪种方式来描绘边界，应该保持一致以便使相关的解释可靠。但是如果确定存在左右不对称，则应同时描绘两个边界，以确保在必要时对这种不对称问题进行辨别和解决。当然有必要时也应该考虑拍摄CBCT。

头影测量图的数字化描绘

如果要用计算机来进行头影测量数字化描绘和分析，则需要在没有变形的情况下扫描传统的X线照片并将其作为DICOM（医学数字成像和通信）文件导入计算机。

来自数字放射机器的头影图可以直接导入头影测量软件。计算机化的头影测量程序通常要求临床医生以特定顺序标出标志点，然后程序根据识别的标志点自动描绘出相关的曲线结构。当然临床医生仍必须识别标出标志点。每个软件都会提供临床医生可供选择的头影测量项目，并会自动提供这些测量项目的患者测量值。这种测量依赖于软件和临床医生定的标志点，所以可能会存在错误，因此临床医生应始终根据需要进行检查和纠正。

计算机程序可对头影测量图进行叠加，然后存储在硬盘中，将来无须X线片也可审阅。头影测量项目的正常值、患者的测量值以及描绘图也可以打印出来。各种测量

方法和计算机程序的利弊不在本章讨论的主题范围之内。

标志点的辨别

在手动描绘后，定出标志点[8-10]（图3-14和表3-1～表3-3）。然后将线和角度绘制到醋酸纤维描图纸上，并使用尺子和头影测量量角器进行测量。尽管许多线和角度在研究中被用来确定各种硬组织或软组织的变化，并且它们可以在颅面生长的各种图书中找到[8-9,11-13]，临床医生还是倾向于使用很少的测量项目来确定诊断和治疗。为了实用起见，本章仅介绍与临床实践中常用的测量项目相关的标志点。

头影测量的历史是如此深远，所以无法就用一个章节对每一篇出版物进行评论。读者可以参考Krogman博士和Sassouni博士[4]的《A Syllabus in Roentgenographic Cephalometry》，他们从头影测量的起源一直追溯到1957年。本章回顾了学者认为与正畸临床相关的标志点和测量项目（线、平面和角度）。Krogman和Sassouni[4]讨论的内容在今天看来仍然是有用的。有些讨论是关于无法在侧位片上精确辨认双侧的标志点（例如，髁突），因为存在结构影像重叠以及左右侧髁突放大比率不同。

鉴于测量是客观的，所以决定测量什么才是问题。除了在头影图上辨认出解剖结构并可靠地做出标志点之外，对标志点的定义也是个问题。在头影测量的历史中，

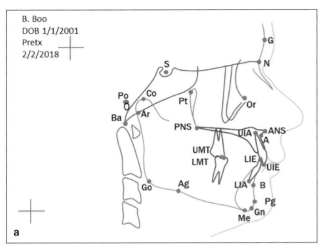
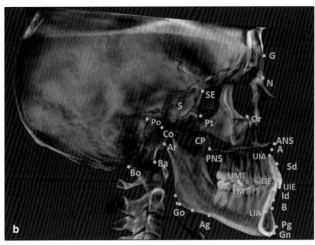

图3-14 标志点辨别。（a）2D头影测量标志点及其首字母缩略词标注。当临床医生对标志点很熟悉时通常都不需要标注。（b）3D CBCT的2D影像上标志点辨认。计算机程序通常不会对标志点做标注。因为2D影像本是3D CBCT的内部视图，所以髁突被隐藏在颞骨内，耳点是在内耳道

表3-1	按字母顺序列出的2D头影测量硬组织标志点及其缩写和定义

标志点	缩写	定义
角前切迹点	Ag	下颌升支和下颌体连接处下缘曲线最高点[8]
下颌升支前缘点	AB	下颌升支前缘和功能性𬌗平面的交点[9]
Downs前点	ADP	上下颌中切牙切点连线中点，代表Downs𬌗平面最前点[9]
前鼻棘	ANS	前鼻腔下缘的双侧上颌骨连接处前部延伸尖锐骨突中点[8]
	ANS	前鼻腔下缘的上颌尖锐骨突中点[9]
关节点	Ar	下颌髁突后缘和枕骨基底侧位影像交点（Björk）[8] 下颌髁突后缘和Bolton平面侧位片影像交点（Bolton）[8]
	Ar	颅底下表面和下颌髁突后缘中份交点[9]
	AA	颅底下表面和下颌髁突前缘中份交点[9]
颅底点	Ba	颅骨矢状面中份和枕骨大孔前缘最低点的交点[8]
	Ba	枕骨大孔前缘的最后下点[9]
Bolton点	Bo	枕骨大孔中心的空间点，是位于侧位片上枕骨髁突后切迹侧面观的最高点[8]
	BP	后髁窝中线处最高点[9]
髁突点	C1	髁突头和升支平面交点[10]
髁顶点	Co	髁突头左右侧影像曲线中心的最后上点，取决于髁突头前后缘垂线相切点，Co点是位于髁突头中轴的最高点而不是髁突的最高点[9]
喙突点	CP	均分双侧喙突影像的最高点[9]

（续）

标志点	缩写	定义
筛骨点	SE	蝶骨平面与蝶骨大翼大脑面的交点[9]
功能性𬌗平面点	FPP	此点用来界定功能性𬌗平面后界,所以同磨牙存在(或不存在)相关;如果第二磨牙存在,则此点就是第二磨牙远中接触点;如果第二磨牙不存在,则是采用第一磨牙远中尖的切端[9]
额点	G	额窦表面骨曲线的最高点,影像模糊情况下可利用其表面的软组织来辅助定位
颏顶点	Gn	下颌正中联合处最前下点[8]
	Gn	颏部联合处轮廓最前下点,取决于下颌平面和面平面交角的角平分线[9]
下颌角交点	GoI	下颌平面和下颌升支平面的交点[9]
下颌角点	Go	下颌骨外角,位于下颌升支后缘切线和下颌体下缘切线(颏下点到下颌骨后下缘的线)交角的角平分线[8]
	Go	下颌角的中点,位于下颌平面和经过下颌关节点的下颌升支后下平面[9]
下牙槽缘点	Id	下颌中切牙唇侧牙槽突的最前上点[9]
舌侧联合点	Sym	用来决定颏前点联合宽度的构造点,位于通过颏前点并平行下颌正中联合后界的构造线的交点[9]
下颌第一磨牙近中尖	LMT	下颌第一磨牙近中尖顶点
下颌切牙根尖点	LIA	下颌中切牙根尖[9]
下颌切牙切端	LIE	下颌中切牙切端[9]
下颌切牙舌侧骨接触点	LIB	下颌中切牙舌侧同牙槽骨接触点,一般认为和釉牙骨质界相关[9]
颏下点	Me	下颌正中联合平面的最下点,位于头位处于FH平面的侧位片上下颌正中联合轮廓最下点[8]
	Me	下颌联合轮廓最下点[9]
鼻骨	NB	鼻骨的切端
鼻根点	N	正中矢状面上鼻额缝的最前点的一个头影测量点[8]
	N	鼻梁曲线最后点的鼻额缝交点[9]
颅后点	Op	枕骨大孔后缘正中矢状面最后点[9]
眶点	Or	头影测量里眼眶下缘最低点(左侧眼眶)[8]
	Or	均分左右侧眶骨影像的最下点[9]
颏前点	Pg	头位处于FH平面的下颌正中联合的最前点[8]
	Pg	颏部轮廓的最前点,位于通过鼻根点的垂线上[9]
点A(上牙槽座点)	A	正中矢状面上前鼻棘前缘最低处和上颌牙槽突相接点(Downs A点)[8]
A点	A	前鼻棘和上牙槽缘点间曲线的最后点[9]

表3-1 (续) 按字母顺序列出的2D头影测量硬组织标志点及其缩写和定义

(续)

表3-1 （续） 按字母顺序列出的2D头影测量硬组织标志点及其缩写和定义

标志点	缩写	定义
点B（下牙槽座点）	B	下牙槽缘点和颏前点间最深的中点（Downs B点）[8]
B点	B	下颌联合轮廓前面的下牙槽缘点和颏前点连线的最后点，应该位于切牙牙根根尖1/3内[9]
点R（Bolton registration point）	R	颅底中心，Bolton平面到蝶鞍中心的垂线的中点[8]
	Po	外耳道最上缘点[8]
耳点	Po	左右头颅定位耳杆的影像阻射影最上缘中点[9]
	Pr	同FH平面相切的外耳道最上点[10]
解剖耳点	Apo	解剖耳道连线最高点的中点[9]
机械耳点	Po	机械耳杆最上点
下颌升支后缘点	PB	功能性拾平面和下颌升支后缘交点
	PNS	两侧腭骨后界联合突起中心[8]
后鼻棘	PNS	矢状面上硬腭的最后点[9]
牙槽中点	Pr	前颌骨的牙槽部分的最前点，一般位于上颌中切牙之间
颏结节点（颏前上点）	PM	B点和颏前点间由凹转凸的下颌正中联合前界上某点[10]
翼点	Pt	头颅侧位片上圆孔下缘和翼上颌裂后缘交点[10]
翼上颌裂	PTM	蝶骨翼突和上颌骨分离处反向的细长的泪滴状区域[8]
翼上颌裂下点	PTMI	均分左右翼上颌裂轮廓的最下点[9]
翼上颌裂上点	PTMS	均分左右翼上颌裂轮廓的最上点[9]
蝶鞍点	S	蝶骨的垂体或垂体窝，倒置于脑垂体中心；蝶鞍点是蝶鞍的中心，如侧位片所示，通过目测可确定[8]
	S	目测下蝶骨垂体窝中心[9]
上牙槽缘点	Sd	上颌中切牙唇侧牙槽骨的最前下点[9]
上颌第一磨牙近中尖	UMT	上颌第一磨牙近中尖顶点
上颌切牙根尖点	UIA	上颌中切牙根尖点[9]
上颌切牙切端	UIE	上颌中切牙切端[9]
上颌切牙舌侧骨接触点	UIB	上颌中切牙舌侧牙槽骨接触点，此点通常和釉牙骨质界舌侧相关[9]
中切牙唇面	UIL	上颌中切牙唇面最突点[9]
颧点	Zy	颧弓外表面的左右颧骨最大直径或最大宽度的头颅定位点[8]

表3-2	Ricketts分析法的标志点[10]	
标志点	缩写	定义
颅骨中心	CC	全颅底平面（BaN）和PTM-Gn连线的交点
面部中心	CF	PTM在FH平面的垂足
DC点	Dc	BaN线上代表髁突颈部的中心点
下颌角点	Go	下颌角上接近下颌角的最侧面点
	PM	B点和颏前点间由凹转凸的下颌正中联合前界上某点
	R1	下颌升支前缘曲线最深点，约在上下曲线间距离的1/2处
颏结节点（颏前上点）	R2	下颌升支后缘上的点
	R3	下颌乙状切迹最下中心点
	R4	下颌乙状切迹中心直接对应的下颌骨下缘的点
Xi点	Xi	上颌升支几何中心点
上颌第一磨牙远中点	A6	上颌第一磨牙水平位置
下颌第一磨牙远中点	B6	下颌第一磨牙水平位置

不同的学者已经对标志点进行了不同的定义，所以把一项研究中得出的头影测量结果同其他研究相比是有问题的。

甚至有些学者只是在图上做出了标志点，但却没有对其进行定义。

选择标志点以识别颅骨结构的各个部分的垂直向或矢状向位置。在3D影像中，这些点需要包含有三维方向的定义，以便最好地定义结构的位置或体积，这些内容都在本章末尾讨论。以下部分描述的2D标志点明确了面部主要结构的界限/边界以及它们的临床应用，包括颅底、上颌骨、下颌骨和牙列。然而，这种方法遗漏了额点（G），即额骨最前面的点。

颅底标志点

颅底将骨面（上颌骨、下颌骨和牙齿）与颅骨分开，用于比较部分面部与颅骨的位置。在侧位片中，颅底由几块来自软骨的骨骼组成：筛骨、蝶骨和枕骨（图3-15）。蝶骨和枕骨横向较宽并且容易出现放大误差，而筛骨相对较窄但有多个鼻窦，使肉眼辨别困难（图3-6c）。识别侧位片上的筛窦的最简单方法是通过其与蝶骨和额骨的连接处。

蝶骨的上部（图3-15）包含一个围绕脑垂体的骨性结构，称为蝶鞍（土耳其马鞍）。蝶鞍的形状非常类似于土耳其马鞍，这个骨性结构前缘（前床突）和后缘（后床突）围绕形成了一个类圆形的空间，脑垂体位于其中。蝶鞍中心的一个主要标志点称为蝶鞍点（S）（表3-1）。前颅底部从蝶鞍点往前延伸到筛骨和额骨内侧皮质（颅骨的一部分）的骨缝联合处。在发育期间，蝶骨的前部同筛骨的软骨连接，即蝶筛软骨结合。蝶筛软骨结合逐渐骨化称为蝶筛缝。蝶筛缝标志点（SE）即双侧蝶骨大翼同筛骨交点。尽管蝶筛缝可以被认为是一个内侧标志点，但筛骨的宽度和高度使蝶筛缝成为一个相对较宽的交界处。通常看到两个不同的蝶骨大翼同筛骨接触，表明存在左右不对称、放大误差或位置误差。

根据定义，额骨和鼻骨间缝隙的最前部包括在前颅底，尽管它实际上位于颅底外部。在鼻额缝的最前点称为鼻根点（N）（表3-1）。如果鼻骨长到额骨上方，则难以识别这一标志点。额窦的气化导致额骨的前部皮质扩张。额骨皮质的向前重塑使鼻前移，尽管额骨和筛骨之间

表3-3 2D头影测量平面和角度

测量参数	缩写	定义
AP生长轴		向后通过冠状缝，向下通过硬腭后缘的翼下颌裂，然后通过下颌垂直部和水平部交界处的平面所描绘的横向区域[8]
FH平面上A点和鼻根点的垂直距离		A点和鼻根点（N）在FH平面垂足间距离[9]
FH平面上颏前点和鼻根点的垂直距离		颏前点（Pg）和鼻根点（N）在FH平面垂足间距离[9]
Bolton平面	BoN	侧位片上Bolton点和鼻根点（N）的连线[8]
全颅底平面	BaN	颅面部分界[10]
颜面角	FH–NPg	鼻根点和颏前点连线（面平面）和水平面（FH平面）的交角[8,10]
面轴	PtGn–NPg	颏部预期的生长方向和面深的相对高度（翼上颌裂点–颏顶点到鼻根点–颏前点）[10]
全面高		鼻根点和颏顶点在额平面的距离[8]
面平面	NPg	用于面高及其他测量的鼻根点到颏前点连线[10]
眼耳平面	PoOr	耳点–眶点[9]
下面高		前鼻棘点和颏顶点在额平面（额骨侧位影像）上垂足间距离[8]
上面高		前鼻棘点和鼻根点在额平面（额骨侧位影像）上垂足间距离[8]
下颌骨内角		侧位片上下颌升支前缘切线和下颌牙槽嵴上缘切线的交角[8]
下颌平面	GoGn	下颌下缘的切线[8]
	GoMe	颏顶点和下颌角点连线[8]
	Me	颏下点和下颌角点连线[8]
		颏下点向后下缘的切线[8]
	MeGoI	颏下点和下颌角点交叉线[9]
功能性𬌗平面	PMC–FPP	前磨牙近中接触点–功能性𬌗平面点[9]
Downs𬌗平面	ADP–PDP	Downs前点–Downs后点[9]
鼻根点垂线	N perp–FH	鼻根点到FH平面的垂线[9]
上面高	N–ANS	侧位片上鼻根点和前鼻棘连线[9]
下面高	ANS–Me	侧位片上前鼻棘和颏下点连线[9]
全面高	N–Me	鼻根点和颏下点连线[9]
𬌗平面		第一磨牙牙尖高度和前牙覆𬌗的中点连线[8]
腭平面		侧位片上前鼻棘切端和后鼻棘切端的连线[8]
	ANS–PNS	前鼻棘–后鼻棘[9]
翼上颌裂垂线	PTMI–SE	翼上颌裂点–筛骨点[9]
翼突垂线	PTV	翼腭缝远中在FH平面垂线[10]
下颌升支平面	ArGoI	关节点和下颌角点后缘的交叉线
前颅底平面	SN	蝶鞍点–鼻根点[9]
前颅底平面/FH平面交角	SN–PoOr	前颅底平面和眼耳平面交角[9]
前颅底平面/腭平面交角	SN/ANS–PNS	前颅底平面和腭平面交角[9]
前颅底平面/下颌升支平面交角	SN–ArGoI	前颅底平面和下颌升支平面交角
颅底点–蝶鞍点	BaS	用来测量后颅底的颅底点和蝶鞍点连线
Y轴		蝶鞍点和颏顶点连线，用来测量同FH平面的内侧交角[8]

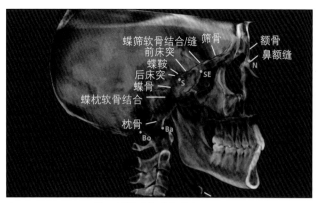

图3-15 3D CBCT的2D影像中颅底标志点

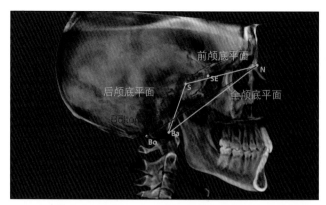

图3-16 描绘的4个颅底：以金色显示前颅底平面（SN）和后颅底平面（BaS），以红色显示Bolton点和鼻根点连线——Bolton平面（BoN），以绿色显示颅底点和鼻根点连线——全颅底平面（BaN）

的交界处似乎没有移动。在颅底中包含鼻根点可以解释为什么当使用一种称为SNA的测量时，上颌骨相对于前颅底的位置在人生不同阶段中不会明显改变。

后颅底部从蝶骨中的蝶鞍点延伸到枕骨大孔前缘的枕骨的最下部点。枕骨大孔前缘的枕骨最下点称为颅底点（Ba）（表3-1）。蝶骨最下部与枕骨的前部交汇成的蝶枕软骨结合直到大约13岁时可在侧位片上看见，因为通常这个时候完成骨化。肉眼可见的软骨结合表明了生长的潜力，尽管生长量未知。

临床医生和正畸医生关于在颅底中包含哪些标志点存在一些争议（图3-16）。虽然一些临床医生认为蝶鞍点到鼻根点是前颅底平面（SN），蝶鞍点到颅底点是后颅底平面（BaS），而另一些临床医生（例如，Bolton）则通过枕骨大孔后缘的枕骨部分来辨别标志点。Bolton点（Bo）是髁后窝最高的中点，它位于颅骨外部（图3-15），被认为是后髁的标志点。一些研究人员把鼻根点到Bolton点作为头影测量的颅底。Brush Bolton小组选择Bolton点，因为Broadbent想要更好地理解全颅底，而且因为许多早期的头影测量仪把颅底点遮盖了[8]。其他医生（例如，Ricketts）使用鼻根点到颅底点作为颅底（图3-16）。有关颅底测量的讨论我们应该清楚知道测量或是讨论的是哪个参数。

上颌标志点

二维上颌骨前部轮廓有几个标志点（图3-17）。头影测量时上颌骨前部比较高位的一个点为眶点（Or），位于眼眶的最下缘（图3-17和表3-1）。眶点下方的前

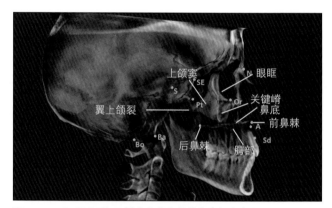

图3-17 3D CBCT的2D影像上的上颌结构和标志点

鼻棘是个支持鼻部的薄的中线结构，它向前伸出。鼻棘尖是一个称为前鼻棘（ANS）的标志点。它是上颌鼻腔底部的最前部分。上颌牙槽骨最靠前下部分的点是上牙槽缘点（Sd），它挨着最前面的上颌切牙（表3-1）。这个标志点受到牙齿萌出和存在的影响。覆盖在切牙上的牙槽骨较薄，使在CBCT上精确测量Sd需要依赖于X线片的分辨率而变得比较困难。在前鼻棘和上牙槽缘点间的上颌骨的轮廓通常是凹形的。另一个非常相似的标志点是牙槽中点（Pr），它是前颌骨的牙槽部分的最前点，通常在上中切牙之间。前鼻棘和上牙槽缘点间曲线上最后面的点当前称为A点（A）。A点经常用于定义上颌骨与颅底或下颌骨之间的矢状向骨骼关系。然而，最近一项研究对3D CBCT图像及其衍生的2D头颅侧位片进行比较[14]，结果已经表明，高加索人种上颌骨表面实际通常是在A点的后部，质疑A点作为确定上颌前部位置标志点的相关性。从

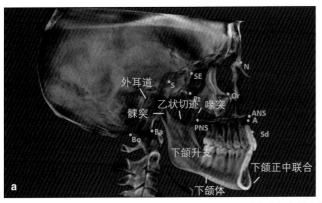
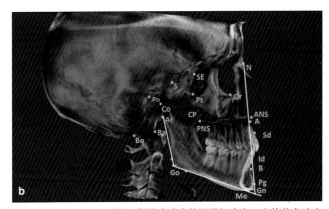

图3-18　下颌结构和标志点。（a）在3D CBCT的2D影像上标出的下颌结构。（b）在3D CBCT的2D影像中确定的下颌标志点。由软件自动生成的切线以识别各种下颌标志点

A点到上颌表面的这个距离可以解释各种治疗后A点的微小变化。

识别上颌骨的最前部标志点取决于患者的个体和种族特征。在一些患者中，前鼻棘可以被认为是上颌骨的最前部，但它通常只是上颌骨的一个小的中线投影点，很容易被软组织遮挡。A点位于前鼻棘和上牙槽缘点之间的曲线上，其可以根据头位或切牙角度而变化（图3-1和图3-17）。在某些情况下，位于皮质板上的直立的切牙牙根掩盖了A点的位置。

上颌骨的后部界限是上颌骨和蝶骨之间的翼上颌裂。上颌骨的最后部是在腭下部同翼上颌裂的接触点，即称为后鼻棘（PNS）的标志点，其代表腭部最远的内侧点。然而，后鼻棘实际上是腭骨，而不是上颌骨。在二维中，解剖结构干扰了对后鼻棘的识别。翼上颌裂构成了上颌牙槽骨的末端。腭骨的中点（PNS）通常延伸到牙槽骨的远端，使翼上颌裂成为腭部远端的一个合理标志点。翼腭上颌裂的最后上点称为翼点（Pt），标志着圆孔的位置。

下颌标志点

最前切牙的牙槽骨外侧皮质板下牙槽缘点（Id）（图3-18和表3-1）可视为下颌骨最前上部。牙齿萌出或脱落将影响这个标志点。与上颌相似，下颌侧面轮廓的一些标志点是它们在曲线上的投射或后移决定的。下颌正中联合或颏部的最前点称为颏前点（Pg）。下牙槽缘点和颏前点间曲线上最后面的点是B点（B）。与A点类似，B点和颏前点受头位的影响。下颌切牙的倾斜度也明显会影

响B点。在下颌切牙极为唇倾的情况下，下牙槽缘点和颏前点之间的曲线很小或几乎没有，使对B点的识别困难且不可靠。在某些情况下，颏前点也难以识别，因为没有明显的颏部（明显的向外曲线）。种族特征也会影响B点和颏前点的识别。

下颌正中联合前部的最低点是颏下点（Me）（表3-1）。在颏前点和颏下点之间的正中联合的前部是一个称为颏顶点（Gn）的结构标志点，它位于两条切线和另一条相交线的交点处。两条切线，一条连接鼻根点（N）和颏前点（Pg），另一条连接颏下点（Me）和下颌角点（Go）（下颌体最下缘的标志点），在下颌骨界限内延伸，直到它们相互交叉。然后连接蝶鞍点和两个切线的交点绘制成线。颏顶点也被定义为颏前点和颏下点的中间点。

下颌骨下缘的标志点似乎很容易识别，但下颌边界的可变解剖结构可能使标志点识别复杂化。如果绘制的切线与颏下点和下颌骨的最后部点接触，则该点称为下颌角点（Go）或下颌角下点。下颌骨下缘可以在凸起到极凹的形状间变化。如果下颌骨边界是凹形的，曲线的最上点是下颌角前切迹点（Ag）。

髁突是下颌骨后部最上的结构，形状通常是比较圆的。标志点髁顶点（Co）（表3-1）通常被认为是髁突的最后上点，但它也有被定义为髁突最上点。然而，在2D头影测量中，双侧髁通常很难辨认，因为颞骨横穿了两侧髁突，而且两侧髁突之间是颅骨。识别髁突的一个关键是髁突的顶部经常是位于外耳道顶部的同一高度。外耳道最

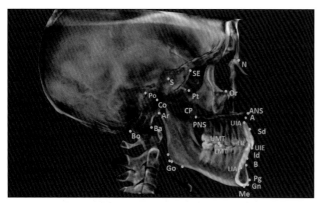

图3-19 在3D CBCT的2D影像上识别的牙齿标志点

高点称为耳点（Po）。外耳道的角度在幼儿中相对平坦，并且随着年龄和生长逐渐变小[15]，可能使外耳道的轮廓不那么明显。

因为下颌轮廓描绘到了下颌角处，下颌升支与颞骨的轮廓相交。下颌升支的后边界与颞骨的下边界相交的点很容易被识别，称为关节点（Ar）。从关节点沿着下颌升支的后缘作切线，该切线同升支的交点是下颌角上点（Go上点）。切线继续下行，直到它与下颌骨下边缘的切线相交。两条切线交角称为下颌角。下颌角的角平分线与下颌骨的边界相交，则相交的这个位于下颌角上的点称为结构性下颌角点。因此，在技术上，文献中确定了4个不同的下颌角点，使用下颌角点进行测量需要确定正在使用的是哪个标志点。

由于组织覆盖重叠，喙突点（CP）可能是最难识别的标点。

喙突点是均分左右喙突影像的最高点（表3-1）。为了识别喙突，需要描绘乙状切记和下颌升支的前边界。很多时候，喙突是用虚线描绘的，因为它无法被准确识别。

牙列

第一磨牙和最前的上下颌切牙的切端/牙尖顶和根尖通常作为标志点来展示当前牙列的矢状向位置。通过在磨牙或切牙的切端/牙尖和根尖作一条直线，该直线相对于参考平面或另一结构的倾斜度可用角度来确定。切端/牙尖顶可以用于测量到另一个平面或结构的线性距离。通常是上颌切牙切端（UIE）和下颌切牙切端（LIE）比上颌切

牙根尖点（UIA）和下颌切牙根尖点（LIA）更容易被辨别（图3-19和表3-1）。当切牙在混合牙列期间根部被尖牙覆盖或未完全形成时，可能特别难以被识别。

上颌第一磨牙近中尖（UMT）经常与下颌第一磨牙近中尖（LMT）或另一个牙齿牙尖相互交叉，使它们难以被识别。上颌第一磨牙和下颌第一磨牙的根尖更难以被可靠地识别。因为这些牙齿通常是双侧的，轻微的放大误差，尤其是左右磨牙的不对称性，使对磨牙标志点的识别变得不可靠。所以在描绘这些牙齿时，检查患者的牙列模型或口腔内牙列图像可能会有所帮助。

3D标志点

一些标志点可以在3D影像中直接识别，也可在3D影像中截取的2D影像上识别，当然也会同时遇到常规2D影像的一些问题。如果是使用的3D影像，则必须在前后向、垂直向和横向这三维方向上识别标志点[16]（图3-20~图3-30）。另外，可能需要根据结构的曲率不同来解释这些指标测量。

标志点识别的可靠性很重要，因为它会影响这些标志点的相关测量。标志点的可靠性在2D和3D中都有不同。Lagravère等[16]对使用数字化2D头颅图和3D重建CBCT的标志点识别的可靠性进行了比较。不管是在x坐标，还是y坐标，除了耳点、颅底点和髁顶点外，2D侧位片上的大多数标志点在同一检查者多次测量，可靠性都很高。而且这3个标志点在不同检查者之间可靠性也较低。相比之下，使用3D重建的CBCT，在x、y和z坐标中所有标志点，同一检查者多次测量和不同检查者之间的可靠性都很高。平面或弧形表面上的标志点就如同较低辐射密度的标志点（例如，髁顶点）一样，显示出较低的可靠性。其他结构（即根尖）很难在三维中识别，因为两个阻射结构根部和皮质骨之间的距离很小。他们建议应该考虑使用新的标志点进行3D CBCT分析。

标志点在3D CBCT图像识别被认为是可靠的，但标准化的三维投影测量分析法的缺乏、3D标志点定义的不一致、3D影像采集和重建的可变性以及不同软件程序和扫描设置的使用，可能会使人们对3D头影测量分析的可靠性提出质疑。除了上述因素外，还应在左右两侧同时识

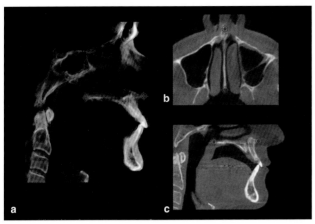

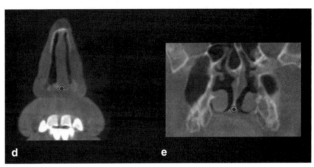

图3-20　多个层面上的前鼻棘和后鼻棘。（a）正中矢状面3D影像。（b）腭平面与地面平行为导向的横断面。（c）腭平面与地面平行为导向的矢状面。（d）腭平面与真性垂线垂直为导向的冠状面上骨性前鼻棘切端。（e）腭平面与真性垂线垂直为导向的冠状面上腭平面最后点

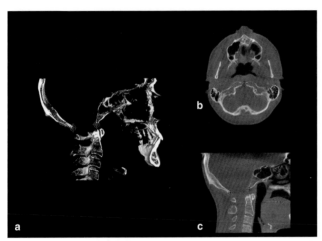

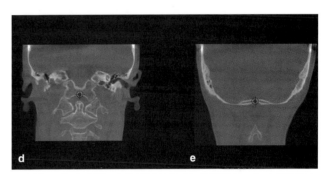

图3-21　多个层面上的颅底点（Ba）和颅后点（Op）。（a）正中矢状面3D影像。（b）腭平面与地面平行为导向的横断面。（c）腭平面与地面平行为导向的正中矢状面。（d）腭平面与真性垂线垂直为导向的冠状面上颅底点。（e）腭平面与真性垂线垂直为导向的矢状面上颅后点

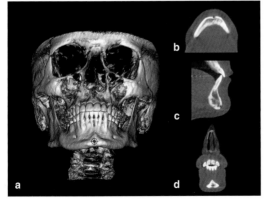

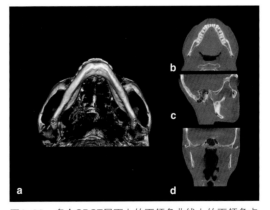

图3-22　多个CBCT层面上的下颌正中联合的最前下点——颏顶点（Gn）。（a）3D重建。（b）横断面。（c）正中矢状面。（d）冠状面

图3-23　多个CBCT层面上的下颌角曲线上的下颌角点（Go）（左侧和右侧）。（a）3D重建。（b）下颌角点水平的横断面。（c）右侧下颌角点水平的矢状面。（d）左右下颌角点水平的冠状面

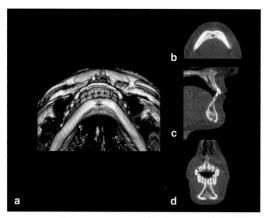

图3-24　多个CBCT层面上的下颌正中联合的最下点——颏下点（Me）。（a）3D重建。（b）横断面。（c）正中矢状面。（d）冠状面

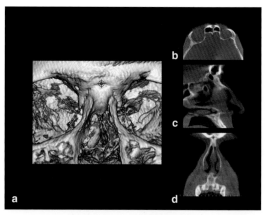

图3-25　多个CBCT层面上的鼻额缝最前点——鼻根点（N）。（a）3D重建。（b）横断面。（c）正中矢状面。（d）冠状面

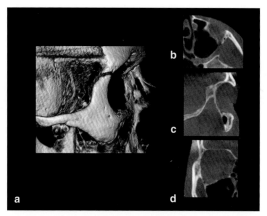

图3-26　多个CBCT层面上的眼眶下缘最下点——眶点（Or）。（a）右侧眶点水平的3D重建。（b）右侧眶点水平的横断面。（c）右侧眶点水平的矢状面。（d）右侧眶点水平的冠状面

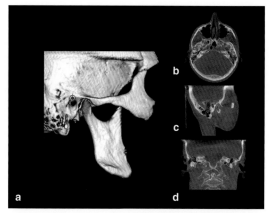

图3-27　多个CBCT层面上的外耳道边缘的最上点——耳点（Po）。（a）3D重建的右侧耳点。（b）右侧耳点水平的横断面。（c）右侧耳点水平的矢状面。（d）冠状面

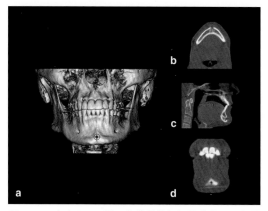

图3-28　多个CBCT层面上的骨性颏部最前点——颏前点（Pg）。（a）3D重建。（b）横断面。（c）正中矢状面。（d）冠状面

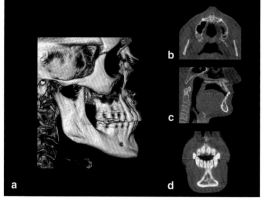

图3-29　多个CBCT层面上的前鼻棘和牙槽中点间曲线最后点（A点）（表3-1）。（a）3D重建。（b）横断面。（c）正中矢状面。（d）冠状面

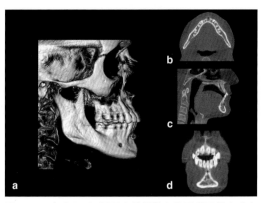

图3-30 多个CBCT层面上的颏前点和下颌牙槽突（表3-1）间曲线最后点（B点）。（a）3D重建。（b）横断面。（c）正中矢状面。（d）冠状面

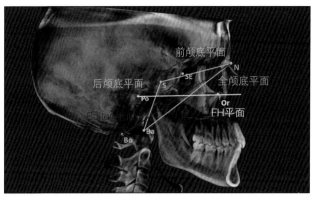

图3-31 将FH平面（PoOr）与4种颅底平面测量图进行比较：前颅底平面（SN）和后颅底平面（BaS）以金色显示，Bolton平面（BoN）以红色显示，全颅底平面（BaN）以绿色显示

别标志点并测量相关项目，这使3D头影测量过程更加复杂。与2D分析法类似，位于正中矢状平面和牙齿上的3D标志点比位于曲线上的标志点（例如，髁顶点、耳点和眶下点）更加可靠。

参考平面

现在连接标志点对于头颅图的解释变得很重要。一条线是两个标志点连接而成的。在2D头影测量中，一个平面实际上只是连接两个标志点的直线。线是一维，而平面是二维。虽然像FH平面这样的平面的定义包括识别头骨两侧的标志点，但实际上，在二维中只是两个中间点通过线连接。换句话说，2D头影测量中使用"平面"这个词通常是用词不当，因为它只是一条线。为了保持一致性，我们还是保留"平面"这个术语。实际的平面可以在3D影像中去构造。

例如，FH平面是从头影测量中产生的参考平面。在2D头影测量中外耳道顶端（耳点）和眼眶的最下部（眶点）中直接连接成直线（图3-31）。在2D影像中，如果左右侧的标志点不一致，则通常均分后取中点后直接连接成。在二维中的4个标志点之间构建一个平面，然后其他标志点依据这个平面测量长度或是角度，这是不可能的。因此，实际上是均分标志点后连接成线。平面则需再三维中构造。

例如，使用2D影像的正中矢状面来判断额骨影像的对称性时，这可能会造成混淆，因为实际上这时正中矢状

面只是通过面部前面的各种标志点的垂直线，而不保证头后部与面前部对齐（即在同一平面上）。正中矢状面在3D影像中更容易被确定和构造。

在2D头影测量中，平面通常是进行其他测量的参考。例如，上颌骨、下颌骨、牙齿和其他颅面结构的位置是指相对于平面而言，例如，前颅底平面和FH平面。这些平面可以从垂直向或前后向分割面部。历史上不同学者创造出多个不同的平面来测量生长、发展和治疗效果。一些平面仍然被用于现代头影测量并已运用到3D头影测量。图3-31展示用来测量生长、发展和治疗效果的一些平面示例。不同的正畸培训依据其对头位和标志点可靠性的不同理论选择不同的参考平面。

头影测量参考平面可以是矢状向或是垂直向的。Krogman和Sassouni[4]认为平面可用于定位或重叠，但并非所有平面都可用于定位和重叠。平面在评判前突以及静态情况时面部结构彼此位置关系中的作用是重要的。平面叠加主要是用于生长研究，较对比治疗效果来说更为重要。接下来的内容我们将分别在矢状向、垂直向上将面部各个结构彼此相关联。

FH平面

FH平面（图3-31）是基于19世纪的解剖学家达成的一个协议而建立的头骨研究共同参考平面。双侧外耳道（Po）和右眼眶缘的最低点（Or）在三维的颅骨外侧上很容易识别。由于2D X线片的性质、双侧标志点的放

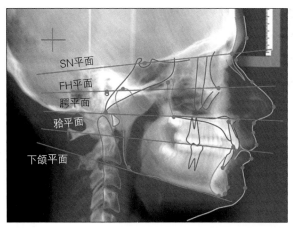

图3-32　在一个相对平衡的面部中，头影测量中使用的平面（SN平面、FH平面、腭平面、𬌗平面和下颌平面）在颅骨后部交汇。没有平面在颅骨内相交

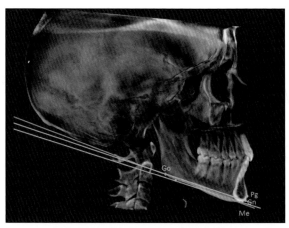

图3-33　不同的3个下颌平面展示了测量值的潜在差异。蓝色线，GoMe；绿色线，GoGn；黄色线，下颌下缘的切线

大、不对称、软组织和硬组织的混杂存在以及不同耳杆的尺寸和射线不透性，特别是那些用于早期头影测量机器的耳杆，使将这些标志点转移到2D侧位片（图3-32）变得更复杂。根据Downs[17]研究，FH平面的平均值非常接近头部的自然平衡位置（差异= 0.9°±5°）。在2D头影测量中，对于耳点和眶下点的识别可能是不可靠的，尤其是当耳杆掩盖耳点时。在三维中，应该可以更加可靠地识别这些标志点。FH平面对于头影测量成像期间头位的标准化也是个有用的参考。Tweed[5]认为FH平面是比较患者侧貌和X线片的可靠基础。

Bolton平面

Broadbent选择了鼻根点和Bolton点来产生Bolton平面（图3-31）。早期头颅固定器的耳杆使解剖耳点和颅底点难以被确定。Broadbent还想把Bolton平面作为检查这个颅底的参考平面。

全颅底平面

尽管在头影测量历史中已经产生了许多水平面[4]，但只剩下少数水平面存留了下来。而且在某些情况下，名称也可能已更改。例如，从鼻根点到颅底点的平面也称为Huxley平面，但它已经被Ricketts和生物程序训练营广泛用作全颅底平面的替代词（图3-31）。

下颌平面

建立下颌平面的标志点各不相同。Downs[17]的定义是下颌骨下缘的切线，是从下颌正中联合的最低点（颏下点）延伸到下颌角的最低后点（下颌角点）（图3-32和图3-33）。Downs测量了FH平面和下颌平面之间的交角。20名理想咬合的儿童的平均测量值为21.9°，范围为17°~28°[17]。角度越小，Ⅱ类2分类深覆𬌗的倾向就越大；角度越大，患者侧貌轮廓就越开张，并且开𬌗的倾向就越大。

Tweed[5]将眼耳平面和下颌平面之间的交角称为眼耳平面-下颌平面角（FMA），并将该角度用作Tweed三角的一部分，以帮助确定是否需要拔牙和病例的预后。如果FMA为16°~28°，则预后良好且下颌切牙可有±5°变化的治疗选择。如果FMA为28°~32°，则预后良好至一般，但治疗选择需要拔牙。如果FMA为32°~35°，则预后是一般好到不好，并且患者将不会因为正畸治疗而受益。FMA为35°~45°表明预后不好。如果FMA大于45°，预后很差。如果下颌骨平面在较好的生长模式的情况下向后延伸，头影测量或是临床上我们肉眼都可见下颌平面同眼耳平面的交点在耳屏点后3.5~3.8英寸。随着下颌平面角的增加，下颌平面同眼耳平面的交点更接近耳屏（指向外耳道的外耳组织的投射）；随着下颌平面角的

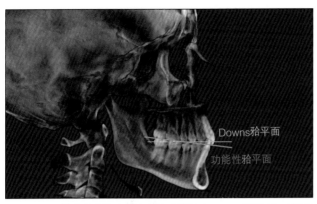

图3-34　可能发生在深覆𬌗患者的𬌗平面（Downs𬌗平面和功能性𬌗平面）差异

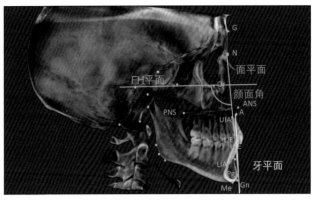

图3-35　正面：面平面（MPg，绿色）、牙平面（APg，白色）和颜面角（FH平面和面平面的交角，蓝色）

减小，两个平面的交点向后远离头部。如今，当预后不好时可供我们选择的还有正颌手术。

其他临床医生如Steiner[3]将下颌平面与前颅底平面和其他各种平面进行了比较。Steiner基于从构造的颏顶点到构造的下颌角点连线构建了一个下颌平面。他的理由是，不同患者的下颌骨边界差异很大。

Behrents表明，成年女性的下颌平面（MeGol）与前颅底平面的交角明显大于男性[9]。头影测量软件使用32.9°±5.2°作为高加索成人的标准值。

𬌗平面

Downs将𬌗平面定义为第一恒磨牙的咬合中点与切牙中点的连线（图3-34）。在严重错𬌗畸形患者中他提出了另一种𬌗平面，即在第一磨牙和前磨牙间绘制一条直线的功能性𬌗平面。在下颌切牙过度萌出和开𬌗的病例中，功能性𬌗平面可能与其他𬌗平面不同。虽然常常把功能性𬌗平面同其他平面的交角作比较，功能性𬌗平面也可作为测量平面来测量距离。在具有良好咬合的青少年中，𬌗平面与眼耳平面交角的平均值为9.3°，范围为1.5°~14.0°。Behrents报道了𬌗平面和前颅底平面交角的平均值在成年男性与女性之间略有差异，而且这种差异同年龄相关[9]。成年女性的角度明显大于男性，表明在这个区域有更多的前部开张。

腭平面

腭平面是从前鼻棘到后鼻棘的矢状向连线（图

3-32），代表上颌骨的垂直向。其长度可以通过测量直线距离或与其他参考平面相比较。例如，前颅底平面和腭平面的交角的正常值是8.0°±2.5°，下颌平面和腭平面的交角的正常值是25.0°±6.0°。下颌平面和腭平面的交角减小，表明可能是上颌磨牙萌出不足或下颌平面平坦。在这种情况下，可能存在深覆𬌗。下颌平面和腭平面交角变大，表面可能是上颌向前倾斜或向下颌平面陡峭。这两种情况都表面可能存在开𬌗。

牙平面

从A点垂直延伸到颏前点的牙平面，用于确定切牙对上颌骨和下颌骨的基骨顶端的突度（图3-35）。

面平面

面平面为基于颅骨和下颌骨的轮廓凸起或凹陷提供参考（图3-35）。

根据Downs的说法，颜面角是面平面和眼耳平面相交的内角（图3-35）。这个平面代表了下颌骨的前后向位置。尽管平均值有所不同，Downs发现颜面角的数值范围，同面平面和前颅底平面的交角加上面平面同Bolton点–颏前点平面（Bolton平面）的交角的数值范围相比，几乎没有差异。颜面角的平均值为87.8°±3.6°。

上颌骨相对于颅底的位置
前后向

上颌骨相对于颅底的突度可以使用几种测量方法中

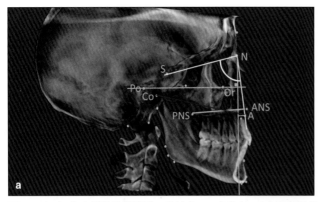
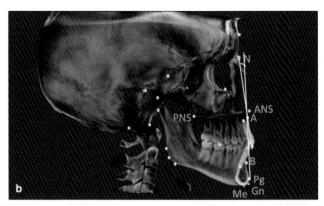

图3-36 （a）上颌的位置关系：SNA（∠，白色）；A点和鼻根点在眼耳平面上垂足间的距离（mm，金色）；上颌骨长度，即前鼻棘到后鼻棘的距离（mm，绿色）；相对上颌长度，即髁顶点到A点的距离（mm，红色）。（b）上颌骨相对于颅骨和颏部的颌凸角（NA-APg）（∠，白色）

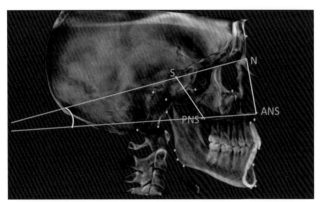

图3-37 相对于颅底的上颌垂直向位置：前面高，即鼻根点到前鼻棘的距离（mm，白色）；后面高，即蝶鞍点到后鼻棘的距离（mm，白色）；相对上颌高度，前颅底平面和腭平面的交角（∠，金色）

的任何一种测量，测量某个标志点对某个平面角度或是线距。可以测量前颅底平面和A点构成的角（SNA）（图3-36a）。对于具有良好咬合的高加索人而言其正常值为82°±3.8°[19]，并且随着年龄的增长数值变化很小。存在的种族差异我们将在第6章中讨论。

上颌骨的突度也可以测量A点和鼻根点在眼耳平面上垂足间的距离[20]（图3-36a）。在均衡的面部的混合牙列期，平均测量值为0，在成人面部略有增加。成年女性平均测量值为（0.4±2.3）mm，成年男性平均测量值为（1.1±2.7）mm。A点垂足在鼻根点垂足的前方为正值，在后方则为负值。

正值越大，上颌骨相对于颅底就越突出；负值越大，上颌骨相对于颅底就越后缩。通过构建鼻根点垂足和A点连线的平行线来校正后缩的颅底。

测量前鼻棘到后鼻棘的距离为上颌骨的长度（图3-36a），其正常值为（51.6±4.3）mm（用于头影测量软件中）。

颌凸角（NA-APg）是关于上颌骨相对于颅骨和颏部的突度（图3-36b）。在具有良好咬合的青少年中，两条线将合并故没有度数（0°）。这两条线将合并形成一条直线。换句话说，颌凸角将与面平面是一样的。此角的范围是+10°（前突）到-8.5°（后缩）。如果A点位于面平面的后方，此角将为负值；如果A点位于面平面的前方，此角将为正值。负值越大，面型就越凹；正值越大，面型就越凸。

垂直向

以下测量值的重要性不在于其绝对数值，而应与其他垂直向测量值相互关联比较（例如，面部比例）。较大的面型可以比较小的面型有更大的测量数值，但仍然是成比例的。面前部的测量值可以相互成比例，但不能与面后部测量值成比例。

鼻根点到前鼻棘的距离为前颅底到鼻根的距离，即前面高［标准值为（-50±2.5）mm］（图3-37）。较小的数值可以表示脸相对比率较小或上颌骨向上倾斜；数值越大可表示上颌骨发育过度或是长面型。该指标随年龄而变化。

S-PNS（图3-37）提供了关于后面高的信息，可以帮助解释开𬌗是因为磨牙的过度萌出或是舌部的压力（舌肌）导致的。当然这些数值必须与面部其他部分的长度相比较才可以确定其临床意义。

腭平面（ANS-PNS）和SN（图3-37）之间的交角并不是绝对的垂直测量数值，而是相对的垂直测量数值。其测量值应该是个比较小的正值（标准值为8.0°±3.0°）。数值较小表明上颌骨的前部相对于后部更向上倾斜，表明骨骼/牙齿发育不调，或是发音或吐舌习惯的对牙弓前部施加了持续压力。测量值偏大表示可能存在深覆𬌗。

下颌骨相对于颅底的位置

下颌骨相对于颅底的位置在美学和正畸治疗中通常被多加强调，这是因为它很难通过单纯的正畸治疗而被改变。下颌骨前部相对于颅底位置的测量取决于参考点和测量的标志点。如前所述，各种平面已被用作测量骨骼和牙列的位置。此外，标志点B点和Pg也用于描述下颌骨的矢状向位置。B点被认为是牙槽骨和基底骨的交界处。牙槽骨支撑牙列并且因牙列的存在而存在。如果牙列缺失，基底骨仍然存在，那么基底骨是支撑颏前点的实际骨骼。下颌轮廓取决于两个标志点的位置，但治疗可以通过改变标志点而改变轮廓。

前后向

SNB表示下颌骨与颅底的相对位置（图3-38）。Riedel[19]和Steiner[3]都认为成人其正常值为80°±3.9°。当然这个角度的正常值随年龄、性别和族群的变化而变化。角度越大意味着下颌骨相对于颅底比较突出，角度越小则刚好反之。因为这个测量来自侧面的标志点，它表示的是相对位置，而不是确切的尺寸，SN平面的倾斜度或长度不同都会影响到这个角度的测量值。

下颌骨相对于颅底的突度也可以通过测量颏前点和N点在FH平面的垂直距离来比较（图3-38）。这个测量因性别和年龄而异。在面部均衡的成人，女性平均测量值为（-1.8±4.5）mm，男性为（-0.3±3.8）mm[20]。颏前点垂足在N点垂足的远中为负数，近中则为正数。随着下颌向前发育，颏前点也随之往前。

面轴角是BaN与PtGn的平面之间的交角（图3-38）。Ricketts认为这个角度通常为90°。角度过大表示下颌骨相

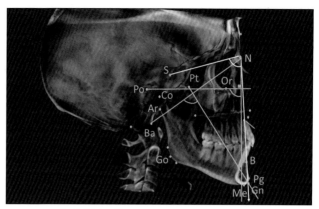

图3-38 下颌突度测量项目：SNB（∠，白色）；B到N垂直距离，B和N在FH平面上的垂足间距离（mm，黄色）；面轴角，PtGn和BaN之间的后角（∠，绿色）

对前突，而角度过小表示下颌骨相对后缩。

颜面角是面平面（NPg）和FH平面之间的交角（图3-38），咬合关系良好的青少年其正常值是87.8°±3.6°[18]。颜面角随年龄变化而变化，且不同性别和种族的正常值也不同。面部角度提供了另一种确定下颌骨相对位置的方法。与所有角度类似，测量值的可靠性依赖于构成平面的各个标志点的可靠性。角度大于正常角度意味着颏部相对突出，角度越小意味着颏部相对后缩。

垂直向

下颌平面（MP）和FH的交角FMA表明前面高与后面高的相对比例关系（图3-39a）。该角度介于16°~22°被认为预后较好。角度越小，后面高越接近前面高，这表明患者可能有深覆𬌗，这个时候一些临床医生不喜欢把拔牙作为他们的最佳治疗计划。角度越大，下颌平面就越陡，后面高接近前面高的可能性就越小[5]。Downs[18]把这个角度称为下颌平面角，并报道了一组咬合关系良好的青少年病例，其平均值是21.9°±3.2°。

下颌平面与SN（MP-SN）的交角也提供了类似的信息，尽管SN的角度可能存在差异（图3-39a）。根据下颌平面的定义，即GoGn与MeGol，成人的下颌平面测量值可因年龄和性别而异[9]。而且GoGn的值比MeGol也大约1°。所以其测量值在面前部可表现出不同的差异。

根据经验，均衡面部的下颌平面向后延伸不会进入颅骨。虽然并非总是如此，但是在均衡面部中下颌平面将

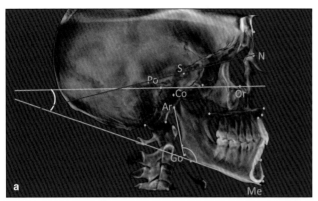
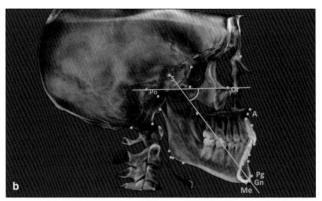

图3-39 （a）下颌骨的相对垂直位置：FMA，FH（PoOr）与下颌骨下缘（GoMe）之间的交角（∠，金色）：下颌平面角，SN与GoMe之间的交角（∠，红色和金色）：下颌角，ArGo和GoMe之间的交角（∠，绿色和金色）。（b）Y轴角，SGn和FH（PoOr）之间的前角

倾向于同其他矢状向平面在颅骨后面一定距离处交汇（图3-33）。平面（例如，下颌平面）与其他平面的直接交汇则表示存在颅颌面畸形。

下颌角（ArGo-GoMe）（图3-39a）也提供了类似的信息。男性的下颌角会随着年龄的增长而下降。这个测量指标有助于在形态学上对下颌平面进行解释，特别是如果联合下颌升支长度（ArGo）。Behrents[9]表示成年男性的下颌角明显小于成年女性的下颌角，这是为什么成年男性表现出更多的下颌骨向前生长。

不同年龄和性别的下颌角平均值在16.8°±6.6°（最低）和122.7°±6.7°（最高）之间变化。

Y轴角表示下颌骨水平向和垂直向的生长。它是SGn和FH之间的前角（图3-39b）。其平均值为59.4°±3.8°。数值越大表示下颌垂直向生长越多，数字越小表示下颌水平向生长越多。

上颌骨相对于下颌骨的位置
前后向

ANB角将上颌骨和下颌骨的基骨相互关联了起来（图3-40）。Riedel[19]在1952年首次提出这个测量项目，用来表示上颌骨与颅骨相对位置关系。高加索成人的正常值是2°。角度偏大为骨性Ⅱ类错𬌗，角度偏小为骨性Ⅲ类错𬌗。Steiner[3]也提出了一种将ANB角与切牙位置相关联的方法用于临床。

Wits值是A点和B点在功能性𬌗平面的垂足间距离（图3-40）。如果A点位于B点之前，则测量值为正值；

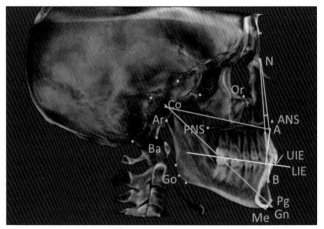

图3-40 上颌与下颌关系：ANB角，NA与NB之间的交角（∠，绿色）：CoA与CoGn的长度（mm，金色）；Wits值，A点和B点在𬌗平面上的垂足间距离（mm，白色），如果B点在A点之前为负值，反之为正值

如果A点位于B点之后，则测量值为负值。研究表明，该指标不受年龄的影响。具有良好咬合的男性Wits值［（-0.10±1.77）mm］比女性Wits值［（-1.17±1.9）mm］更小。一个大的负值表示存在Ⅲ类错𬌗，负值越大，骨性错𬌗就越明显。正值表示存在Ⅱ类错𬌗，正值越大，骨性错𬌗就越明显。Jacobson[21]强烈认为相比ANB角，Wits值能够更好地判别严重的骨性错𬌗，但他也建议我们可能需要结合多种头影测量方法。

下颌骨和上颌骨的位置也可以通过基于距下颌骨最后上点的距离来测量[20]。上颌位置用髁突点到A点距离来测量，下颌长度用髁突点到颏顶点（CoGn）的距离来测量，后两者进行比较（图3-40）。在一个均衡的面部，两者关系是线性的。这种测量可转化为轻度、中度、重度3种，并与上下颌骨长度的差值进行比较。具有较小面部的个体在上颌骨和下颌骨长度之间具有轻度的差异（例如，20~24mm），而具有中等面部的个体差异为25~28mm，具有较大面部的个体差异为29~33mm。通过将A点解释为N点垂足来解决诊断差异。因为这个测量是基于下颌骨髁突在颅骨上的位置，所以它实际上并不测量上颌骨长度。与测量下颌骨长度的方法相比，它是基于A点来测量上颌位置。

垂直向

上颌骨与下颌骨的关系可以测量ANS到Me的垂直距离即下面高（图3-41）。根据McNamara[20]的说法，均衡面部的下面高应与上颌骨的有效长度相关。如果下颌平面增大或减小超过正常值［对于均衡面部为（22.7±4.3）mm］，则下面高的长度相应地改变。下颌平面减少可能是由于上颌骨垂直向或前后向发育不足造成的。下颌平面可能由于磨牙过度萌出或下颌骨下缘角前切迹发育过度而增加。下面高女性的平均值为（66.7±4.1）mm，男性的平均值为（74.6±5.0）mm。这个数值不是ANS和Me在真性垂线上的长度，因此如果ANS-Me的测量值与真性垂线的角度不同，则正面外观会发生显著变化，这将产生不同的诊断结果。面部结构的垂直长度的重要性不是绝对的，而是应与其他垂直测量值相关（例如，面部比例）。正如McNamara[20]所指出的那样，均衡面部的下面高大小应该和全面高大小息息相关。知道三角形具有总和等于180°的3个角以及3个边，就可以让人很容易地知道另外两个角［例如，下颌平面角（FMA）和下颌切牙同下颌平面交角（IMPA）］而知道剩下的一个角的大小［例如，FH平面同下颌切牙的交角（FMIA）］。知道三角形的两个边［上颌骨的有效长度（CoA）和下颌骨的有效长度（CoGn）］和一个角度（下颌平面同CoA的交角）就可以通过使用几何和估算ANS和A点之间以及Gn和Me之间差异计算来估计前面高（ANS到Me）。

前面高也可以测量从腭平面到Me的垂直距离（图3-41）。这消除了测量对角线而产生的几何效应。

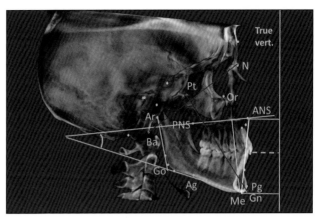

图3-41 各种下颌高度测量：下颌升支长度，ArGo（mm，金色）；下面高，ANS-Me（mm，白色）；下面高，ANS与Me之间的真实垂直距离（mm，金色实线）；下面高上部高度，ANS与唇中点之间的真实垂直距离（mm，金色虚线和实线）；下面高下部高度，唇中点与Me之间的真实垂直距离（mm，金色虚线和实线）；下面高，腭平面与Me之间的距离（mm，绿色）；腭平面（绿色）和下颌平面（∠，金色）之间的交角

Tweed分析法表明，这种测量的前面高在12岁儿童应该约为65mm，但是会随着年龄的增长而增加。

后面高是下颌升支长度，是从下颌升支后缘的切线上从关节点到下颌平面的距离（图3-41）。就其本身而言，它只是一种测量指标而已，但结合前面高进行比较，可用来阐明与下颌平面相关的垂直向畸形。

面高指数（FHI）是指后面高与前面高的比值。该指数是作为Tweed分析法的辅助手段而产生的[22]。下颌平面角较大的患者，前面高通常远大于后面高。下颌升支发育不足可导致后面高较小。面高指数的正常范围在0.65~0.75之间。随着比例降低（例如，降至0.4），患者倾向于开𬌗；随着比例增加（例如，增至0.9），患者倾向于深覆𬌗。较小面高指数倾向于制订拔牙计划，而较大面高指数如果制订拔牙计划可能会有问题。

上颌前部高度与下颌前部高度的相对比例关系也可以通过测量ANS到唇中点的真实垂直高度以及从唇中点到Me的真实垂直高度来进行比较（图3-41）。虽然软组织不包括在这个头影测量中，但是我们假设切牙的切端刚好在唇中点处。均衡的上颌高度与下颌高度的比值应为约60%。比值较小表示上颌高度不足或下颌高度过大。比值较大表示上颌高度过大或下颌高度不足。这个测量不是提供绝对的数值，而只是相对比例关系。

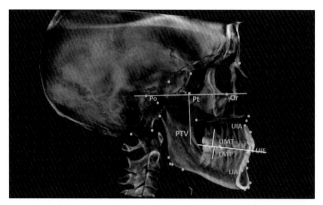

图3-42　磨牙关系：下颌第一磨牙远中与上颌第一磨牙远中在殆平面上的距离（mm，白色）；LMT（下颌第一磨牙近中尖）与UMT（上颌第一磨牙近中尖）之间的距离（金色点）；第一磨牙远中与过Pt的FH平面垂线（PTV）之间的距离（mm，金色）

女性的下颌平面角（FH-GoMe）为22.7°±4.3°，男性为21.3°±3.9°。虽然下颌平面角增大本身提示下颌前部高度增加，但也可能会出现许多形态变化，从而否定了这一说法。例如，上颌前部高度增加可能导致深覆殆的发生。下颌升支后部高度的降低，使下颌平面角增大以产生正常的下颌前部高度。下颌平面角增大并不一定意味着存在开殆。同时需要考虑其他测量指标来明确问题所在。

面轴角，即BaN与PtGn之间的后角，用于表明下颌骨生长的方向（图3-41）。角度大表示向下生长，角度小表示向上生长。20名12~17岁的咬合关系良好的个体（男性和女性人数大致相等）的面轴角测量值为87.8°，范围为82°~95°[10]。

牙列
前后向

磨牙

由于结构的重叠，磨牙关系通常在头颅侧位片上很难辨认。强烈建议在描绘时可以参考修剪过的牙科模型，以帮助确定左右磨牙关系的对称性和确切关系。在第二前磨牙和第二磨牙萌出之前，识别磨牙轮廓要容易得多。

对于磨牙关系的一种测量方法是使用从上颌第一磨牙的远中垂线和下颌第一磨牙的远中垂线在殆平面上的距离差值（图3-42）。其测量平均值为3mm。如果下颌磨牙位于上颌磨牙的近中则数值为正值，而负值表示下颌磨牙位于上颌磨牙的远中。因此，较小的正值表示磨牙为Ⅰ类关系，较大的正值表示磨牙为Ⅲ类关系，负值表示磨牙为Ⅱ类关系。但这不能用于当上颌磨牙相对于下颌磨牙偏小的情况下。

从上颌第一磨牙远中到过Pt的FH平面垂线（PTV，图3-42）的距离用于提示是否有足够的空间用于第二磨牙和第三磨牙的萌出。这个测量指标的标准是患者的年龄再加上3mm，但到了24岁后，距离为30mm时，这个公式似乎就不合适[10]。如果距离很小，取决于牙齿大小或颌面发育不足，可能没有足够的空间给上颌第二磨牙或第三磨牙萌出。该测量指标可以帮助临床医生做出关于是否拔牙的决定，特别是如果第一磨牙近中存在中度到重度的拥挤。

切牙

倾斜度和突度是两个独立但相关的概念，其描述了基于切端的切牙的前后向位置。倾斜度是指通过上下颌切牙的根尖和切端的直线同参考线或平面的交角。突度是指上下颌切牙的切端到参考线或平面的距离。前倾和前突表示测量值大于标准值，后倾和后缩表示测量值小于标准值。前倾和前突显然是息息相关的，但是根据牙槽支撑量、拥挤度、唇支撑程度和与对颌牙的牙尖交错情况的不同，前倾和前突又对治疗计划的制订产生不同的影响。

这些头影测量指标的分析有助于诊断和制订治疗计划。切牙的倾斜度和突度很重要，因为它们会影响嘴唇的软组织突度，而嘴唇的软组织突度是单纯通过正畸而无须正颌就可以最大限度改变的软组织侧貌。切牙的倾斜度也会影响牙列的空间。在测量切牙倾斜度和突度之前，临床医生应首先评估切牙牙根周围牙槽骨的质和量。

覆盖是指上颌切牙切端与下颌切牙切端的水平距离（图3-43）。标准值为2~3mm。数值偏大表明骨性Ⅱ类错殆，或由于牙列拥挤或吮指及吐舌习惯引起的上颌切牙前倾。当深覆盖存在时，由于无法看到下颌切牙切端，因此在临床上也将覆盖定义为上颌切牙切端同下颌最前切牙切端的水平距离。

下颌切牙突度可以通过几种方式进行评估，所有这些方式都可以用来评判侧貌轮廓。下颌切牙相对于上颌骨基骨和下颌骨基骨的突度可以通过测量下颌切牙切端到AB的距离来确定（图3-44）。如果颏部被认为是下

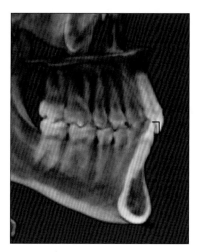

图3-43　切牙关系：覆𬌗，上颌最前切牙切端和下颌最前切牙切端之间的垂直距离（mm）；覆盖，上颌最前切牙切端和下颌最前切牙切端之间的水平距离（mm）

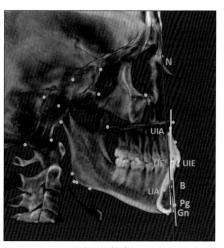

图3-44　下颌切牙突度：下颌切牙切端（LIE）到NB的距离（mm，红色）；下颌切牙切端到APg的距离（mm，白色）；下颌切牙切端到AB的距离（mm，绿色）

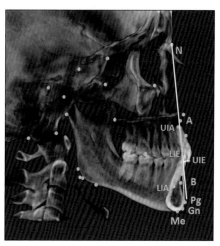

图3-45　上颌切牙突度：上颌切牙切端（UIE）到NA的距离（mm，白色）；上颌切牙切端到APg的距离（mm，绿色）

颌骨基骨的前界，则另一种方法是测量下颌切牙切端到APg（从A点延伸到颏前点的直线）的距离[10]。理想的标准是切端在APg前方（1.0±2.5）mm。APg也称为牙平面。McNamara[20]报道其测量值女性平均为（2.7±1.7）mm，男性平均为（2.3±2.1）mm。

下颌切牙相对于颅骨和下颌骨的突度可以通过测量下颌切牙切端到NB线的距离（图3-44）。理想的测量数值是4mm。下颌切牙的突度可以相对于颏部进行比较。当颏前点和下颌切牙的最前端到NB线的距离都是4mm时是最理想的。随着两个测量值差异越来越大时，美学效果也就变得越来越差了。

上颌切牙突度可以同几个参考点进行比较。上颌切牙的切端到NA线的距离（UIE-NA）（图3-45）比较上颌切牙相对于颅底的位置[3]。其成人测量值的标准是4mm。

上颌切牙切端到APg（UIE-APg）的距离描述了上颌切牙突度与牙列基底的相对关系（图3-45）。Downs[18]报道了一组咬合关系良好的青少年病例，其测量值为（2.7±3.1）mm。切端在APg前方为正值，在其后方则为负值。

McNamara[20]也把上颌切牙突度与构建的NA相比较（图3-45）。在该参数中，先作一条通过N点而垂直于FH平面的垂线，然后作一条通过A点并与该垂线相平行的线即是NA。上颌切牙唇面距离NA应为4~6mm，男性和女性平均为（5.4±1.8）mm。唇面在NA前方数值是正的，在后方是负的。

切牙的倾斜度很重要，因为它会影响到牙列空间和唇部的支撑效果。

下颌切牙与APg的交角描述的是下颌切牙相对于牙列基骨的倾斜度（图3-46），其标准值是22°。

下颌切牙与NB的交角描述的是下颌切牙与颅骨的相对关系（图3-46），其标准值是25°。下颌切牙的倾斜度与下颌基底的关系也可以通过测量下颌切牙（L1）与MP[5]的交角（图3-46）。对于具有可接受的下颌平面（16°~25°）的受试者，其标准值为90°±5°。Tweed意识到，如果L1-MP角保持不变但FMA角改变，则同样的下颌切牙倾斜度将不再支持美学的唇缘。因此，下颌切牙倾斜度应该随着下颌平面与FH的交角变化而变化。例如，随着下颌平面与FH的交角增加，L1-MP角也应该随之减小以使唇部突出最小化。否则，切牙将相对于面部偏向唇倾，而将唇部置于不理想的位置。相反，随着下颌平面角的减小，下颌切牙唇倾增加从而减小前牙覆盖更能被接受。然而，重要的是下颌切牙应该尽可能处于牙槽基骨中。Tweed表示，这些标准并不适用于所有患者[5]。

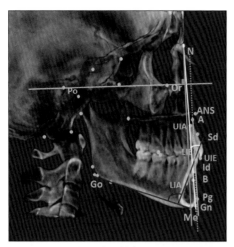

图3-46 下颌切牙的倾斜度：下颌切牙（LIA-LIE）和NB的交角（∠，白色）；下颌切牙与下颌平面的交角（IMPA）（∠，红色）；下颌切牙与APg之间的交角（∠）；过A点并平行于过N点的FH垂线的线同下颌切牙的交角（∠）

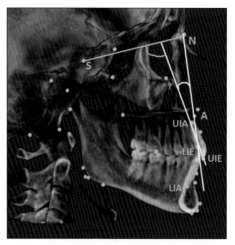

图3-47 上颌切牙的倾斜度：上颌切牙（UIA-UIE）与NA交角（∠，白色），以及上颌切牙（UIA-UIE）与SN交角（∠，金色）

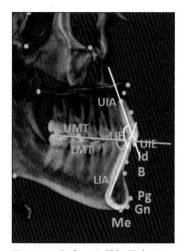

图3-48 切角：上颌切牙（UIA-UIE）与下颌切牙（LIA-LIE）之间的交角（∠，白色）；下颌切牙（LIA-LIE）与殆平面的交角（∠，绿色）

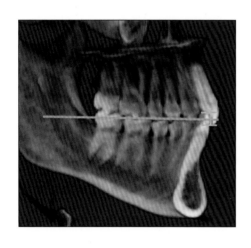

图3-49 覆殆（下颌和上颌最前切牙的切端之间的垂直距离）表示为两条水平线（金色）之间的距离。下颌切牙的压低是从殆平面（蓝色）到下颌切牙切端的垂直距离

Downs[18]还测量了下颌切牙与殆平面之间的交角。具有良好临床咬合的儿童其数值范围为3.5°~20°，平均值为14.5°。这些数值是直角（90°）减去测量值而得来的。数值为正值表示下颌前牙唇倾，而负值表示舌倾。目前使用此测量法的大多数临床医生将其表示为整数。

下颌切牙倾斜度也可以相对于APg进行比较。Ricketts[10]报道其平均值为22°±4°。

应用所有这些测量项目时必须对参考线有所理解。例如，下颌切牙相对于下颌平面的交角可能是理想的，但如果下颌平面是陡峭的，则下颌切牙相对于侧貌轮廓来说会相对唇倾，并产生一个不太美观的下唇。在这种情况

下，Tweed[5]建议随着下颌平面角（FMA）的增大，下颌切牙同下颌平面的交角（IMPA）也可以随着减小，以防止切牙和唇过于突出。唇倾下颌切牙可以减小覆盖和掩盖骨性错殆。

UIE-UIA同SN交角描述了上颌切牙相对于颅底的倾斜度（图3-47）。美国正畸协会（ABO）也在其考试程序中使用了这一指标[6-7]。

Riedel[19]报道了具有良好咬合的成人其标准值为104.0°±5.8°。数值较大表示切牙唇倾，较小则表示舌倾。

Steiner[23]使用UIE-UIA与NA之间的交角来确定上颌切牙的倾斜度（图3-47）。理想的测量值是22°。当ANB角从标准的2°开始增加时，上颌切牙可以舌倾而下颌切牙可以唇倾，以缩小上下牙列的覆盖。当ANB角从2°开始减小时，上颌切牙可以唇倾而下颌切牙可以舌倾，以建立足够的前牙覆盖和美观的面部。Steiner也认识他的这些数值并不适用于所有的病例。

切角（图3-48）表示的是上颌切牙和下颌切牙相互之间的关系。这个测量项目的正常值受到种族特征的影

响，许多种族群体的切角比高加索人小。高加索人的标准值是135°±5.8°。角度越小，牙齿越唇倾，唇部就越突出。当角度较大时，牙齿和嘴唇就显得内收了。不管是上颌还是下颌都可以对这个角度产生明显的影响，所以应该单独对它们选择参考平面进行测量分析，以确定潜在的问题。

垂直向

覆𬌗是切牙相互之间的垂直关系，测量的是上颌和下颌切牙切端之间的垂直距离（图3-49）。其标准值是0~2mm。正值表示切牙切端互相重叠，负值表示切牙切端没有重叠。重叠超过1/2下颌切牙的高度称为深覆𬌗，而负值则称为开𬌗。由于可能复发，一些临床医生在完成开𬌗病例时更喜欢稍微深的覆𬌗。许多临床医生在完成深覆𬌗病例时也更喜欢浅覆𬌗以尽量减少复发的影响，而有些人却更喜欢深覆𬌗以避免前牙开𬌗。

下颌切牙切端到功能性𬌗平面的距离（LIE-FOP）提示下颌切牙的伸长量（图3-49）。下颌切牙切端到Downs𬌗平面的距离测量并不是那么有用的，因为上下颌切牙重叠通常不会那么大，而该𬌗平面的一端是上颌和下颌切牙的重叠部分的平分点。

结论

在头影测量分析中，许多指标已用来测量面部结构。临床医生应该意识到，单一的测量项目并不总是能够表明存在问题的具体位置，也不能指出如何治疗病例。大多数病例需要额外的临床信息以获得最佳治疗方案。然而，我们也需要进行更多的研究以确定究竟哪种方法可以为临床使用提供最可靠和有效的测量项目。

病例的治疗取决于所有的影响因素，而不仅仅是头颅侧位片的测量数值。实际上，具有良好咬合的个体，其头影测量值的变化也会很大。而且尽管头影测量提供了治疗信息，但并非所有患者都能治疗到正常值范围内。

虽然2D头影测量已经为正畸医生提供了几十年的信息，但3D头影测量将会提供更多信息以便更好地诊断和治疗。除了提供面积和体积外，3D头影测量也可以提供更多信息，似乎整个头颅就在我们手边。

参考文献

[1] Baumrind S, Frantz RC. The reliability of head film measurements. 1. Landmark identification. Am J Orthod 1971;60:111–127.

[2] Wen J, Liu S, Ye X, et al. Comparative study of cephalometric measurements using 3 imaging modalities. J Am Dent Assoc 2017;148:913–921.

[3] Steiner CC. Cephalometrics for you and me. Am J Orthod 1953;39:729–754.

[4] Krogman WM, Sassouni V. A Syllabus in Roentgenographic Cephalometry. Philadelphia: College Offset, 1957.

[5] Tweed CH. The Frankfort-mandibular plane Angle in orthodontic diagnosis, classification, treatment planning, and prognosis. Am J Orthod Oral Surg 1946;32:175–230.

[6] American Board of Orthodontics website. https://www.americanboardortho.com/orthodontic-professionals/about-board-certification/clinical-examination/case-record-preparation/lateral-cephalogram-requirements/. Accessed 6 March 2018.

[7] American Board of Orthodontics website. https://www.americanboardortho.com/media/5024/ceph-tracing.pdf. Accessed 6 March 2018.

[8] Broadbent BH Sr, Broadbent BH Jr, Golden WH. Bolton Standards of Dentofacial Developmental Growth. St Louis: Mosby, 1975.

[9] Behrents RG. Growth in the Aging Craniofacial Skeleton, monograph 17, Craniofacial Growth Series. Ann Arbor: University of Michigan, 1985.

[10] Ricketts RM. Perspectives in the clinical application of cephalometrics. The first fifty years. Angle Orthod 1981;51:115–150.

[11] Riolo ML, Moyers RE, McNamara JA Jr, Hunter WS. An Atlas of Craniofacial Growth, monograph 2, Craniofacial Growth Series. Ann Arbor: University of Michigan, 1974.

[12] Basyouni AA, Nanda SK. An Atlas of the Transverse Dimensions of the Face, monograph 37, Craniofacial Growth Series. Ann Arbor: University of Michigan, 2000.

[13] Richardson ER. Atlas of Craniofacial Growth in Americans of African Descent, monograph 26, Craniofacial Growth Series. Ann Arbor: University of Michigan, 1991.

[14] Kula TJ 3rd, Ghoneima A, Eckert G, Parks ET, Utreja A, Kula K. Two-dimensional vs 3-dimensional comparison of alveolar bone over maxillary incisors with A-point as a reference. Am J Orthod Dentofacial Orthop 2017;152:836–847.e2.

[15] Sirikci A, Bayazit YA, Bayram M, Kanlikama M. Significance of the auditory tube angle and mastoid size in chronic ear disease. Surg Radiol Anat 2001;23:91–95.

[16] Lagravère MO, Low C, Flores-Mir C, et al. Intraexaminer and interexaminer reliabilities of landmark identification on digitized lateral cephalograms and formatted 3-dimensional cone-beam computerized tomography images. Am J Orthod Dentofacial Orthop 2010;137:598–604.

[17] Downs WB. The role of cephalometrics in orthodontic case analysis and diagnosis. Am J Orthod 1952;38:162–182.

[18] Downs WB. Variations in facial relationships; their significance in treatment and prognosis. Am J Orthod 1948;34:812–840.

[19] Riedel RA. The relation of maxillary structures to cranium in malocclusion and in normal occlusion. Angle Orthod 1952;22:142–145.

[20] McNamara JA Jr. A method of cephalometric evaluation. Am J Orthod 1984;86:449–469.

[21] Jacobson A, Jacobson RL (eds). Radiographic Cephalometry: From Basics to 3-D Imaging, ed 2. Chicago: Quintessence, 2006.

[22] Horn AJ. Facial height index. Am J Orthod Dentofacial Orthop 1992;102:180–186.

[23] Steiner CC. The use of cephalometrics as an aid to planning and assessing orthodontic treatment. Am J Orthod 1960;46:721–735.

第4章

正位片分析

Frontal Cephalometric Analysis

Katherine Kula, MS, DMD, MS

Ahmed Ghoneima, BDS, PhD, MSD

经口外检查或侧位片发现的明显或轻微面部不对称和横向不调，还需使用三维（3D）锥形束计算机断层扫描图像（CBCT）（图4-1）或是二维（2D）的正位片或后前位片（PA）（图4-2）加以评估。几乎所有人，甚至是那些貌美人群，都存在不同程度的颜面部不对称，但这并不意味着需要临床治疗[1-2]。然而，一些与错𬌗畸形有关的颜面部不对称，例如中线偏斜和磨牙偏斜[3]（图4-3），如果不进行充分的诊断和设计，将会影响正畸治疗的结果。

根据这些不对称或是横向不调的初步诊断，有利于制订正确的治疗计划，特别是涉及多学科治疗时。当存在严重的不对称时，需要周密的治疗计划。3D CBCT相对于2D正位片更具有诊断性，因为CBCT能从多个维度评估患者的软硬组织的不对称性、创伤的影响、横向不调或颅

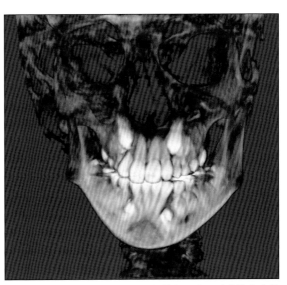

图4-1　伴有颅骨、上颌骨、下颌骨和牙齿不对称的患者的CBCT图像

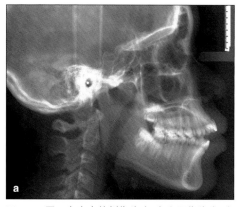
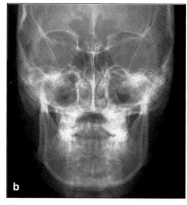
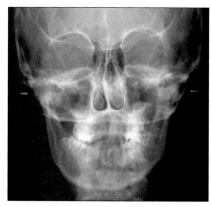

图4-2　同一名患者的侧位片（a）和正位片（b）。请注意，在侧位片中，下颌平面的垂直向不对称和后牙的轻度前后不对称。正位片显示下颌升支的高度存在轻微的垂直向不对称，下颌角宽度存在轻微的横向不对称

图4-3　上下颌后牙横向不调以及牙性和骨性不对称的患者的正位片

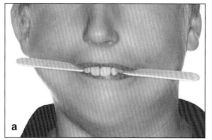
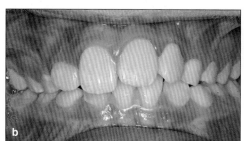
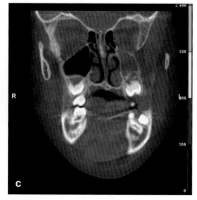

图4-4　初始的口外检查和口内检查。（a）殆平面偏斜的口外照。（b）殆平面偏斜的口内照。（c）同一名患者磨牙区的冠状层面显示颅骨和软组织的不对称。重建的3D CBCT如图4-1所示

面畸形。可以通过使用CBCT的各个层面评估内部结构，而这些结构在2D X线片上因为影像重叠难以显现。

　　患者的初始口外检查和口内检查（图4-4）能发现潜在的骨性或牙性不对称、横向不调和埋伏牙，并为其他需要治疗的问题提供线索。使用正位片或CBCT能确认软硬组织是否不对称及其所在位置、是否存在横向不调，并可定位埋伏牙（图4-5）。在一些情况下，2D X线片就够了，但是其他的情况需要3D CBCT获得额外的信息或作为初始的影像学资料。接诊外伤者需要遵循一个原则是完善包括症状在内的全身病史和口腔病史，然后辅助适当的X线片进行系统且细致的口内检查和口外检查，尽可能减少漏诊或误诊的可能性（图4-6）。充分的初始信息有

利于选择适当的影像学检查方法。

　　伴有面部外伤史的颜面部不对称患者，尤其是儿童应该使用CBCT检查。发生在儿童的面部不对称会随着生长变得更为明显。虽然正畸医生更关注面部结构，但是面部不对称不仅仅能反映出上颌骨或下颌骨的不对称，还能反映出颅骨的不对称（例如，颅缝早闭）。安氏Ⅱ类亚类错殆畸形，一侧的关节窝相对于另一侧更为远中，这导致了磨牙位置的不对称和中线不正[4]。需要评估牙齿的位置和角度在横向不调及面部不对称中所起的作用（图4-7）、治疗中发生副作用的可能性以及髁突的大小、形态。

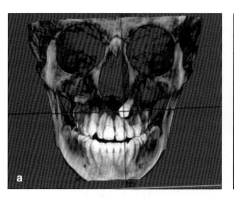
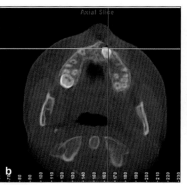
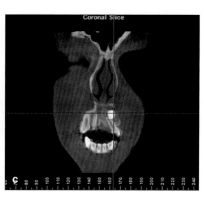
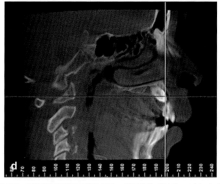
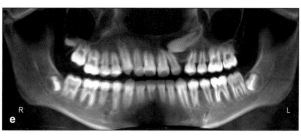

图4-5 （a）3D CBCT重建图像显示一颗阻生尖牙。（b）垂直于阻生尖牙牙冠的横断面显示牙冠靠近唇侧牙槽骨板。（c）冠状面显示阻生尖牙靠近侧切牙的根部。（d）矢状面显示阻生尖牙可能造成侧切牙牙根的吸收。（e）该患者CBCT重建全景图像显示阻生尖牙

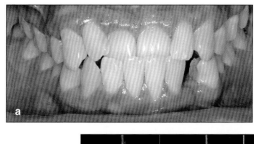
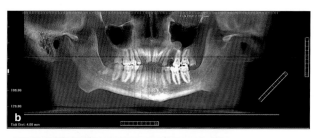
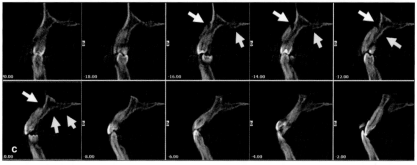

图4-6 这名正畸患者的全身病史和口腔病史表明，6个月前曾进行过3处下颌骨骨折和2颗缺失牙的治疗，3个月前进行骨折和龋齿的常规口腔治疗，最近擤鼻涕，上颌右侧切牙敏感。根据患者的说法，口腔外科医生仅拍摄了二维全景片。（a）口内的正畸检查发现上颌牙弓的红斑组织，尤其是在右侧尖牙和反𬌗的中切牙周围。（b）CBCT重建全景图像显示，上颌窦的炎性改变和2颗缺失牙。（c）上颌牙弓矢状面显示，上颌右侧尖牙的牙根已经穿出皮质骨板，伴有根周低密度影（白色箭头所示），可能存在腭侧皮质骨板的骨折（黄色箭头所示）

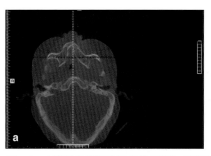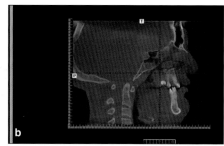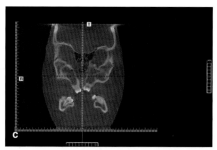

图4-7　未确诊为腭裂的患者的3张3D CBCT视图。（a）横断面显示畸形的颅骨和下颌骨。（b）矢状面显示舌倾和后移的切牙，额窦大，颅底形态异常。（c）冠状面显示腭裂部塌陷，下颌磨牙极度倾斜，后牙开殆

标准化头位

在2D和3D正位、侧位头影测量分析时，图像定向的标准化是很重要的。通常在获取图像之前进行2D和3D的定向。研究者们[5-6]建议在获取头影测量时使用自然头位，因为它比眼耳平面或前颅底平面更为稳定。然而，即使在2D影像中，这个参考平面也不适用于所有的患者[5]。为了尽可能减少在3D CBCT拍摄的时间内出现运动失真，大部分的机器配置颏托或是其他装置来固定头部。考虑到拍摄CBCT时患者头部定位的困难，Kumar和Ludlow[7]使用模型在不同体位进行CBCT拍摄，其研究显示，测量的差异无统计学意义。他们发现颅内参考点比自然头位更为可靠一些。

虽然建议使用标准化头位，但CBCT的定位并不是硬组织测量的主要问题。研究[8]表明，在干颅骨上标记硬组织点，与无定向的颅骨3D CBCT，其测量值之间没有显著差异。Cevidanes等[9]在CBCT采集过程中对头位未知的患者进行研究，表明在模拟的自然头位和3个颅内头位进行的测量结果都具有可靠性。但是，颅内头位相比于模拟的自然头位，它的图像测量结果更为可靠。

尽管如此，明确金标准（干颅骨）和头骨的3D CBCT之间在正面标志点的区别的研究还是有限的[10]。在传统头影测量中，标志点的定位是基于x轴和y轴。在侧位片头影测量中一些标志点（例如，下颌角点）并不能在正位片中被准确地定位，它们需要新的定位方法。在3D影像中，为了能定位标志点，图像可以在3个方向（x轴、y轴和z轴）上进行转动和分层。标志点的定位是可靠的，

尽管它们类似2D影像，但是在2D影像中，因为不同的头位，这些在曲线上的标志点不太可靠，尤其是双侧都有标志点时。对于在定向或是非定向患者体位时拍摄的3D CBCT，其软组织标志点或测量值的可靠性是有限的。

对于两种形式，图像的x轴、y轴和z轴方向应该标准化，这样才能诊断出真正的面部不对称（图4-8）。举个例子，在斜头畸形病例中，两侧外耳道存在垂直向或矢状向的不对称，将耳杆插入，就会导致错误评估，从而导致错误的治疗。正中矢状面轻微的位置差异会导致显著的面部不对称。

对于3D CBCT，使用右侧的耳点和双侧的眶点来定位眼耳平面，以此来标准化x轴和z轴（图4-8a）。然后建立图像的头位，以鸡冠中心点和鼻梁作为y轴的参考点，通过正中矢状面作一条垂线（图4-8b）。注意，一些患者的面部不对称较严重，从而很难使3个方向都互成90°。

二维的描图

传统的头影测量

在手动描绘传统正位片之前，准备好类似于绘制传统侧位片时所需要的材料。最好在测量前肉眼先评估胶片，以便发现是否存在胶片问题或是病理学问题。在2D影像中，整个颅面复合体常使正位片模糊，难于辨认标志点。熟悉头骨的解剖（图4-9）有助于定位标志点。

类似于描记侧位片，正畸医生首先会选择描记不同的结构。接下来将介绍一个描记所有结构的流程。之后，

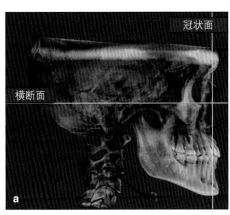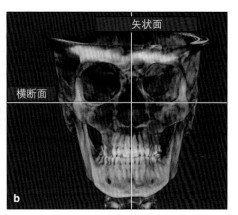

图4-8 沿着眼耳平面（a）和矢状面（b）重建的头骨的3D CBCT视图

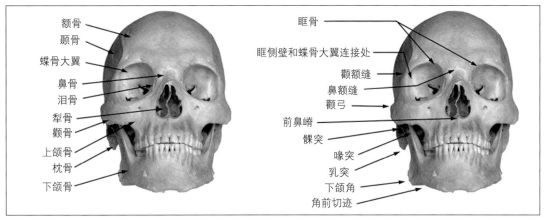

图4-9 正面的头骨的解剖

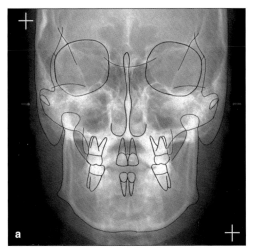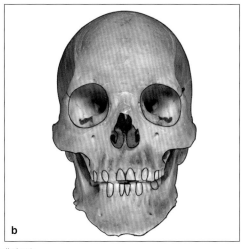

图4-10 在X线片（a）和在干颅骨（b）上描记眶点和颧额缝

你可根据个人喜好修改描记顺序。如果有必要的话，在X线片的3个角上制作基准标志（例如，+或X），然后将标志描记到硫酸纸上，以助于重新定位X线片的描记图（图4-10）。

首先，描记包括下颌骨在内的头骨外侧轮廓。从正面描记的头骨通常包括乳突在内的颞骨和顶骨的轮廓，根据视野（FOV）以及头部形状和大小，额骨也可以包含在外侧轮廓描记中。其次，描记颅骨的双侧上颌骨和腭部轮

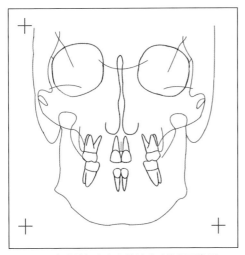

图4-11　在确认标志点之前的手动描绘正位图

廓。最后，描记下颌升支的内外侧和髁突周围的边界。由于颧弓覆盖在髁突的影像上，导致髁突难以识别。确认并勾勒致密的双侧颧突的影像。颧突是颧骨向后转的一个"拐点"。此处较颧骨其他部分影像更为致密，其形状类似于一粒芸豆。

确认且描记眼眶。眼眶由上颌骨、额骨和颧骨包绕而成，眶内可见泪骨和蝶骨。然后描记眶外侧壁的颧额缝和跨越眶侧缘的蝶骨大翼。

之后描记鸡冠（筛骨的一部分）、鼻孔、鼻中隔和鼻甲的轮廓。根据正位片拍摄的角度，可能出现一个致密影像点，将其定为前鼻嵴（ANS）。因为在侧位片上，前鼻嵴位于鼻底平面上，故在正位片上将它定位于左右鼻腔底板的中点。辨认和描记上下颌中切牙的牙冠和牙根，若可看清，还应包括尖牙的牙冠及牙根。描记上下牙弓第一恒磨牙的颊侧和𬌗面的外形。缺失牙或阻生牙不必描记。不必描记所有的牙齿，因为这只会徒增辨认其他标志点的难度。

最后，从X线片上取下传统2D头影测量手动描绘图（图4-11）并确认标志点。移开描记可以最大限度地减少对X线片刮伤的概率。

数字化

为了利用头影测量软件进行传统头影测量分析，需要将传统的正位片转化成数字化格式。和侧位片相似，扫描传统的正位片，使用软件可接受的文件扩展名进行保存，并导入头影测量软件进行分析。但是，必须消除图像失真和放大误差，否则分析结果将不准确。

数字化的正位片可以以一个DICOM（医学数字成像和通信）文件格式，直接导入软件且用于分析。3D CBCT对明确面部不对称部位是很有帮助的，因为它仅通过一张X线片就可从多方面对面部和头骨进行分析。

数字化的正位片和3D CBCT仅要求标志点可辨，而无须手动描记。软件会自动计算后提供相关的数值分析，而且有些软件也提供了描记功能。某些软件中的线性和角度测量工具可用于特定角度或线距的测量。用于说明正位片测量的图像包含了叠加在图像上的线条、角度和具体的测量值，而没有必要展示标志点背后的描记图。

标志点的可辨认性和可靠性

二维正位片的头影测量的标志点[11-13]的定义详见表4-1，图解见图4-12a。在外部头骨有一些标志点是很明显的，但是很多仅适用于正位片的头影测量（图4-12b）。因为有很多结构重叠使一些标志点难以分辨，所以无论是对于侧位片还是正位片，了解头骨解剖结构对更好地描记以及分辨标志点都是有帮助的。

正位片会使用中心和双侧的标志点，并且其中有一些标志点和侧位片头影测量标志点的名字一模一样。然而，在侧位片、正位片头影测量中[14]出现的图像形状的变化和扭曲，将会影响标志点的可靠性，甚至影响其定位。举例来说，在2D侧位片头影测量中，下颌角点定位于下颌升支后缘和下颌下缘所成交角的角平分线上。下颌角点在正位片的头影测量中是下颌角升支外缘的最下点。下颌升支后缘在正位头影测量片中是看不到的，只能在侧位片中看到。如果将下颌角点从侧位片转至正位片，和金标准相比，标志点的定点可能会在3cm范围内变动。变化取决于检查者和头影测量片。Legrell等[14]认为在2D侧位片头影测量中图像放大是一个问题，以至于有经验的放射科医

表4-1 正位片标志点的缩写和定义

标志点	缩写	定义	在图 4-12a 中的位置
鸡冠中心点	Nc	筛骨的正中线与水平面相交的最狭窄的点[11]	1
前鼻嵴	ANS		2
上颌中切牙点	A1	上颌中切牙切端[12]	3
下颌中切牙点	B1	下颌中切牙切端[12]	3
鼻外侧点	Ln	正面测量时，鼻孔的最外侧点[11]	4
	NC（R&L）	鼻腔最宽处（双侧）[12]	
蝶眶点	Lo	蝶骨大翼与眼眶外侧壁的交点[11]	5
颧额缝点	Zf	颧额缝的内侧边缘[13]	6
	Zf（R&L）	颧额缝的内侧点（双侧）[12]	
髁突点	Cd	髁突头部中央的顶点[11]	7
颧突点	Zyg	颧弓最外侧点[11]	8
	Z（Za，aZ）	颧弓根部的中点[13]	
眶点	Or（R&L）	眶骨下缘的最低点（双侧）[11]	9
上颌骨	Mx（R&L）	上颌骨的侧壁和颧突下缘所组成的凹陷的最凹点（位于嵴的中间）（双侧）[11]	10
颧突	Ju	颧骨的颧突最外侧点的中点	10
	J（或Mx）	上颌结节的边缘与颧突曲线的相交点	
上颌磨牙	UM（R&L）	上颌第一磨牙颊面最突出的侧向点（双侧）[12]	11
下颌磨牙	LM（R&L）	下颌第一磨牙颊面最突出的侧向点（双侧）[12]	12
乳突		乳突边缘的最低点	13
下颌角点	Go（R&L）	该点位于下颌体部和升支相交处的下颌角的侧缘（双侧）[11]	14
下颌角前切迹点	Ag	该点位于三面隆起或下颌角结节前部的下缘	15
	Ag（R&L）	角前切迹（双侧）[12]	
颏下点	Me	骨联合下缘的点，该点位于骨性突起和颏骨的中心的下方[12]	16
正中矢状面	H	通过鸡冠中心点（Nc）颈部垂直于眼耳平面的平面	NM
眼耳平面	V	双侧眶骨下缘最低点的连线	NM

NM，未在图中标注。

生无法确定右侧或左侧的下颌角点，除非用金属标记区分双侧。

据报道，另一个用于后前位片头影测量的标志点下颌角前切迹点的变异很大[15-16]。这种变异如此之大，以至于Legrell等[14]建议下颌角前切迹点不适合作为面部高度标志点，并且他们认为下颌角点左右侧测量值相差达3cm可能就是定点错误。

一些研究表明，在二维正位片头影测量中标志点定位的可靠性低于矢状向侧位片。El-Mangoury等[15]和Major等[16]认为，患者正位片头影测量上众多的标志点可靠度高。Major等[16]将多个头骨和面部对称的头影测量在x轴和y轴上进行对比分析。虽然检查者自身的变异性相当大，但是仅有3个双侧测量值在x轴和y轴上是有意义的，其中只有两个（即颧额缝和上颌尖牙的切端）可能被认为是临床相关的。然而，对于像鸡冠中心点和鼻中隔的中点这类中间的测量值，检查者在y轴的内部变异性明显大于x

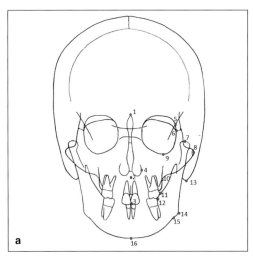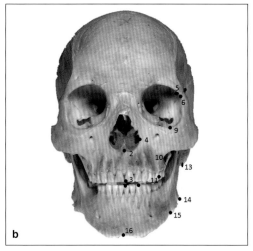

图4-12　正位片的正面标志点（a）和干颅骨的正面标志点（只能标记外部标志点）（b）。自头影测量学兴起以来，不同的学者对标志点的定义不同，这使定义正位片的标志点尤其困难。举个例子，侧位片的头影测量中，颏下点的定义是下颌正中联合的最低点。但许多正位片头影测量值的报道中没有使用这个标志点，可能是因为颏部前部轮廓的差异所致

轴。关于标志点，不同检查者定位同一标志点产生的变异性远大于某一检查者。

在x轴和y轴上多次定位同一标志点的变异性。在干颅骨与在患者的头影测量上辨认标志点的差异，可能是由于颅骨表面覆盖的软硬组织，或是患者的头位变化所造成的。

在一些病例中，问题可以归结于标志点的定义。举例来说，颧额缝的定义并未表明在广泛的骨缝上的哪一个点应该作为标志点。

Major等[16]建议，我们应该依据x轴和y轴的变异程度选择标志点。例如，x轴变异大的标志点不应该用于宽度测量。他们建议避免变化超过1.5mm的标志点，并且不要使用变化超过2.5mm的标志点。

Kim等[17]检验了从CBCT中定位和重建正位片方法的准确性。将CBCT采用类似后前位片方法定位，并使用各种头影测量软件测量，几乎所有的测量结果与使用同一软件进行二维正位片测量的结果没有显著差异。有显著差异的是颅底点，因为它在正位片上很难找到。

Bajaj等[12]对同一名患者，使用普通的二维正位片头影测量和三维螺旋CT测量，来研究检查者对于标志点识别的可靠性。他们的研究表明，大量的标志点在螺旋CT上的定位更为可靠，但双侧的标志点并不总是一致

的。

van Vlijmen等[18]指出，三维的描记不适合用于只有二维原始记录的纵向研究，因为二维线条和三维平面之间存在临床差异。他们预测三维的生长标准难以实现。

Solem等[19]通过重叠生长期儿童的3D CBCT来确定下颌骨结构随着年龄的变化。他们采用边缘寻找算法来找髁突和下颌骨边界，以便从3D CBCT中分割出下颌骨。他们在3D影像中的下颌正中联合处，利用基于体素的配准方法，将下颌骨分成两部分。使用超过2000个点来比较每侧下颌骨随时间的变化。他们认为，采用类似Björk使用的金属种植体，而不是解剖标志点是研究生长发育最好的参考点，因为随着时间的变化，没有任何下颌骨表面或结构是一直稳定的。

2D测量值
对称性

对称性可以简单地通过垂直对称性或水平对称性来评估。在这两种方法中，在头位标准化后，从鸡冠中心点通过前鼻棘点和颏部中点（即颏下点）绘制一个面中线（图4-13）。在一个面中部基本对称的患者中，这条线应该是笔直并且垂直于X线片的底部边缘。此外，上下牙列的中线应该在面中线上。如果面中线没有穿过上下牙列

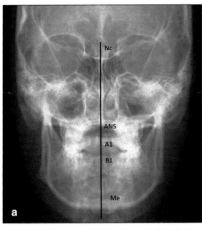
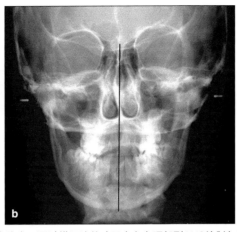
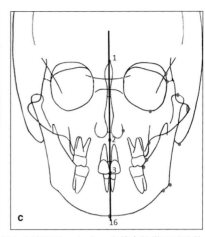

图4-13　在不同程度的面部不对称患者的正位片中，通过描记法从鸡冠中心点颈部到ANS绘制矢状向中线平面。（a）一名伴有轻微不对称的患者，该线与上下颌中线（A1和B1）和颏部［颏下点（Me）］相交。（b）一名不对称更明显的患者，该线显示鼻部不对称、下颌中线不对称、颏部不对称以及双侧下颌角的明显差异。（c）在常规描记图上绘制中线

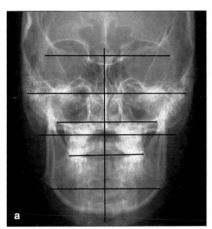
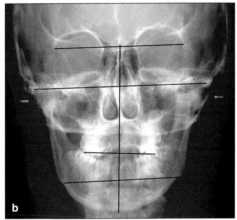
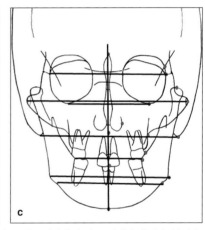

图4-14　绘制正位片，并连接各种双侧标志点形成不同的水平面。大多数连线的末端点间垂直距离几乎是对称的（a）。当线与线之间的垂直距离不相等时显示出明显的不对称性（b）。在正常描记图上绘制的平面显示出相对对称性（c）

的中线和颏部中线，我们应该深入探究其原因。例如，下颌单侧乳尖牙过早脱落、下颌切牙萌出时就会使得下颌中线向该侧偏移，从而引起下前牙拥挤后产生不对称畸形。外伤、龋齿或牙周病都会导致切牙丢失，从而形成不对称畸形。牙弓中牙齿发育不全也会导致牙性不对称。如果没有迹象表明存在骨性不对称，那么这个病例就是牙性的问题，可能相对容易矫正，尤其对于年轻患者，当然这取决于有没有存在其他问题。

相反，如果下颌中线不对称，并且双侧𬌗平面至下颌角连线的距离是不同的，这名患者可能存在𬌗干扰导致的下颌骨偏斜。另一个导致下颌骨偏斜的原因是上下颌骨之间的骨性宽度不调。无论哪种情况，都应该尽早纠正，从而将骨性不对称和肌肉不平衡减少到最小。

全面的正位分析有助于口内检查。然而，不对称的关节窝会导致颏部中线偏向一侧。这种情况最好一开始就使用CBCT检查，这将最大限度地减少拍摄X线片的数量。因此，在最初检查中发现不对称时，应该拍摄CBCT，而不是进行一系列2D X线片的检查（例如，侧位片、全景片、正位片和颏顶位片）。这些额外的X线片比3D CBCT花费更多，而且辐射剂量更大。

垂直对称性

为了确定垂直对称性，绘制一系列连接双侧标志点的水平线，例如，左右侧鼻额缝与眶部的交点、左右侧眶底、左右侧颧突中点和左右侧乳突的底部（图4-14）。之后绘制一条水平线连接上下颌骨双侧第一磨牙咬合接触

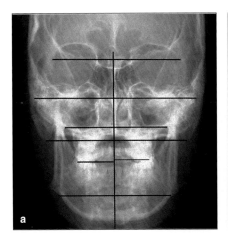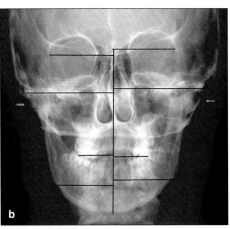

图4-15 （a）正位片上显示垂直对称性，大多数双侧标志点与矢状中线平面的垂线相交于同一点，除了殆平面存在轻微不对称。（b）垂直向不对称时，垂线不会相交于同一点。双侧标志点垂线间的距离是可以测量的。通过测量双侧标志点到矢状中线平面的距离来确定水平对称性

点，这条线将会告诉你是否存在影响咬合的殆平面倾斜。再画另一条线连接双侧下颌角前切迹（或下颌角），这条线有助于我们辨别下颌骨的不对称。

在一个对称的脸部，所有的水平线将垂直于面中线。换一种说法就是，每条线的左右两端都应该与其上下方的线条等距。肉眼检查通常足以确定对称性，但是在需要手术的病例中，必须获得测量值，以确定骨矫正量。在这种病例中，从每个双侧标志点构建一条垂直于面中线的线，并测量双侧标志点到中线的差值，以量化不对称性（图4-15）。另一种测量不对称性的方法是，从每个标志点绘制垂线到一个参考平面［例如，颧额缝（Zf）或V平面（眼耳平面）］，类似于本章后面描述的殆平面倾斜度测量。然而，参考平面也会出现不对称。

轻微的不对称，尤其对于成年患者通常是可接受的，而对于一个生长期的年轻患者来说，不对称性会随着生长发育变得更加严重，应该尽早评估和治疗。线距间的明显差异能指出问题所在，当颅骨上各个线之间距离不等时，通常意味着面部的不对称，其根源很可能是在颅骨，单纯使用正畸治疗可能无法矫正面部不对称。事实上，使用不恰当的矫治机制有可能加重不对称性。

水平对称性

水平对称性是通过测量从中线延伸到双侧标志点的长度来评估的（图4-15）。完美的对称性意味着每条中线的左右两侧完全对称一致，但是这种情况是极少见的[1-2]。可接受的对称性应该是人群的测量平均值。

讨论

水平对称性的评估有助于正畸医生对面部不对称以及与其相关的错殆畸形进行评估。下颌角的不对称意味着后牙反殆或是单侧横向不调。类似于垂直不对称性，缘于颅骨的水平不对称很难仅通过单纯的正畸来解决。

轻微的不对称性是正常的。虽然对称性被认为是决定面部吸引力的4个主要视觉因素之一[20]，但是其他部分的形态似乎掩盖了不对称性在评估面部吸引力时的重要性[21]。口角处的倾斜和鼻底的不对称性是影响吸引力程度的主要因素[21]。以上因素都和错殆畸形相关。

Basyouni和Nanda[11]回顾了有关正面不对称性和横向不调的文献。正位头影测量缺乏标准，这促使他们制作了一个图集，其中包含了大量的生长期儿童的横向测量数据，这些数据是基于Denver生长系列中的正位头影测量。

Bolton-Brush的研究[22]提供了一系列基于具有理想面部比例的儿童的生长所构建的正位模板。需要同期拍摄正片和侧位片，但是由于X线拍摄仪不能做到同时拍摄2张片，因此发展了采用正位片、侧位片两种头影测量片，经数学方法加以推导的3D测量，但仍然不够精确[23]。重叠生长期儿童的正位片，把每一侧各自重叠，并作为一个独立的头影测量图加以描记。然后将左右侧重叠的图像描记数据取平均值。尽管这个方法为理想的生长发育提供了参考，但是它掩盖了儿童面部真实的不对称性。

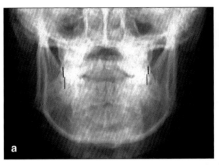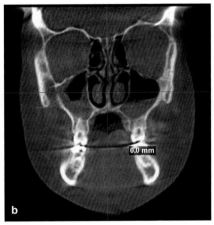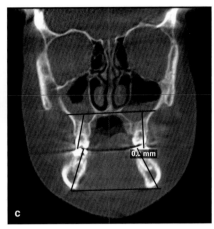

图4-16　在传统正位片（a）和CBCT（b）中测量磨牙关系。3D CBCT还能测量每个牙弓内牙齿相对于参考平面的倾斜度，以及牙根与颊舌侧皮质骨板的距离（c）

额外的测量值

使用正位片标志点评估对称性的测量方法多种多样。Ricketts和Grummons[13]推荐一种评估对称性与预测横向不调的方法。有些测量方法彼此相似，但是在评估对称性上提供了些许不同的方法。

在3D CBCT上的测量，由于没有结构重叠的干扰，特别是在有牙区域，相比正位头影测量片更为简单有用。一些测量方法是之前讨论过的，我们不再回顾。一些测量方法尚未普遍应用于3D CBCT。

磨牙关系。磨牙关系或磨牙覆盖是在殆面上测量的上下颌第一磨牙颊面之间的距离（图4-16a）。当第二磨牙和第三磨牙萌出时，这些标志在2D影像中难以辨认。在2D影像里，只能辨认磨牙大部分的颊面，而不能识别牙尖。每侧上颌磨牙颊面与下颌磨牙颊面的正常距离是1.5mm。当这个值大于3mm时诊断为颊侧错殆，即上颌牙相对下颌牙过于偏颊侧。负值则提示舌侧错殆，即上颌牙位于下颌牙的舌侧。此外，牙齿的大小也会影响到磨牙之间重叠的量。

在3D影像中，层层切出的图像可以去除重叠的结构，从而更清楚地辨认双侧磨牙（图4-16b）。甚至牙尖都可以被辨认出，这样可以更为准确地测量牙弓宽度。此外，任何后牙颊舌向的不调或重叠都可以看到，包括磨牙颊面任何部位。标准化定位是必要的，因为它能准确解释一些生物学机制（例如，使用弓丝末端内收弯控制磨牙旋转）为何出现远中尖对尖情况，甚至出现磨牙的反殆。

还可以测量牙根的倾斜度和牙根与颊舌侧皮质骨板的距离（图4-16c）。这些测量方法能用于制订最初的治疗方案，也能用于治疗后的效果评估。

磨牙间宽度。在2D影像中的磨牙间宽度是指在殆平面上，下颌第一磨牙颊面之间的距离（图4-17a）。根据Ricketts和Grummons[13]的观点，男孩的正常宽度是55mm，女孩的正常宽度是54mm，男孩的下颌骨稍宽。这个测量值的临床偏差为2mm。与磨牙关系相似，2D影像中结构重叠会使精确定位标志点更为困难。

在3D影像测量时，必须更加谨慎地对标志点进行定义，因为在牙弓的冠状层面，可以沿着第一磨牙颊面任何一点测量磨牙间宽度（图4-17b）。

尖牙间宽度。这个测量值是指下颌尖牙与牙尖之间的距离（图4-18a）。13岁时，萌出的下颌尖牙之间的距离一般为27.5mm，临床偏差为2mm。这个测量值可以显示下颌牙弓的早期宽度问题和下颌切牙潜在的拥挤。但在2D X线片中重叠的结构会使尖牙牙尖难以辨认。

类似于在CBCT中的磨牙，3D影像允许分层切割牙弓以测量尖牙间宽度（图4-18b）。在牙弓的冠状面能去除重叠[9]的结构。但是，不对称的尖牙很难在同一个层面上测量，在矢状面将下颌牙弓分割，从殆面观察牙齿，这样便于测量。

上下颌宽度。这个测量值是一个双侧测量值，是指上颌骨（颧突）与左右两侧额平面之间的距离（图4-19）。对于平均年龄8.5岁的孩子而言，这个距离的正

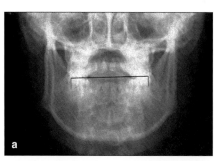

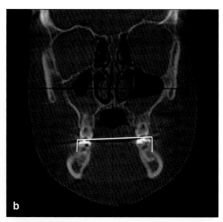

图4-17　在传统正位片（a）和CBCT（b）中测量磨牙间宽度

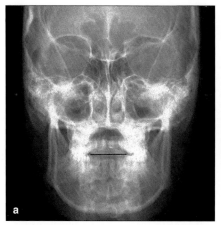

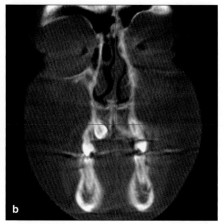

图4-18　在传统正位片（a）和CBCT（b）中测量上颌牙弓的尖牙间宽度

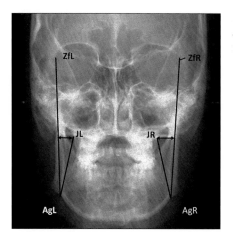

图4-19　传统正位片中展示了上下颌宽度。J，颧突；Ag，下颌角前切迹；L，左；R，右；Zf颧额缝

常值是10mm。这个测量值对于瘦弱的人会更小一些，对于强壮的人会更大一些。临床偏差为1.5mm。当有反𬌗出现时，这个数据有助于判断它是骨性还是牙性的问题。较大的测量值意味着骨性的舌侧反𬌗，而较小的测量值意味着骨性的颊侧反𬌗。较小的测量值也意味着，在没有干预下颌骨时，上颌扩弓很困难。这些数据也能表明不对称是由于骨性宽度不调或下颌侧向移位所导致的。

磨牙到下颌升支的距离。这个测量值是指正位片中

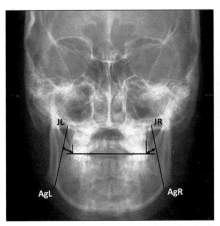

图4-20 传统正位片中展示了磨牙到下颌升支的距离

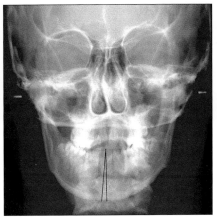

图4-21 传统正位片展示了下颌切牙中线到下颌中线的测量值

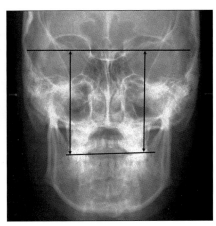

图4-22 传统正位片展示了𬌗平面倾斜度

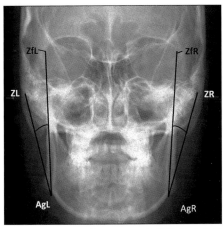

图4-23 传统正位片显示了姿势位的对称性测量。Z，颧突点

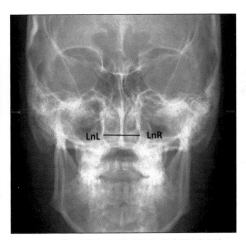

图4-24 传统正位片展示了鼻宽度的测量值。Ln，鼻外侧

上颌磨牙颊面到下颌升支平面之间的距离（图4-20）。对于8.5岁的普通儿童，该值的标准为6.3mm，但这个值可以根据儿童的体型大小而有所不同。临床偏差为1.7mm。此距离较大意味着上颌骨可能有颊侧扩大的空间，而这个距离较小则相反。

牙中线到下颌中线的距离。这个测量值是指下颌切牙中线与下颌中线之间的距离（图4-21）。两条中线应该是相互连续的。因此，这个正常值为0°，临床偏差为1.5mm。这个测量值是为了表明骨骼和牙齿移位的差异。

𬌗平面倾斜度。这个测量值是指𬌗平面上左右侧磨牙到颧额缝连线的高度差异（图4-22），它表示𬌗平面的偏斜程度。

姿势位的对称性。这个测量值是指双侧颧额缝、下颌角前切迹和颧弓交角之间的差异（图4-23）。该交角左右应该等大，表明正中颌位时的下颌位置。

鼻宽度。这个测量值是指鼻腔最宽的位置（图4-24）。测量鼻腔，确定最宽的直径。

横向宽度不调

虽然各种指数（例如，Pont's指数、Schwarz和Gratzinger分析法、McNamara的经验法则、Korkhaus指数以及Howe指数）、牙科模型测量值、后前位片和CBCT已用于预测牙弓宽度，但最近文献系统性回顾[24]表明，单凭牙科模型分析是不准确的；综合模型测量值和正位片标志点会更为准确。对干颅骨分别进行CBCT和正位片的头影测量分析，研究结果表明，在评估上下颌骨横向

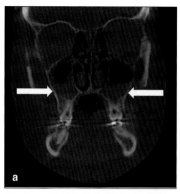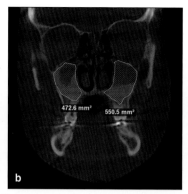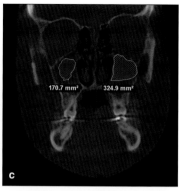

图4-25　通过上颌窦的3D CBCT的冠状面。（a）箭头指向由硬质骨质包裹的双侧上颌窦。右侧上颌窦显示低密度的射线透视影像代表气体，但是几乎被灰色影像包围，这可能是软组织炎症。左侧上颌窦几乎被由一条平线划分为灰色的下半部分和黑色的上半部分。灰色的可能是液体，因为表现为平面，而黑色的是气体。（b）在描记上颌窦的骨轮廓之后，使用面积工具测量双侧窦腔面积。（c）仅描记黑色区域（气体）后，测量双侧上颌窦面积

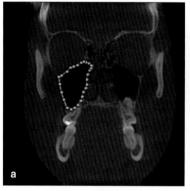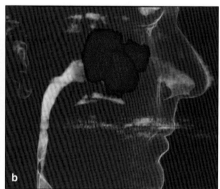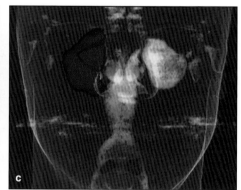

图4-26　使用CBCT测量体积。（a）包含上颌窦层面的CBCT图。（b）上颌窦层面的矢状面视图。（c）上颌窦层面的正面视图

宽度不调时CBCT图像更为准确和可靠。建议使用CBCT分析横向宽度不调[25-26]的方法是可靠的和具有可重复性的，但是需要临床验证[24]。Miner等[25]建议使用CBCT测量值比较磨牙间牙弓的宽度和磨牙倾斜度，而正位头影测量无法获得。

3D CBCT的评估

尽管一些标志点的定义需要额外增加y轴，但是基本上所有2D头影测量获得的数据都能在3D CBCT中获得。虽然在测量之前，应先将3D CBCT的图像位置在眼耳平面和正中矢状平面进行标准化，但是其不存在2D头影测量中结构重叠所带来的问题。这最大限度地减少了由于体位引起的潜在的软组织和气道的差异，并且能更好地比较

患者之间的生长和治疗。3D CBCT的美妙之处在于可以重建图像使其类似于头骨（图4-5a），或者能通过对颅骨进行层面分割来对比左右侧的任何一点。选择需要被评估的特定区域，通过将屏幕上的彩色轴指示器移动到头骨的特定区域来完成的。

面积的测量是通过在软件上描记结构的外部轮廓（例如，上颌窦），然后选择面积测量方法来进行的[27]（图4-25）。而体积测量可以通过分割整体结构（图4-26）或选择体积测量来获得[28]。然而，需要调节灰度值（灵敏度设置）来确定总体积，而不是气体体积。或者，也能通过测量一个结构中所有层面的面积和厚度来估计，但是这个更耗时。

3D CBCT通过颏顶位片、双侧髁突的单个冠状面

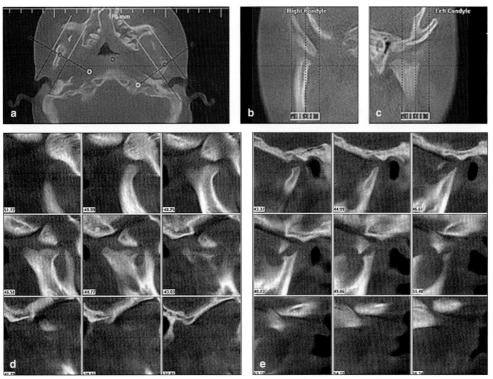

图4-27　3D CBCT显示颏顶位片（a），双侧髁突的冠状面（b和c）和双侧髁突的矢状面（d和e）

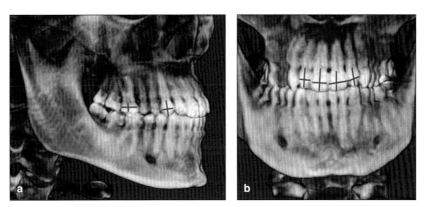

图4-28　在重建的CBCT的矢状面（a）和冠状面（b）中测量牙冠的高度和宽度

（图4-27b和c）和双侧髁突的矢状面（图4-27d和e）来评估颞下颌关节（图4-27a）。根据CBCT显示的各种骨骼和骨缝来评估对称性和早期闭合情况。然而骨缝的评估往往会受到CBCT分辨率的限制。

每个牙冠的高度和宽度也能依据拥挤度在矢状面和冠状面上重建来测量[29]（图4-28）。通过分割，CBCT的轴状层面也可以对每个牙弓进行咬合分析以及单颗牙齿的测量和Little's不规则指数的分析（图4-29）。

请注意，虽然CBCT可以对头颈部区域进行三维评估，但是其头影测量仍然主要采用传统2D头影测量方法。

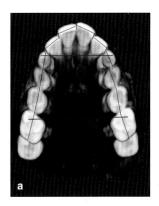
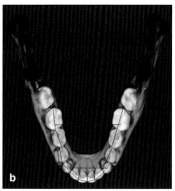

图4-29 （a和b）从3D CBCT切割出的上下颌牙弓咬合图，黑线表示牙齿宽度。下颌切牙接触点之间的红线表示Little's不规则指数，该指数用于测量拥挤度。上下颌尖牙间宽度和磨牙间宽度也用红线标识出来

结论

对于面部不对称，2D正位片分析可提供诊断和治疗所需的重要信息，但是由于结构的重叠，使许多结构的可见性很差。相反，在图像定向之后，3D分析法相较于2D分析法，能够消除重叠结构，并且提供更多的诊断信息。

参考文献

[1] Lundström A. Some asymmetries of the dental arches, jaws, and skull, and their etiological significance. Am J Orthod 1961;47:81–106.

[2] Farkas LG. Anthropometry of the Head and Face, ed 2. New York: Raven, 1994.

[3] Smith RJ, Bailit HL. Prevalence and etiology of asymmetries in occlusion. Angle Orthod 1979;49:199–204.

[4] Huang M, Hu Y, Yu J, Sun J, Ming Y, Zheng L. Cone-beam computed tomographic evaluation of the temporomandibular joint and dental characteristics of patients with Class II subdivision malocclusion and asymmetry. Korean J Orthod 2017; 47:277–288.

[5] Lundström F, Lundström A. Natural head position as a basis for cephalometric analysis. Am J Orthod Dentofacial Orthop 1992;101:244–247.

[6] Moorrees CFA, Kean MR. Natural head position, a basic consideration in the interpretation of cephalometric radiographs. Am J Phys Anthropol 1958;16:213–234.

[7] Kumar V, Ludlow J. Effect of cone beam CT study orientation on synthesized 2D radiographs from Dolphin 3D software. Paper presented at the American Association of Oral and Maxillofacial Radiology 57th Annual Meeting, Kansas City, MO, 16 Nov 2006.

[8] Berco M, Rigali PH Jr, Miner RM, DeLuca S, Anderson NK, Will LA. Accuracy and reliability of linear cephalometric measurements from cone-beam computed tomography scans of a dry human skull. Am J Orthod Dentofacial Orthop 2009; 136:17.e1–17.e9.

[9] Cevidanes L, Oliveira AE, Motta A, Phillips C, Burke B, Tyndall D. Head orientation in CBCT-generated cephalograms. Angle Orthod 2009;79:971–977.

[10] Gupta A, Kharbanda OP, Balachandran R, et al. Precision of manual landmark identification between as-received and oriented volume-rendered cone-beam computed tomography images. Am J Orthod Dentofacial Orthop 2017;151:118–131.

[11] Basyouni AA, Nanda SK. An Atlas of the Transverse Dimensions of the Face, monograph 37, Craniofacial Growth Series. Ann Arbor: University of Michigan, 2000:235.

[12] Bajaj K, Rathee P, Jain P, Panwar VR. Comparison of the reliability of anatomic

[13] Ricketts RM, Grummons D. Frontal cephalometrics: Practical applications, Part I. World J Orthod 2003;4:297–316.

[14] Legrell PE, Nyquist H, Isberg A. Validity of identification of gonion and antegonion in frontal cephalograms. Angle Orthod 2000;70:157–164.

[15] El-Mangoury NH, Shaheen SI, Mostafa YA. Landmark identification in computerized posteroanterior cephalometrics. Am J Orthod Dentofacial Orthop 1987;91:57–61.

[16] Major PW, Johnson DE, Hesse KL, Glover KE. Landmark identification error in posterior anterior cephalometrics. Angle Orthod 1994;64:447–454.

[17] Kim SJ, Park SB, Kim YI, Cho BH, Hwang DS. The reliability of cone-beam computed tomography (CBCT)—Generated frontal cephalograms. J Craniomaxillofac Surg 2012;40:e331–e336.

[18] van Vlijmen OJ, Maal T, Bergé SJ, Bronkhorst EM, Katsaros C, Kuijpers-Jagtman AM. A comparison between 2D and 3D cephalometry on CBCT scans of human skulls. Int J Oral Maxillofac Surg 2010;39:156–160.

[19] Solem RC, Ruellas A, Miller A, Kelly K, Ricks-Oddie JL, Cevidanes L. Congenital and acquired mandibular asymmetry: Mapping growth and remodeling in 3 dimensions. Am J Orthod Dentofacial Orthop 2016;150:238–251.

[20] Bashour M. History and current concepts in the analysis of facial attractiveness. Plast Reconstr Surg 2006;118:741–756.

[21] Hatch CD, Wehby GL, Nidey NL, Moreno Uribe LM. Effects of objective 3-dimensional measures of facial shape and symmetry on perceptions of facial attractiveness. J Oral Maxillofac Surg 2017;75:1958–1970.

[22] Broadbent BH Sr, Broadbent BH Jr, Golden WH. Bolton Standards of Dentofacial Developmental Growth. St Louis: Mosby, 1975.

[23] Hans MG, Palomo JM, Valiathan M. History of imaging in orthodontics from Broadbent to cone-beam computed tomography. Am J Orthod Dentofacial Orthop 2015;148:914–921.

[24] Sawchuk D, Currie K, Vich ML, Palomo JM, Flores-Mir C. Diagnostic methods for assessing maxillary skeletal and dental transverse deficiencies: A systematic review. Korean J Orthod 2016;46:331–342.

[25] Miner RM, Al Qabandi S, Rigali PH, Will LA. Cone-beam computed tomography transverse analysis. Part I: Normative data. Am J Orthod Dentofacial Orthop 2012;142:300–307.

[26] Podesser B, Williams S, Bantleon HP, Imhof H. Quantitation of transverse maxillary dimensions using computed tomography: A methodological and reproducibility study. Eur J Orthod 2004;26:209–215.

[27] Kula K, Hale LN, Ghoneima A, Tholpady S, Starbuck JM. Cone-beam computed tomography analysis of mucosal thickening in unilateral cleft lip and palate maxillary sinuses. Cleft Palate Craniofac J 2016;53:640–648.

[28] Smith T, Ghoneima A, Stewart K, et al. Three-dimensional computed tomography analysis of airway volume changes after rapid maxillary expansion. Am J Orthod Dentofacial Orthop 2012;141:618–626.

[29] Kula K, Cilingir HZ, Eckert G, Dagg J, Ghoneima A. The association of malocclusion and trumpet performance. Angle Orthod 2016;86:108–114.

landmarks based on PA cephalometric radiographs and 3D CT scans in patients with facial asymmetry. Int J Clin Pediatr Dent 2011;4:213–223.

第 5 章

软组织分析
Soft Tissue Analysis

Ahmed Ghoneima, BDS, PhD, MSD
Eman Allam, BDS, PhD, MPH
Katherine Kula, MS, DMD, MS

纵观历史，人类学家、艺术家和哲学家都曾试着去定义美和魅力。科学家们曾尽力去确定面部结构的黄金比例，以期量化美。

早在古埃及，人们通过比例划分法来细化艺术品中的美貌，以此绘制出具有黄金比例的图画和面具，用以彰显美和王权。希腊文明则继续优化"面部美学"，并定义其为各结构之间的对称与协调。Leonardo da Vinci曾尝试在画作中对"面部美学"进行规制，他将面部平均分为三等份。德国画家Albrecht Dürer以他自己的手指作为计量单位为人体创造出了一套比例划分法，并将面部平均分为四等份。然而，18世纪的哲学家David Hume则指出，美是因人而异的，个体的历史和文化背景差异影响着个人对美的鉴赏力。因此，美是一种不断迭代的认知。研究显示，漂亮的女演员和模特并不完全符合数十年前的软组织审美标准。但能够普遍达成共识的是，协调的面部比例直接影响着"面部美学"[1-5]。

正畸医生运用多种测量方法来评估面部特征的平衡性与协调性，同时观察矫治是如何影响软组织的。尽管存在着多种正畸或正颌的不可控因素使治疗结果无法达到理想位，但在一些病例中面部软组织依旧是制订正畸或正颌治疗计划的参考依据。本章旨在概述二维（2D）影像和三维（3D）影像的软组织测量法并提供其相关标准。

面部比例

我们运用解剖标志点来分析面部比例关系，通过发际线或者发际中点（Tri）、额点（G）、鼻下点（Sn）

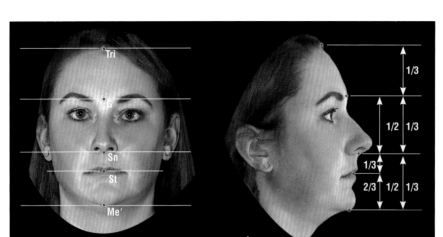

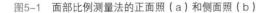

图5-1　面部比例测量法的正面照（a）和侧面照（b）

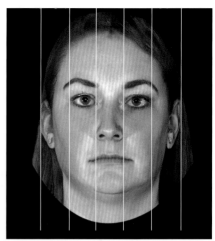

图5-2　面部比例五分法的正面照

和软组织颏下点（Me'）的水平线能够将理想的面部平均分为三等份（图5-1）。侧面照优先采用自然头位或者眼耳平面平行于地平面的头位。唇肌需自然放松。面上1/3起于发际线止于额点，面中1/3起于额点止于鼻下点，面下1/3起于鼻下点止于软组织颏下点。在理想的面下1/3中，鼻下点到口点（St或者上唇下缘）的距离构成了其上1/3，软组织颏下点到口点（或者下唇上缘）的距离构成了其下2/3。

　　开唇可能意味着唇肌无力，尽管有些学者认为轻微的开唇伴少许的唇凸属于正常现象。闭唇时，上下唇接触的口裂线可作为上唇的下缘或者下唇的上缘。上下唇之间的间隙称为唇间隙。理想状态下，闭唇时颏部不应该是紧绷着的。这种绷紧的颏部往往提示唇肌正在收缩以闭合嘴唇[5-7]。

　　另外一种面部比例划法是从正面对软组织进行垂直向划分（图5-2）。从一侧外耳耳廓到对侧外耳耳廓，面部被划分为5个部分。理想状态下，这5个部分应该是均等的。垂线通过双侧内眦、外眦和外耳耳廓。此时每侧眼裂的宽度约为面宽的1/5。面中1/5为双侧内眦之间的距离。通过外眦的垂线应当与下颌角相交，并构成面中双侧1/5的外界。宽面型或者咬肌发达的人常常呈现出方脸，其下颌角位于外眦垂线以外。比例失衡则提示硬组织不对称和可能存在的偏颌，但这也可以是软组织不对称所引起的。相邻部分不匹配则提示比例失调[5-7]。

面部对称性

　　面部对称被认为是美的标准之一。在文献中，对称的定义是以正中矢状面为中线，面部两侧达到大小、结构和分布的均衡。正中标志点落在正中矢状面上，且两侧标志点的测量值应该是相等的（图5-3）。由于没有完全对称的面部，因而绝对对称只存在理论中（图5-4）。但是即便是相对对称，对于姣好的面容也是不可或缺的，这也被视为是健康有魅力的表现。软组织的不对称同样被视为是牙颌不对称的表现，在口内检查之前就应当对其进行评估。面部对称是整形和正颌手术的重要目的之一[1-3,8]。

　　正中矢状面的偏斜提示颌骨的偏斜发展到了完全反𬌗或者真性偏颌的地步。儿童面部不对称的病因应当尽早得到诊治，否则病情将逐渐加重。𬌗干扰能够引起单侧功能性反𬌗，严重者可致面部不对称。严重的髁突肿瘤和创伤也能造成面部不对称。软组织不对称的甄别需要依据周密的口内检查和影像学检查。现今，一种三维锥形束计算机断层扫描（3D CBCT）能比2D影像图片更高效地甄别这一问题[6-7]。

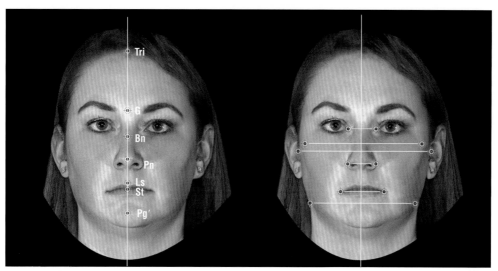

图5-3　正中矢状面的左右侧一致即为面部对称。Bn，鼻梁点；Pn，鼻尖点；Ls，上唇突点；Pg′，软组织颏前点

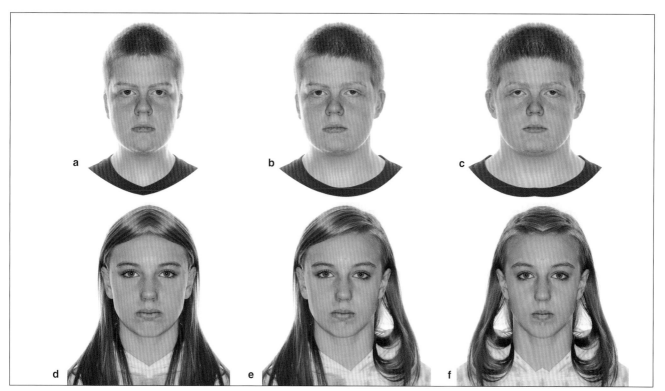

图5-4　绝对对称是罕见的，正如这些半面镜像照所显示的。（a和d）面部左侧镜像复制所生成的图像。（b和e）原始照片。（c和f）面部右侧镜像复制所生成的图像。生成的镜像照片均与原始照片不同。右侧图片呈现出相对消瘦的脸颊而左侧图片呈现出相对丰满的脸颊，其不对称性是很明显的（a~c），而有时，原始图片与镜像图片之间在对称性上的差别是难以察觉的（d~f）

65

表5-1		软组织标志点的缩写和定义		
标志点	缩写	定义		正中或对称性标志点
发际中点	Tri	发际线的中点		正中
额点	G	双侧眉毛之间的中点		正中
软组织鼻根点	N′	额部和鼻部之间在中线上的最凹点		正中
鼻梁点	Bn	鼻骨在中线上的最凸点		正中
内眦点	En	上下眼睑的内连接处		对称
外眦点	Ex	上下眼睑的外连接处		对称
眶点	Or	眼眶的最下点		对称
颧突点	Zp	颧弓最凸最前点		对称
颧点	Zy	双侧颧弓的最外点		对称
耳屏点	T	双侧耳屏外缘的最上点		对称
鼻尖点	Pn	鼻尖在正中矢状面上的最突点		正中
鼻翼点	Al	双侧鼻翼的最外点		对称
鼻下点	Sn	鼻中隔与上唇在正中矢状面上的邻接点		正中
上唇凹点	Sls	鼻下点到上唇点连线上的最凹点		正中
上唇突点	Ls	上唇唇红和唇白在正中矢状面上的交汇点（通常为上唇的最突点）		正中
口点	St	双下唇的邻接点		正中
口角点	C	双侧口角的最外点		对称
下唇突点	Li	下唇在中线上		正中
下唇凹点	lls	下唇唇红和唇白在正中矢状面上的交汇点（通常为下唇的最突点）		正中
软组织颏前点	Pg′	软组织颏部的最前点		正中
软组织颏顶点	Gn′	软组织颏部在正中矢状向上的最前最下点		正中
软组织颏下点	Me′	软组织颏部的最下点		正中
耳屏后点	Trg	一侧耳屏的最后最外点		对称

软组织测量标志点

要描记生长发育的近远期变化和牙颌面矫治过程，头影测量是标准的工具。软组织分析对于正畸前后面部美学的判定是必不可少的。在2D头影测量中，软组织的分析只能在侧位或者正位片上进行，而在3D影像上则能对软组织进行多平面多维度的分析。表5-1归纳了大多数正畸医生在临床工作中用于软组织测量的2D和3D面部标志点（图5-5）。

软组织测量和正畸应用

曾经，正畸治疗是建立在"获得理想咬合便获得美貌"的假说之上。该学说认为深层的骨组织决定了面部软组织的外形，两者呈线性相关。其诊断原则是建立在"牙颌组织是软组织的框架"的理论之上，所以此时的治疗计划主要取决于牙颌组织的移动。

软组织头影测量的问世转变了这一观念，软组织的分析有其自身特点，且软组织侧貌的目标位是不断发展变

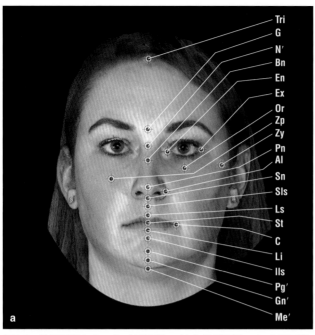

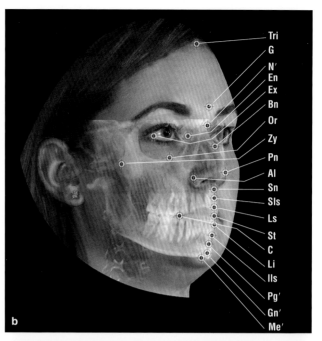

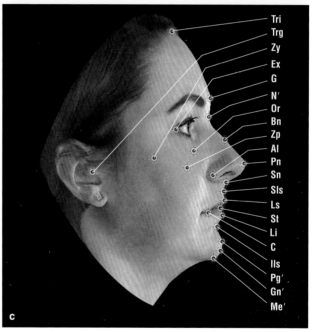

图5-5 软组织标志点：（a）正面照。（b）斜侧面照。（c）侧面照

化的。矫治理念也随之发生了改变，强调正畸治疗的主要目标是和谐的面部特性和良好的功能相并存[14-15]。这种矫治理念的变化提示我们，应该更关注软组织和侧貌分析，临床医生在制订矫治计划时应该考虑到患者软组织改建的极限和面部轮廓。

正畸医生也应该意识到，面部头影测量值和标准值是多样化的，特别是在不同种族之间。来自多族群的面部研究显示，软组织的种族多样性比骨组织和牙组织的多样性来得更为丰富[16-18]。

要量化面部各结构之间的位置和关系时，软组织头影测量被认为是一种可靠的依据。一名正畸患者的诊断和治疗计划包含了口腔复合体的临床分析、全面的软组织检查和精确的面型评估。对于面突度、鼻唇关系、软组织颏突度、侧貌软组织丰满度的分析在成功的诊治计划中是至关重要的。以下将概述在软组织测量分析中所使用的参数。我们将运用彩色立体的侧貌图来演示2D头影测量。

面突度

有许多种测量面突度的方法，其中的大部分似乎是一样的。事实上，骨性面突度、软组织面突度和全面突度是有区别的。骨性面突度指的是软组织鼻根点–A点–软组织颏前点所形成的交角（N'APg'），其平均值为

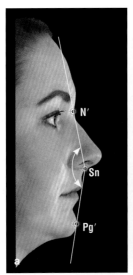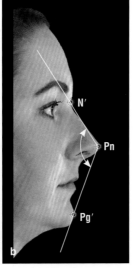

图5-6 （a）软组织面突度。（b）全面突度

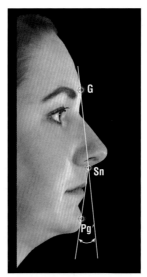

图5-7 面型角

175°~177.5°。骨性面突度呈增龄性减小。软组织面突度指的是软组织鼻根点–鼻下点（N'Sn）的连线与软组织鼻下点–颏前点（SnPg'）的连线相交所形成的内角（图5-6a）。其平均值是161°，且通常认为其比较稳定，不会出现增龄性变化。全面突度涵盖了鼻部，它指的是软组织鼻根点–鼻尖点（N'Pn）的连线与软组织鼻尖点–颏前点（PnPg'）的连线相交所形成的内角（图5-6b）。其平均值为男性137°，女性133°。该角度呈增龄性增大。全面突度的增龄性变化提示我们，软组织面突度和骨性面突度的增龄性变化并非线性相关。鼻部的向前生长可能导致了全面突度的增大[9,19-21]。

面型角（图5-7）指的是额点到鼻下点的连线（GSn）和SnPg'连线的内角。其平均值为12°±4°。在女性中，拥有稍突出的侧貌被认为是美丽动人的，而男性则倾向于更加直立的面型。男性的平均值为11°±4°，女性的平均值为13°±4°[9,19-21]。

鼻

作为面部最突出的部分，鼻部被正畸医生认为是面部美学的基石。理想的鼻部应该与其他五官完全协调，并与侧貌突度相平衡。鼻部的特征直接和个人的种族、性别和其他面部特征相关联。研究表明，鼻部以平均每年1.0~1.5mm的速度向前下方生长，直到青少年期。过大或者过小的鼻子都会影响侧貌、协调性和正畸的疗效。

在评估正畸疗效时，正畸医生必须评估鼻、唇、颏在空间上的平衡性和协调性。鼻子的尖端（鼻尖点）比软组织侧貌上的其他部位生长量更多，尽管男性鼻部的生长是女性的1.5~2倍，但是男性垂直向的生长抵消了部分的水平向生长，使男性的侧貌突度并没有比女性更加突出[1,19,22]。

鼻角指的是经过鼻下缘的切线与经过Sn点的铅垂线（SnV）相交所形成的交角。鼻唇角指的是鼻下缘的切线与SnPg'连线所形成的交角。鼻面角指的是额点到软组织颏前点的连线（GPg'）与鼻背缘的切线相交所形成的内角（图5-8）。鼻唇角的正常值介于90°和110°之间，男女差异不大。该角度对上唇位置的评估有重要意义。它主要取决于上前牙的前后向（AP）位置和唇倾度，同时也受到鼻下缘倾斜度的影响。它在评估上颌骨前后向位置和进行减数决策时都起到了决定性的作用。鼻唇角在Ⅲ类患者中趋于钝角，而在Ⅱ类患者中趋于锐角。鼻唇角小提示我们需要内收上前牙或者后移上颌骨。而鼻唇角大则提示需要上颌骨和上前牙的前徙。鼻唇角同样也和上唇的厚度密切相关。黑种人的上唇较为菲薄且外翻，而白种人则显得丰满。上唇外翻的程度随唇突度的增加而增加，反之则变浅[24-25]。

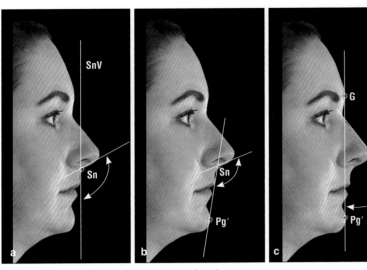

图5-8　（a）鼻角。（b）鼻唇角。（c）鼻面角

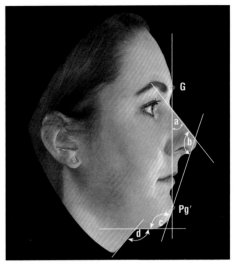

图5-9　（a）鼻面角。（b）鼻颏角。（c）颏颈
角。（d）颏颈下角

侧貌

软组织侧貌的变化往往被认为和骨性突度、软组织丰满度、下唇突度和下前牙位置的差异有关。尽管有证据显示，生长和发育贯穿终生，但侧貌的大部分改变仍发生在成年早期之前，而且男性的变化比女性更明显。随着生长发育，侧貌趋于凹陷。这主要是因为鼻和颏的向前生长使得唇部相对的后缩。

有许多角度被运用于侧貌的分析，例如鼻面角、鼻颏角、颏颈角、颏颈下角和颏唇沟（图5-9）。在白种人中，这些角度的正常值如下：鼻面角，30°~35°；鼻颏角，120°~132°；颏颈角，110°~120°；颏颈下角，男性126°，女性121° [6,26-27]。

颏唇深度指的是下唇和颏上部的切线所形成的交角（图5-10a）。其平均值是130°。它也可以指代颏唇沟最凹点到下唇突点–软组织颏前点连线（LiPg'）的线距（图5-10b）。其平均值为（4±2）mm。颏唇沟的深度受多因素影响，例如下颌切牙唇倾、下唇松弛、上颌切牙伸长过度导致的下唇外翻或颏部发育过度。切牙过度直立则往往导致颏唇沟变浅，这使面下1/3瘫平。下面高发育不足往往伴随着较深的颏唇沟。在安氏Ⅱ类和上颌骨垂直向发育不足的病例中，颏唇沟显得更深。直立下颌前牙将加大颏唇沟角度，唇倾则反之[11-12,28]。

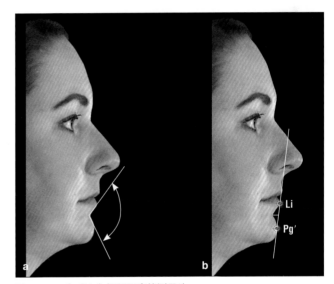

图5-10　（a和b）颏唇深度的测量法

唇

唇部测量值、姿势位、唇间隙、唇部与面部其他结构的比例关系都是正畸医生进行临床分析的重点。上唇长度指的是鼻下点到口点（SnSt）的线距，在12岁时男性为（22±2）mm，女性为（20±2）mm。在大多数成人中，上唇长度呈增龄性增长，特别是男性。在6~12岁这段时间上唇有少量的增长，其中安氏Ⅱ类的患者增长约1.9mm，安氏Ⅲ类的患者增长约0.9mm。由于生长发育

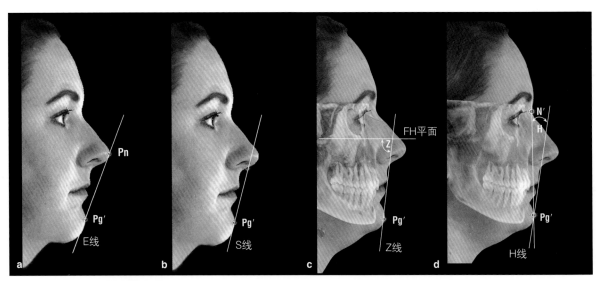

图5-11　（a~d）E线、S线、Z角、H角

和咬合打开，正畸过程中的上唇长度也会有所增加。短上唇会导致息止颌位时牙齿暴露过度。下唇长度指的是软组织颏顶点到口点（Gn'St）的距离。其平均值男性为（49±2）mm，女性为（46.5±2）mm。下唇长度呈增龄性增长，且安氏Ⅲ类患者的增长（1.9mm）会稍大于安氏Ⅱ类患者（1.5mm）。在治疗过程中，安氏Ⅲ类患者下唇长度的增量也大于安氏Ⅱ类患者。这种改变主要与矢状向和垂直向的生长有关。黑种人的上下唇长度相对于白种人的更长[25]。

唇间距指的是上唇下缘与下唇上缘之间的距离。在正常𬌗或者正畸术后，其可接受的平均值为（2±2）mm。轻微的不完全性接触也被人认为是正常情况。唇间距的增加与多因素有关，包括前牙位置、唇长和唇位、上颌垂直向发育过度和面型[9,11,29]。

唇部侧貌分析的参考平面

有数种用于评估唇部侧貌的方法，但它们之间存在着细小的差别（图5-11）。虽然牙齿是唇部的主要支撑，但参考线却通常位于鼻部和颏部上。因此这些测量值均受制于鼻部和颏部的生长发育，只是部分测量值受鼻部生长的影响轻微一些。这些测量方法通过与牙位、牙龈支持组织和切牙牙周骨组织的影像学评估等临床检查相结合，有助于决定是否行减数矫治或者手术治疗。

小样本量的研究表明，唇的位置存在明显的种族差异。相比于白种人，亚洲人的上下唇位均更靠前，具有更大的唇突度。相较于白种人，黑种人则拥有更加丰满而突出的嘴唇，其上下唇更加远离面平面[16-17,29-31]。

Rickett's E线

Rickett's E线（审美平面）由鼻尖点（Pn）到软组织颏前点的连线所构成（图5-11a）。理想状态下，上唇突点（Ls）位于E线内4mm，下唇突点（Li）位于其内2mm。在5~25岁期间，上下唇相对于E线呈增龄性后缩，其中上唇平均男性为5.6mm、女性为5mm，下唇平均男性为4.1mm、女性为2.6mm。但是，上下前牙的位置、上下唇的牙支持组织和颏部的位置都能对这些测量值产生深远的影响[32-33]。

Steiner唇分析法（S线）

Steiner分析法的上点指的是鼻尖点到鼻下点之间S形曲线的中点。其下点是软组织颏前点（图5-11b）。上下唇居于S线以内，则显得过于塌陷；居于S线以外，则显得突出。理想状态下，上下唇的最突点应居于该线上[34]。

Merrifield侧貌线（Z角）

Merrifield Z角指的是软组织颏前点和上唇突点或下唇

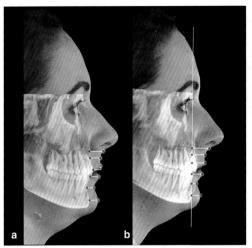

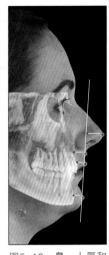

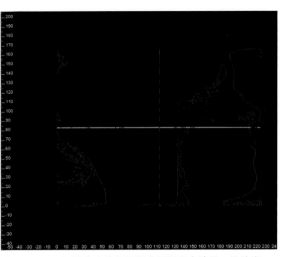

图5-12　Burstone分析法（a）以及Bowker和Meredith分析法（b）中的软组织丰满度

图5-13　鼻、上唇和颏部的厚度

图5-14　CBCT图像中软组织部分呈现出皮肤的二维轮廓

突点的连线与FH平面相交所形成的内角（图5-11c）。Z角通常代表唇颏关系，其平均值为80°±9°[35]。

Holdaway唇分析法

Holdaway H角（图5-11d）代表着上颌软组织相对于下颌的突度，其理想值为10°。该角度同其他唇部分析参数一样，能够被正畸医生所测量。依据Holdaway，完美的侧貌在唇部自然放松的状态下，其ANB角（A点–软组织鼻根点–B点）应为2°，H角（Pg'UL–Pg'N'）介于7°和15°之间，下唇接触H线（Pg'UL，理想的H线平分Pn到Sn之间的S形曲线），鼻尖点位于H线前方9mm。唇部和颏部都应比邻于H线左右[36]。

软组织丰满度

软组织丰满度是通过下述标志点来测量的：鼻下点、软组织A点、上唇突点（Ls）、下唇突点（Li）、软组织B点和软组织颏顶点到相应牙颌组织的直线距离（图5-12a）。软组织丰满度也可以通过测量上述标志点到面平面（N'Pg'）的距离来获得（图5-12b）。上下颌的软组织厚度呈增龄性增厚，但上颌更显著，这或许解释了为什么软组织呈现出增龄性的前突而骨组织侧貌却趋于直立[37-38]。

上唇厚度指的是上唇突点（Ls）到上颌中切牙唇面的距离，也可以是牙槽骨外缘的一点到上唇外缘的距离。

理想的上唇厚度为15mm。软组织颏部厚度指的是颏前点到软组织颏前点的距离（Pg–Pg'）。颏部的平均理想厚度为10~12mm。当颏部发育过度时，下颌前牙应置于更靠前的位置以维持面部协调。鼻厚度对于面部和唇部的协调同样重要。在14岁以后，其鼻尖点到H线的距离不应超过12mm[9,12]（图5-13）。

软组织影像的获取

2D头影测量对患者侧貌的软组织分析具有局限性。这种限制就需要我们采集额外的信息（传统2D面照）来分析患者面部解剖中错综复杂的细节。因此，2D面照的局限性使之无法呈现患者面部的三维结构。

先进的图像处理技术，例如CBCT和3D立体头影测量，在结合了多种高效的应用程序后能更好地在三维方向上解析人类的面部，这些应用涵盖了从面部美学参数的测量到颅颌面生长发育的正畸学诊断与评估。同时，它们还能够重叠颌面结构来显示彼此的空间关系。

手动调节阈值和亨氏单位接近到软组织水平，或者运用软件预设皮肤参数都能生成CBCT数据中的软组织部分（图5-14）。受制于CBCT的拍摄方式，其采集到的图像可能是闭眼状态而非正畸需要的睁眼状态（图5-15）。CBCT的软组织图像不包含微笑相，因此需要额外的微笑相来补充正畸数据的采集。此时才能够多角度地

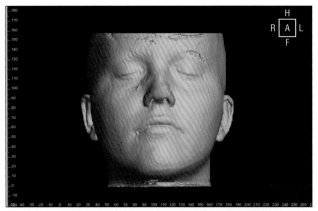

图5-15 CBCT图像中软组织部分呈现出皮肤的三维轮廓

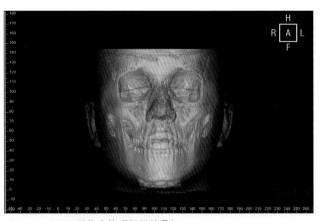

图5-16 CBCT图像中软硬组织的叠加

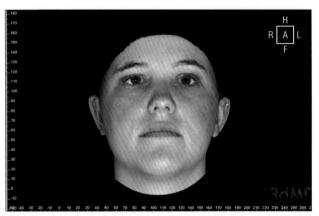

图5-17 同一名患者的3D立体图像

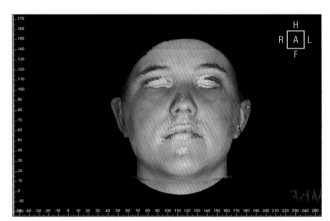

图5-18 将患者的3D立体图像与CBCT的软硬组织数据相叠加，发现双侧眼部无法完全重叠，这是因为拍摄CBCT时是闭眼状态，而拍摄3D立体图像时是睁眼状态。同样，唇部也有轻度的重叠困难

观察软组织，但却缺乏色彩和质感。

高效的立体头影测量能够通过瞬时拍摄一组或者多组图像来建立患者的3D面照。这种3D照相机能够精确地采集到颜面软组织表面的结构、色彩和质感等数据。该技术源自三角测量法和栅线投影法。图像融合技术（基于CBCT生成的3D影像）能生成一个可信的、逼真的患者颜面数字化3D数据集（图5-16）。它具有快速（毫秒级）、真实可信和无辐射的特点。立体软组织图像能够通过多种软件与重构的3D CBCT软组织图像，或者上文提及的3D硬组织图像进行表层重合，从而获得更好的色彩和质感（图5-17）。

有多种产品能够拍摄患者180°或者360°的图像。这种方法的缺点之一是视野边界的失真，因为无法拍摄到一些患者的耳朵或者颏部。头发和胡须是无法作为标志点的。最后，如果图像的拍摄中存在差异（例如，拍摄

CBCT时的闭眼和3D面照时的睁眼），重叠区将出现不匹配的图像（图5-18）。

结论

美是患者寻求正畸治疗的常见诉求。漂亮的牙齿、甜美的微笑和对称协调的面部比例无疑是对美的最好诠释。在正畸检查过程中进行软组织评估，了解生长与治疗之间相关性变化都是极为重要的。正畸医生在诊断时要注重面部的精确分析和及时甄别颜面的对称性。临床上观察到的面部畸形可能是个体差异，也可能是骨骼及咬合的异常。面部分析，作为正畸治疗计划中的重要组成部分，需要使用多种2D和3D的线角测量用于临床医生分析和制订一个复杂的计划满足对患者个性化需求和美学需求。关键在于软组织能够掩饰骨性关系。

参考文献

[1] Peck H, Peck S. A concept of facial esthetics. Angle Orthod 1970;40:284–317.

[2] Peck S, Peck L. Selected aspects of the art and science of facial esthetics. Semin Orthod 1995;1:105–126.

[3] Rhodes G, Proffitt F, Grady JM, Sumich A. Facial symmetry and the perception of beauty. Psychonom Bull Rev 1998;5:659–669.

[4] Elam K. Facial Proportions. In: Elam K. Geometry of Design: Studies in Proportion and Composition. New York: Princeton Architectural Press, 2001:18–19.

[5] Zimbler MS, Ham J. Aesthetic facial analysis. In: Cummings CW (ed). Otolaryngology: Head and Neck Surgery, ed 4. Philadelphia: Mosby, 2005:513–528.

[6] Sarver D, Jacobson RS. The aesthetic dentofacial analysis. Clin Plastic Surg 2007;34:369–394.

[7] Morris W. An orthodontic view of dentofacial esthetics. Compendium 1994;15:378–382.

[8] Naini FB, Moss JP, Gill DS. The enigma of facial beauty: Esthetics, proportions, deformity, and controversy. Am J Orthod Dentofacial Orthop 2006;130:277–282.

[9] Rakosi T. Soft tissue analysis. In: An Atlas and Manual of Cephalometric Radiography. London: Wolfe, 1982.

[10] Scheideman GB, Bell WH, Legan, HL, Finn RA, Reisch JS. Cephalometric analysis of dentofacial normals. Am J Orthod 1980;78:404–420.

[11] Bergman RT. Cephalometric soft tissue facial analysis. Am J Orthod Dentofacial Orthop 1999;116:373–389.

[12] Jacobson A, Vlachos C. Soft tissue evaluation. In: Jacobson A, Jacobson RL (eds). Radiographic Cephalometry: From Basics to 3D Imaging, ed 2. Chicago: Quintessence, 2006:205–218.

[13] Ferrario VF, Sforza C, Serrao G, Ciusa V, Dellavia C. Growth and aging of facial soft tissues: A computerized three-dimensional mesh diagram analysis. Clin Anat 2003;16:420–433.

[14] Ackerman JL, Proffit WR, Sarver DM. The emerging soft tissue paradigm in orthodontic diagnosis and treatment planning. Clin Orthod Res 1999;2:49–52.

[15] Turley PK. Evolution of esthetic considerations in orthodontics. Am J Orthod Dentofacial Orthop 2015;148:374–379.

[16] Arnett GW, Bergman RT. Facial keys to orthodontic diagnosis and treatment planning. Part I. Am J Orthod Dentofacial Orthop 1993;103:299–312.

[17] Hwang HS, Kim WS, McNamara JA Jr. Ethnic differences in the soft tissue profile of Korean and European-American adults with normal occlusions and well-balanced faces. Angle Orthod 2002;72:72–80.

[18] Farkas LG, Katic MJ, Forrest CR, et al. International anthropometric study of facial morphology in various ethnic groups/races. J Craniofac Surg 2005;16:615–646.

[19] Subtelny JD. A longitudinal study of soft tissue facial structures and their profile characteristics, defined in relation to underlying skeletal structures. Am J Orthod 1959;45:481–507.

[20] Bishara SE, Hession TJ, Peterson LC. Longitudinal soft-tissue profile changes: A study of three analyses. Am J Orthod 1985;88:209–223.

[21] Reyneke JP. Systematic patient evaluation. In: Essentials of Orthognathic Surgery, ed 2. Chicago: Quintessence, 2010:11–56.

[22] Chaconas SJ, Bartroff JD. Prediction of normal soft tissue facial changes. Angle Orthod 1975;45:12–25.

[23] Rifkin R. Facial analysis: A comprehensive approach to treatment planning in aesthetic dentistry. Pract Periodontics Aesthet Dent 2000;12:865–871.

[24] Flynn TR, Ambrogio RI, Zeichner SJ. Cephalometric norms for orthognathic surgery in black American adults. J Oral Maxillofac Surg 1989;47:30–39.

[25] Sutter RE Jr, Turley PK. Soft tissue evaluation of contemporary Caucasian and African American female facial profiles. Angle Orthod 1998;68:487–496.

[26] Prendergast PM. Facial proportions. In: Erian A, Shiffman MA (eds). Advanced Surgical Facial Rejuvenation: Art and Clinical Practice. Berlin: Springer-Verlag, 2012:15–22.

[27] Fernández-Riveiro P, Suárez-Quintanilla D, Smyth-Chamosa E, Suárez-Cunqueiro M. Linear photogrammetric analysis of the soft tissue facial profile. Am J Orthod Dentofacial Orthop 2002;122:59–66.

[28] Anić-Milosević S, Lapter-Varga M, Slaj M. Analysis of the soft tissue facial profile by means of angular measurements. Eur J Orthod 2008;30:135–140.

[29] Burstone CJ. Lip posture and its significance in treatment planning. Am J Orthod 1967;53:262–284.

[30] Connor AM, Moshiri F. Orthognathic surgery norms for American black patients. Am J Orthod 1985;87:119–134.

[31] Fonseca RJ, Klein WD. A cephalometric evaluation of American Negro women. Am J Orthod 1978;73:152–160.

[32] Ricketts RM. Esthetics, environment, and the law of lip relation. Am J Orthod 1968;54:272–289.

[33] Bishara SE, Jakobsen JR, Hession TJ, Treder JE. Soft tissue profile changes from 5 to 45 years of age. Am J Orthod Dentofacial Orthop 1998;114:698–706.

[34] Steiner CC. The use of cephalometrics as an aid to planning and assessing orthodontic treatment. Am J Orthod 1960;46:721–735.

[35] Merrifield LL. The profile line as an aid in critically evaluating facial esthetics. Am J Orthod 1966;52:804–822.

[36] Holdaway RA. A soft-tissue cephalometric analysis and its use in orthodontic treatment planning. Part I. Am J Orthod 1983;84:1–28.

[37] Burstone CJ. The integumental profile. Am J Orthod 1958;44:1–25.

[38] Bowker WD, Meredith HV. A metric analysis of the facial profile. Angle Orthod 1959;29:149–160.

[39] Metzger TE, Kula KS, Eckert GJ, Ghoneima AA. Orthodontic soft-tissue parameters: A comparison of cone-beam computed tomography and the 3dMD imaging system. Am J Orthod Dentofacial Orthop 2013;144:672–681.

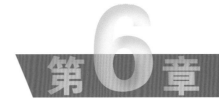

第6章

正常值与标准值的确定

A Perspective on Norms and Standards

Katherine Kula, MS, DMD, MS

Ahmed Ghoneima, BDS, PhD, MSD

　　法医学家可以根据骨骼和牙齿的差异来确定遗骸的年龄、性别和种族。正畸医生也可依据其中的一些差异特征协助判断患者的生长发育潜能，以及了解正畸治疗和生长发育的潜在关系。

　　一些研究甚至发表了基于年龄、性别或种族的正常值或标准值。由于治疗后变化可能会很大，但仍可形成正常殆，故在对在大多数案例进行预测和比较治疗效果时，需要将头影测量正常值或标准值与其他数据一起使用（例如，口外检查和口内检查；模型分析；用药、牙科治疗及行为习惯史）[1]。

　　为了更好地理解和使用正常值或标准值，应该明确何谓正常值和标准值。正常值的使用可能会影响治疗决策，故认识到这一点非常重要。正常值是指一个固定的或理想的标准值，简单而言即它与常规及得到认可的类型一样[2]。标准被定义为其他类似事物应该遵循的度量标准或模型。使用正常值来决定正畸治疗方案，存在一个问题：由于各种原因，许多人无法按照这些理想的正常值被治疗。但是，如果正畸治疗能极大地改善美学和功能，这种治疗也被认为是成功的。由于医疗水平不足或经济能力缺乏、患者拒绝接受正颌手术、与手术费用相差不大、口腔卫生差、患者合作差、审美感知以及许多其他原因，正畸治疗到理想数值并不总是经济或具有实用价值的。一些头影测量参数不在正常值范围内。这些参数可能是受到其他头影测量参数的影响，例如IMPA（下颌切牙长轴同下颌平面的交角）就和下颌平面角息息相关（下颌平面同眼耳平面的交角）。

患者及家属的审美认知和临床医生的医疗水平都会影响临床正畸治疗的效果。例如，一名患者的侧貌受到骨骼的结构和位置、牙齿位置的影响，同时，软组织外形也会随种族、年龄和性别而有所不同。几十年来，正畸治疗对侧貌的影响一直存在争议，这也是许多头影测量学研究和评论的主题[3-6]。然而，尽管这些测量指标在性别、年龄和种族上存在差异，头影测量软件程序通常还是将患者的头颅测量值与正常值（平均值和标准差）进行比较。

为了更好地理解牙齿和骨骼关系正常值的影响，我们应该研究面部结构的潜在关联。美国已经开展了很多关于高加索裔、非洲裔和其他种族后裔的生长模式的研究。虽然其他国家也发表了相关研究，但本章的目的是通过借用美国种族群体的例子，从而探讨二维（2D）头影测量正常值的测量方法，了解它的局限性和用途。这样便有助于全世界的正畸医生正确理解和使用这些正常值。研究不同年龄和性别正常值的差异，可帮助临床医生更全面认识二维（2D）头影测量正常值的局限性。

临床头影测量学研究可以分为纵向研究和横断面研究，纵向研究的数据是按时间顺序对同一个个体重复收集而来，横断面研究的数据是在限定的时间点（例如，某个年龄）从一个群体或多个人中收集的。每种类型的研究都能提供有价值的信息，但每种研究在描述面部的生长发育上都有其局限性。

纵向研究

我们现今对颅颌面复合体生长发育变化的理解，是来源于过往几十年对美国、加拿大不同地区数千名儿童进行艰苦卓越的长期研究的结果。档案和数据的收集、检索、记录常常需要几代研究人员以及大量的组织机构去参与，同时数据的分析、存储和转换还需要用到多种技术。收集、维护和分析这些记录需要大量的财政支持。一部分的研究结果作为生长正常值或标准值图集进行发表，其他研究结果则作为回答特定问题的期刊文章发表。这些研究的部分结果作为生长的正常值或标准值被发表在图集上，而其余则被发表在专业杂志期刊上。这些研究成果的发表对于了解颅颌面复合体生长而言，是一笔巨大财富。

目前，在美国和加拿大已有11个不同级别的颅颌面档案/X线片的采集点。美国正畸医生协会基金会（AAOF）了解到这些采集中心存在一些潜在的问题包括信息更新的退化、维护成本及获取记录的困难，于是建立了一个网站[7]，其中包含了9个采集中心所收录的正位片、侧位片样本，这些样本主要是来自未经正畸治疗的高加索人儿童。然而，该网站并不包含每项研究的所有信息。AAOF按照其所建立的标准对研究进行筛选。从这个网站所能获取到是按安氏磨牙关系分类、性别、年龄、纵向记录的有效性，例如侧位片、正位片、手腕骨片、牙模和摄影图像以及是否添加了头影测量标志点的信息。每个研究记录信息的管理员是如何进行选择的（符合AAOF标准），我们并不清楚。事实上，这些记录信息并不代表整个集合，而仅代表了全部或大部分被要求记录的个体信息。

以下将重点研究那些已发表的头影测量参数的正常值，并对其中部分内容进行简单的概括。研究人员并不总是提供与其他研究相同的测量数据（表6-2）。在例如图集之类的一些出版物中，在儿童成长发育10年左右的跨度内，每年都制订多种参数的正常值。这些正常值的所有内容过于繁杂，无法在一章内全部呈现。同时，我们并不需要将所有的头影测量参数进行比较，因为许多参数仅用于研究，并不影响临床决策。因此，笔者选择了基于临床实用性的一些正常值。

正常值的数值分布通常呈钟形，并提供一个平均值或平均水平，以及该平均值的标准差（SD）。平均值±标准差以内的值通常被认为是可以接受的。了解一项特定研究的取样过程将有助于确定其研究所产生的头影测量值是标准值或者还只是所选数据的平均值。同时，应该考虑整个研究设计，而不仅仅是研究的结论。

每一个头影测量参数都应结合其他参数[例如，下颌切牙与下颌平面或到NB平面（鼻根点–B点）的交角]来解释。在某些情况下，这个参数支持另一个参数的含义，但在另一些情况下，它们相互矛盾。因此，可能需要同时分析几个参数才能最好地解释骨骼或牙齿的位置。本章回顾了已有的研究，并讨论了从这些研究中得出来的正常值的问题和相关性。

| 表6-1 | 美国高加索裔儿童3种骨骼测量（平均值±标准差）的正常值（密歇根）和理想值（Bolton）的比较 |

年龄 （岁）	SNB（°）				SNA（°）				ANB（°）			
	密歇根[a]		Bolton[b]		密歇根		Bolton		密歇根		Bolton	
	女性	男性	女性	男性	女性	男性	女性	男性	女性	男性	女性	男性
6	76.0±3.5	76.5±2.6	79.1±2.2	77.6±3.4	80.7±3.0	81.9±3.3	83.2±2.4	81.4±3.8	4.7±2.2	5.3±2.2	4.1±1.1	3.9±1.9
7	76.3±3.1	75.7±2.8	79.4±1.9	76.7±3.1	81.9±3.0	80.7±3.0	83.6±1.9	80.4±3.7	5.7±2.7	5.0±2.3	4.2±1.4	3.7±2.0
8	76.7±3.3	76.3±2.8	79.4±1.7	77.7±3.1	81.2±3.3	81.0±3.1	83.1±2.3	81.0±3.6	4.6±2.4	4.8±2.2	3.7±1.4	3.3±1.7
9	76.5±3.4	76.4±2.5	79.4±1.7	78.2±3.1	80.6±3.2	80.6±3.0	82.5±2.4	81.8±3.4	4.0±2.6	4.2±1.9	3.1±1.2	3.6±1.8
10	76.7±3.5	76.5±2.5	80.2±1.6	78.3±3.1	80.7±3.7	80.8±3.1	83.3±2.2	81.7±3.6	4.0±2.7	4.3±2.0	3.1±1.1	3.5±1.8
11	77.3±3.9	76.5±2.6	80.5±1.8	78.5±3.1	81.1±3.8	80.8±3.0	83.7±2.1	81.9±3.6	3.8±2.5	4.3±1.9	3.2±1.9	3.4±2.0
12	77.7±3.4	77.3±2.9	80.0±1.7	78.4±3.2	81.4±3.6	81.2±3.3	82.5±1.7	82.0±3.4	3.7±2.4	3.9±2.1	2.5±1.3	3.6±1.9
13	77.5±3.9	77.5±3.0	81.2±2.3	79.1±2.7	81.0±3.8	81.2±3.4	84.0±2.4	83.0±2.9	3.5±2.4	3.7±2.0	2.8±2.0	3.9±1.9
14	77.9±3.8	77.3±3.0	81.9±2.1	79.7±2.9	81.4±3.8	80.7±3.4	84.5±2.7	83.2±2.9	3.5±2.5	3.4±2.1	2.6±1.8	3.5±1.6
15	78.9±3.9	77.6±3.0	81.2±1.9	80.3±2.9	81.8±3.5	80.9±3.2	83.2±2.2	83.1±3.1	2.9±2.7	3.3±2.1	2.0±1.7	2.8±1.5
16	79.2±2.3	78.2±3.9	81.9±2.1	79.9±3.0	81.8±3.7	81.4±4.4	84.3±2.4	83.1±2.9	2.6±2.4	3.2±2.3	2.3±1.6	3.2±1.7

[a] 数据来自Riolo等[9]。
[b] 数据来自Broadbent等[8]。

美国高加索裔儿童

Broadbent–Bolton研究

在Bolton家族的支持下，对俄亥俄州克利夫兰地区的5000名儿童拍摄了一系列头颅影像，总共历时30年（1928年至20世纪60年代）。之后的组织者决定对这2.2万张影像进行分析，而不再获取更多的原始数据[8]。侧位片的选择标准是1~18岁的儿童，正位片则是3~18岁的儿童。

每3年对选定的男性和女性制作头影测量描记图的透明模板。追踪的纳入标准包括良好的健康历史、良好的牙列，殆发育正常或"静态"咬合良好，没有接受过正畸治疗，1~18岁的纵向X线记录，以及与"最佳"面部的良好比较。这些描记由研究人员确定的"最佳"或"清秀"的面孔组成，而不是"正常"面孔。事实上，在这一大组受试者中，只有16名男性和16名女性被选中进行正位片、侧位片的综合描记。正如"颅颌面生长发育的Bolton标准"中所描述的那样，"它们并不是随机抽取的统计平均值，而是'最优'的代表[8]。"在某些情况下，其他具有相似外貌的个体的头颅影像会被用来替换原始研究对象缺失的记录。

男性和女性侧位标准的综合描记是将一对男性或女性的手动描记数据进行平均，然后对剩余的两个平均值继续进行平均，从而成为另一个综合体，直到最后两个综合体进行平均。在数学上，这种平均方法可以产生一个不同的数字，而不是计算所有的数字的平均值。Broadbent等[8]认为对图像描记进行连续平均会掩盖了个体生长突增的可变性。

虽然对年龄较大的儿童增加了放大率（5.9%），但婴儿头2年的头颅影像是将婴儿的头部靠在胶片上拍摄的。然而胶片到目标中心的距离或头部的确切位置从未被提及。因此，我们既不知道年幼儿童的放大率，也不知道失真的程度。

Bolton正位片标准的目的是展示一张理想的脸在水平向和垂直向是如何生长的。将一个儿童正位头影片反过来描记并将其与原正位片平均，然后重新描记，这样能最小化右侧与左侧放大和不对称的差异。正位片垂直向的标准化问题由一种定位器进行纠正，该定位器能在头部倾斜时将正位片和侧位片相互参照。

为了将患者与标准值进行比较，开发了基于年龄的透明模板。在正畸患者的描记图上放置对应年龄的透明模板，就可以直观地比较差异了。

1975年，《Bolton颅面生长发育标准》杂志发表了针对这些面容姣好的男孩和女孩的众多头影测量线矩和角度测量的目的、方法和纵向正常值[8]。表6-1列出了这些"理想"面孔提供的数据，以便与"正常"面孔进行比较。

密歇根研究

20世纪30年代，在院长Willard Olson和Byron Hughes教授带领下，密歇根大学开始了纵向、多学科儿童发展研究，时间跨度大约3岁进入学校到12年级毕业（约18岁）[9]。最初，收集到的各种数据中包括了关节侧位片和咬合片，但在1953年后由头颅侧位片代替。

在颅颌面生长图集中报道的一个样本包括了47名男性和36名女性，他们主要是北欧后裔。孩子们从6岁到16岁一直在大学的这项研究中。这些儿童在收集数据之前或期间未接受正畸治疗。当生日在学年内，每年的记录在生日那天进行。当生日不在学年内时，每年的记录则是在出生日期前6个月到出生日期后5个月之间进行的，这增加了年龄上的一些差异。然而，发表的数据也显示，不同年龄段的受试者人数不一致。

每一张头颅影像图都做4次描记，每次描记都有标出标志点，前3次结果作废。另一名研究人员评估描记，并对标志点进行编号。第三位研究员在数字化和存储之前检查这一系列的标志点。

数字化是通过对线性和角度手动测量方法的分析而发展起来的，这些方法既可以直接从射线照片中获取，也可以从描迹中获取，将形状和区域描绘为一系列x、y坐标。数字化通过自动的计算机控制的线来扫描侧位片描记图产生x、y坐标以存储在磁带或纸带上。不同的标志点和线被标记出来，通过x、y坐标点计算线性和角度测量值。图集中所有线性测量数据的放大率为12.97%。X线靶距受试者头部正中矢状面5英尺（约152.4厘米），而头部正中矢状面距胶片7.75英寸（约19.7厘米）。

图集显示了对6~16岁的男性、女性的104项线性和74项角度头影测量的结果数据。每个参数都包含用来识别相关标志点的描记。每个参数都带有一个数据表和一个折线图，在表和图中有按年龄绘制每个性别的值。超过60篇论文、8本书和许多章节都使用了这些数据。

本研究的数据如表6-1所示，将面部和咬合的3种骨骼测量的正常值、理想值进行比较。

多伦多大学的伯灵顿生长研究

多伦多大学（University of Toronto）的伯灵顿生长研究中心（Burlington Growth Centre）在1952年由Robert Moyers发起并在Frank Popovich的指导下1961—1989年不断发展[10-11]。在研究的初始阶段，最初研究对象的90%为灵顿镇的适龄儿童，他们主要是Anglo-Saxon高加索人，家庭经济状况高于平均水平。最初，研究者收集了1258名年龄分别为3岁、6岁、8岁、10岁、12岁的受试者的多项正畸和健康记录。3岁开始的受试者每年都会收集相关的记录，但在其他年龄组，如果可能的话，一般在8岁、10岁、12岁和20岁时收集要求的数据。此外，在可能的情况下，研究还收集111名不同年龄的兄弟姐妹和312名父母的记录。

在连续试验组中，大约20%的儿童在12岁时退出了研究。超过60%的患者接受了正畸治疗。在对照组中，20%的孩子接受了正畸治疗。早期的比较发现退出的对象和留下来的受试者之间并没有差别。收集工作在1971年基本完成，此时其余的受试者都已满20岁。头影图和翻制的牙模用于研究，而原始图片及模型则用于存档。使用Gradicon 100数字化仪对头颅定位片和牙模进行数字化分析，该数字化仪可以得到每个点的x、y坐标。这些坐标用IBM 1130计算机和IBM 370-165计算机计算出测量值。生长分析通过失真和放大误差进行校正，然后存储在数据库中。

以伯灵顿颅颌面生长模板的形式构建的标准值显示了4~20岁之间的生长情况。在此基础上发表了400多项研究，包括间隙闭合、吮吸手指的影响、Ⅱ类错𬌗畸形随年龄变严重以及牙齿发育不全等[12]。

俄克拉荷马大学丹佛分校的研究

1927—1967年，对居住在科罗拉多州地区的欧洲高加索后裔儿童进行了多次纵向记录[13]。收集292例儿童头颅侧位片。8岁到16~18岁组间的57名男性和56名女性，每人至少4张的头颅定位片被提供到AAOF的网站上。部分研究对象的头颅定位片从4岁9个月开始收集到超过21岁。

Fels纵向研究

Fels纵向研究始于1929年俄亥俄州西南部，主要研究人类随着年龄其生长和组成的变化[14]。Fels的纵向研究仍在积极招募新的研究对象，并从主要居住在俄亥俄州、印第安纳州、肯塔基州和西弗吉尼亚州的原始参与者那里收集数据。这是世界上最古老、规模最大的人类生长研究。新生儿和幼儿的数据已被国家卫生统计中心用于国家生长图集。

检查通常安排在1、3、6、9、12个月龄，接下来则每半年检查一次，直到18岁。其后，检查周期改成2年一次。在这项研究中，超过200个核心家庭和几代同堂的大家庭继续进行终生检查。总共有超过1200名纵向研究对象和他们的家庭成员参与。这项研究可以被归类为正常变异的研究，因为没有依据任何特定的颅面部特征（例如，II类关系，未进行正畸治疗，漂亮的外貌）挑选研究对象。

侧位片采集于1931—1982年，当时该研究转移到莱特州立大学由目前供职于人口与公共卫生科学系的Roche博士领导。虽然大多数受试者的X线片采集年龄大于18岁，但有些受试者的侧位片超过30张，时间跨度为45年。

福赛斯研究所孪生样本

Coenraad Moorrees纵向收集了波士顿地区500多个有一对双胞胎或三胞胎的家庭的X线片和其他相关数据[15]。这项前瞻性纵向研究每年对148名男性和128名女性及其父母进行观察。利用位于直线坐标系内的标志对从8岁到16岁颅颌面复合体的变化进行比例分析。虽然数据的分析主要集中在牙齿的形成和萌出，但Moorrees利用这个数据库开发了一个网格图来分析面部生长。该数据库还用于验证Tanner-Whitehouse骨骼发育分析系统和研究牙齿的萌出。

艾奥瓦州面部生长研究

从1946—1960年，Howard V. Meredith博士和L. B. Higley博士在艾奥瓦大学主导了一项面部生长研究[16]。他们对183名西北欧洲后裔儿童采集了包括正位片、侧位片在内的多项记录资料。在5岁前，受试者每半年固定取模以及拍摄正侧面照片和口内X线片1次，同时每3个月拍摄1次正位片、侧位片。5岁后每年进行2次。12岁以后，改为每年1次。直到1960年，那时许多受试者已经18岁了。

克鲁格曼费城增长研究

该研究最初是由人类学家Wilton Krogman博士开始的，并由Sol Katz博士继续进行[17]。研究人员收集了12~18岁间的600名高加索儿童和150名的非洲裔美国儿童的侧位、后前位和腕部片。此外，研究人员还收集了410对双胞胎以及部分腭裂儿童和接受正畸治疗的儿童的数据。

UOP马修斯生长研究

从1967—1977年，Rodney Mathews博士通过外科手术将Björk式种植体植入36名年龄在4~7岁之间的儿童体内，这些儿童都是从加利福尼亚州大学旧金山牙科诊所挑选出来的[18]。这些儿童主要是北欧后裔，有些接受了正畸治疗。在每年的特定一天都会拍摄不同的头颅定位片（侧位、后前位和斜位），但不是所有的时间点都要拍摄全套的照片。这组纵向记录似乎是世界上唯一一组采用了Björk式种植体。依据这些记录，Matthews和Perera[19-20]指出，在成长中的儿童中金属种植体识别的可靠性是高度可变的。每个标志点的内部变异性导致任何使用该标志点的测量值都有很大的范围，比如SNA多达3°，SNB为9°，而ANB为6°。他们认为在年轻患者中潜在的改建吸收，可能导致腭部种植体移位进入鼻窦，或者种植钉植入位置不当。他们同样认为，这些标志点，比如B点，不是点，而是一块区域或一片面积。

俄勒冈州希克森生长研究

从20世纪50年代到70年代，他们在儿童研究诊所对未接受正畸治疗的高加索儿童进行研究，每年或每半年收集一次包括侧位片在内的大量纵向记录资料[21]。这些记录包括357名3~18岁的儿童和206名10~18岁的儿童，其中包括20对双胞胎。

表6-2	美国不同种族的头颅测量横断面研究的特点	
研究（年份）	项目来源	选择标准
非洲裔美国人		
Cotton等[30]（1951）	旧金山湾区	没有真正的错𬌗畸形；由不同的正畸医生测量的3个不同种族人群
Altemus[31]（1960）	华盛顿的高中	正常𬌗，除了第三磨牙外的恒牙牙𬌗
Drummond[32]（1968）	贝勒大学牙科学院，达拉斯，得克萨斯州	临床可接受的咬合关系，磨牙关系为安氏Ⅰ类；面部没有任何变形；寻求牙科保健
Alexander和Hitchcock[33]（1978）	3~8年级的学生，杰斐逊，阿拉巴马州	从未使用过牙齿矫正器；接受检查的560例儿童中有最佳的咬合情况（Ⅰ类磨牙关系、前牙关系和侧面均可接受）
Richardson[34]（1980）	Meharry医学院，纳什维尔，田纳西州	成长研究参与者；随机抽样；可接受的咬合
Anderson等[35]（2000）	华盛顿	正常咬合，完全恒牙列（除了第三恒磨牙）
Faustini等[36]（1997）	Montefiore医疗中心，布朗克斯，纽约	寻求正畸治疗，但没有正畸治疗史；晚期混合列或恒牙列；Ⅰ类咬合，中等拥挤（≤4mm）；符合审美的面部（由4个不同的人组成的小组决定）
Bailey和Taylor[37]（1998）	亚拉巴马州两个城市的私人诊所和亚拉巴马大学牙科学院	正常颌骨关系（Ⅰ类），Ⅰ类磨牙关系；没有严重的垂直向、横向或前后向差异；均衡的脸部侧貌（3/4检查者的一致同意）；没有正畸治疗史
Huang等[38]	亚拉巴马大学在伯明翰的儿童牙科诊所，儿童牙科教员实践，两个正畸实践	可接受的侧貌；Ⅰ类咬合关系没有不锈钢冠；缺牙或第二乳磨牙早失（不清楚有多少人寻求接受正畸治疗）
高加索裔美国人		
Alexander和Hitchcock[39]（1966）	亚拉巴马州伯明翰市学校微笑大赛冠军	比赛的赢家；正常𬌗；未经正畸治疗；令人满意或至少可以接受的面部发育；有两代南方血统的家族
日裔美国人（Nisei）		
Cotton等[30]（1951）	西雅图，华盛顿	
华裔美国人		
Cotton等[30]（1951）	加利福尼亚，旧金山	出生在美国，正常的上下牙弓关系，良好的面型
中国人和高加索裔美国人		
Gu等[40]（2011）	中国北京	中国人：不来自广东或福建
	安娜堡，密歇根	正常𬌗，没有或很少拥挤；间隙小于1mm；中线偏斜小于1mm；由中国正畸医生和非专业人员所决定的良好平衡的侧貌；非生长发育期

M，男性；F，女性；NR，测量结果未报道。

美国高加索裔成年人

通过对Broadbent-Bolton研究[22]的扩展，人们对18岁以后男性和女性面部的变化有了更好的了解。从技术上讲，这153名受试者并不是Bolton标准（Bolton Standards）里一个子集。Bolton标准是一个小群体，调查人员认为他们的面孔是理想的。虽然有些人（117人）是最初研究的参与者，他们在16岁或更大的时候就有了记录，但有36人是参与这项成长性研究的工作人员。所有受试者均健康状况良好，可接受其他的检查及拍摄头颅定位片，后牙缺失不超过3颗。大多数有正畸需求，但没有进行系统的正畸治疗。然而，如果在研究前2年就已完成非系统性正畸治疗的患者则被纳入另一组。图集中报道的许多测量方法与Broadbent-Bolton的研究相同，但并

项目编号	年龄（岁）	报道方式	可信度检验	放大率（%）
20 （10 M：10 F）	1～34	线距和角度的数值	NR	NR
80 （40 M：40 F）	12～16	线距和角度的数值	NR	NR
40	8～23	线距和角度的数值	NR	NR
50	8～14（？）	线距和角度的数值	2名正畸学生所做的测量（如果差值小于1mm或1°，则取平均值；如果大于1mm或1°，则重新测量）	NR
40 （20 M：20 F）	13～16	线距和角度的数值	NR	NR
80 （40 M：40 F）	12～16	线距和角度的数值	重复测量20张随机选择的头颅定位片	7%， 未校正
43 （18 M：25 F）	F平均13.8 M平均15.0	Mesh分析	10个随机选取的描绘在不同的日子测量2次	NR
71 （42 M：29 F）	8～20分为4组： 8～12（M或F） 13～20（M或F）	Mesh分析，线距和角度的数值	每名受试者三道描绘以确定标志点的准确性；青春期女性组所有线距和角度均测量2次；未提供相关和变异系数	NR
136 高加索裔美国人 32M：35F 非洲裔美国人 39M：30F	6～18 （6～11，12～18）	角度的数值	所有的侧位片由同一名研究者至少间隔1周（美国测量2次）；如果测量超过了可接受的标准，则进行第3次测量，并取两次最接近的测量值的平均值	8%， 未校正
40 （17 M：23 F）	8～15	线距和角度的数值	2名正畸学生所做的测量（如果差值小于1mm或1°，则取平均值；如果大于1mm或1°，则重新测量）	NR
20（10 M：10 F）	成人（平均21岁）	线距和角度的数值	NR	NR
20（10 M：10 F）	11～16	线距和角度的数值	NR	NR
中国人：65 （25M：40F） 高加索裔美国人：90 （30M：60F）	中国人 M 19.3 ± 3.0 F 20.3 ± 3.4 高加索裔美国人 M 24.1 ± 5.7 F 22.9 ± 5.2	线距和角度的数值	60张随机选取的头颅定位片，由同一名检查者测量2次	标准化至8%

非全部都相同。放大率调整到6%。

　　其他在艾奥瓦大学[23-24]、俄克拉荷马大学[25]和密歇根大学[26-27]的研究者通过召回一些已经成年的最初受试者进行研究，从而扩充了儿童生长研究的数据。莱特州立大学Fels纵向研究小组的研究人员[28]还发表了关于发育完成的颅颌面骨骼变化的各种研究。这些研究证实，一些头影测量值在成年后会继续变化。最近，多伦多大学

（University of Toronto）伯灵顿生长研究中心将3岁儿童的样本年龄延长到了40岁，将其父母的样本年龄延长到了70岁[29]。

美国非洲裔儿童
Meharry生长研究

　　尽管一些横断面研究[30-38]（表6-2）报道了非洲裔

表6-3	两项对16岁正常人的独立研究中种族和性别的头影测量标准			
	高加索裔美国人 [a]		非洲裔美国人 [b]	
	女性	男性	女性	男性
骨骼参数				
SNA (°)	81.8 ± 3.7	81.4 ± 4.4	84.2 ± 3.5	84.4 ± 4.0
SNB (°)	79.2 ± 2.3	78.2 ± 3.9	80.6 ± 3.7	80.5 ± 5.1
ANB (°)	2.6 ± 2.4	3.2 ± 2.3	4.8 ± 2.4	3.7 ± 1.8
SNPg (°)	80.2 ± 2.5	79.3 ± 3.5	80.7 ± 3.6	80.4 ± 5.1
SNGoGn (°)	31.3 ± 3.1	32.6 ± 5.2	30.8 ± 4.4	32.4 ± 8.9
SN–MP (MeGol) (°)	31.2 ± 3.0	32.9 ± 5.2	30.8 ± 4.4	32.4 ± 8.9
MP–FH (°)	25.8 ± 3.0	28.7 ± 5.2	22.4 ± 4.9	24.7 ± 7.2
OP (Downs)–FH (°)	8.3 ± 1.5	9.7 ± 3.5	6.2 ± 3.9	7.6 ± 3.6
SN/ANS–PNS (°)	8.0 ± 2.2	7.0 ± 3.0	5.1 ± 3.0	5.3 ± 3.6
ANS–PNS/MP (MeGol) (°)	23.2 ± 3.7	25.9 ± 5.1	25.7 ± 4.8	27.2 ± 6.9
NAPg (°)	3.2 ± 5.6	4.4 ± 6.0	7.0 ± 5.7	10.0 ± 6.5
NMe (mm)	123.2 ± 5.1	136.8 ± 7.9	126.9 ± 7.2	134.8 ± 10.3
N–ANS (mm)	50.7 ± 2.4	55.8 ± 2.3	74.2 ± 6.6	80.4 ± 7.8
ANS–Me (mm)	69.3 ± 5.2	79.5 ± 6.2	74.2 ± 6.6	80.4 ± 7.8
PgNB (mm)	2.1 ± 1.6	2.4 ± 2.5	1.5 ± 1.3	1.4 ± 1.4
SGo (mm)	79.1 ± 4.3	88.2 ± 5.9	82.0 ± 5.2	86.3 ± 6.4
ArGo (mm)	49.6 ± 3.9	54.3 ± 4.1	50.3 ± 4.1	52.4 ± 4.7
牙关系				
U1–NA (mm)	3.8 ± 2.7	5.5 ± 2.7	NR	NR
U1–NA (°)	21.4 ± 6.9	23.1 ± 6.1	NR	NR
L1–NB (mm)	3.4 ± 3.6	6.1 ± 2.9	NR	NR
L1–NB (°)	22.4 ± 9.6	26.4 ± 7.3	35.0 ± 6.9	34.8 ± 5.8
U1–1 (°)	133.6 ± 13.0	126.0 ± 10.0	NR	NR
U1–MP (°)	92.1 ± 9.0	95.3 ± 6.6	103.1 ± 6.4	102.1 ± 7.3
U1–OP (Downs) (°)	71.1 ± 10.1	64.7 ± 6.8	61.3 ± 5.7	60.3 ± 7.6
U1–SN (°)	103.1 ± 6.5	105.2 ± 6.4	108.6 ± 6.8	108.3 ± 6.2
U1–APg (°)	0.8 ± 2.8	2.8 ± 2.9	D	D

[a] 数据来自Riolo等[9]。
[b] 数据来自Richardson[41]。
NR, 测量结果未报道; D, 测量标准不同于大多数研究。标志点的缩写和定义请见表3–1。

美国儿童的头颅测量标准, 但只有一项研究[41]是纵向研究。这项纵向研究使用了一种改良随机抽样技术, 没有替代项, 但包括了社会经济分层。最初, 150名年龄分别为3岁、4岁和5岁的儿童是从居住在田纳西州纳什维尔市区的非洲裔美国人名单中随机挑选出来的。样本唯一的选择标准是基于经济分层 (下阶层、中阶层、中上阶层)、志愿服务和年龄。这些名单上的儿童具有不同的社会经济背景, 包含公共住房项目、蓝领工人社区和专业性职业家庭。选择标准不包含咬合和面部美学; 因此, 该样本可以代表一个正常的群体。

将这些孩子进行编号, 从每个社会经济群体中随机抽取50人。年龄较小和较大的兄弟姐妹也被纳入这项研究, 从而构成了含180名参与者的受试组, 不过最终只收集了其中160名参与者的数据。在14岁前, 每半年采集一次数据 (侧位片、后前位片、斜位头颅定位片, 藻酸盐印模以及病史); 之后每年采集一次数据直到16岁。记录是在孩子生日当天或临近时采集的。最终对82名儿童 (41名男孩, 41名女孩) 的记录进行了分析。在1965—

1981年间进行头颅侧位片拍摄，放大率为9.2%。每名孩子都被随访到16岁，在数据收集过程中没有一名孩子接受过正畸治疗。

所有侧位片均由2名人员在醋酸纤维描图纸上手动描绘并进行比较。如果标志点的变化小于1mm，则使用两者之间的中点。采用直角坐标对描绘记录进行数字化处理。这些数据发表在《非洲裔美国人的颅面生长图集》[41]上，可用于与高加索儿童的研究数据进行比较（表6-3）。

随机选择1/3的侧位片进行系统性、随机描记及测量误差检测。使用IBM PC-AT分析坐标。在其他纵向研究中使用的几个头影测量值未报道（表6-3）。

对6~16岁的非洲裔美国人进行的纵向研究显示，各种头影测量的变化可能会持续到16岁以后，这表明需要进一步研究随着年龄增长而发生变化的可能性。

儿童横断面研究

美国是由多个民族组成的，他们从四面八方跨越国界来到美国。美国的移民模式显示，大批同一种族的人群定居在特定的地理区域，例如，南部人口以苏格兰人、爱尔兰人和英国人为主，而艾奥瓦州人口以德国人为主，某些地区由挪威人和捷克人定居。

意识到这些群体之间的一些差异，一些正畸医生受到启发，开始研究他们特定的患者群体，因为他们担心为研究目的而制订的头影测量标准对他们的诊断没有帮助。大量的横断面研究报道了美国非洲裔儿童[30-38]的颅面特征（表6-2）。虽然很少有人使用研究中收集的数据对一个族群和另一个族群进行比较，但是他们会利用已发表的研究与他们自己的样本进行比较[34]。

已发布正常值的时效性

在头影测量学出现之前，我们对颅面生长的理解主要是基于软组织测量以及已故儿童的骨骼。但软组织测量有其固有的局限性，尤其是重复性问题，而已故儿童颅骨的测量则无法进行纵向研究。头颅X线片可以记录骨结构的一系列变化，并能保存几十年。多年来，每年或每半年对儿童进行侧位片拍摄，有时是正位片，为许多研究提供

了纵向和横断面数据。在一些研究中，儿童的纵向数据记录会持续到他们成年后[22-24]。在当时，这种研究二维的正位、侧位影角度和线性的测量参数的文章，使人们增加了对人类面部纵向生长和发育的认识。然而，在使用或引用这些研究时，理解这些研究及其局限性是很重要的，这样才能恰当地使用这些正常值。

由于许多这样的横向研究都是几十年前发表的，因此它们在研究设计方面可能存在不少问题。事实上，许多成人头影测量分析研究都有类似的问题，因此在回顾时应考虑到以下几点。事实上，几十年前发表的纵向研究的时效性可能会因为许多原因而受到质疑。

研究设计问题

在一些研究中（表6-2），受试者的数量很少，年龄范围宽，选择标准不是随机进行，部分标准如"可接受的"或"令人满意的"侧貌或咬合没有很好地定义或是具有主观性，而这可能并不代表其本身的特点。在某些情况下，样本没有区分有无生长潜力，只是简单地测算了头影测量参数的平均值。除了少数研究外[34]，许多论文没有提到进行可靠性的分析。

Cotton等[30]的报道实际上是3个独立群体的汇编，每个群体由不同的人测量，只有在发表时由一名评论员整理数据并撰写讨论。实验没有提到测量中用到的3种不同X线机的放大率。一般来说，大多数研究呈现的是只有最轻微牙性或骨性错𬌗受试者的头影测量值，但是也有其他研究的研究对象是由未知原因而寻求正畸治疗的患者。

放大率差异

放大率不一致是早期头影测量仪器的一个问题。大多数研究都没有报道放大率，也没有报道是否对放大率进行了校正。靠近头部放置的胶片是早期头颅定位片无法控制放大变形的另一个因素。最终，通过放置一个标准化的尺子或链条来计算放大率，同时可以校正线性距离。

头颅影像的放大

放大率的差异可能存在于研究中。例如，Bolton-Brush头颅定位片拍摄仪器从阳极管到患者头部中心的距

离是固定的，X线片可以均匀放大。然而，当头颅的尺寸变大时，阳极管和磁头中心之间的距离会增加，由于患者头颅大小是不同，因此这一距离的增加可能导致放大率的变化。由于早期的头颅影像片，在拍摄时在阳极管与患者头部中心之间并没有使用标准距离，所以不同机器拍摄的X线片无法相互比较。在Broadbent-Bolton的研究中，对双侧结构的左右两边都进行了描记，然后取平均值，这可能会产生少量的研究者误差，但在一定程度上减小了左右两边的放大误差和天然的不对称的误差。描记并不是随机进行的，而是从儿童最小年龄逐步进行到最大年龄，或者从最大年龄开始并回溯。

不同研究之间的放大率也存在差异。Broadbent-Bolton研究报道3岁以上的儿童有5.9%的放大率，而密歇根大学的研究报道，当头部正中矢状面到胶片的距离固定为7.75英寸（约19.7厘米）时，线性测量会有12.9%的放大率。目前尚不清楚各种头影测量参数的差异（表6-1）是由于实际的物理差异，还是由于缺乏放大率校正造成的。

Dibbets和Notte[42]的研究表明，在解释研究之间的差异，尤其是在解释不同种族之间的差异时，影像学放大率起着重要作用。他们用算术方法修正了已经出版的头影测量图集（Bolton、密歇根、梅哈里和费城生长研究）中所采用的各种线性参数的放大率。对各组研究的线性参数的平均值依据不同年龄进行比较，结果显示有些参数组间差异不大，而有些参数组间差异较大。某些参数因为只有部分研究报道所以没有被比较。因此，放大率的差异或放大率信息的缺乏使种族之间的比较变得困难。

然而，一项横断面研究（Huang等[38]）比较了从4个独立诊所收集的美国白种人和非洲裔美国人的头影测量数据，结果显示所有的头影测量仪都设置了相同的放大率（表6-2）。尽管发表的数据没有经过放大率校正，但他们发现，与高加索人相比，非洲裔美国青少年拥有更大的上颌骨（SNA）和下颌骨（SNB）以及更明显的上下颌骨差异（ANB）和离散趋势（向上倾斜的腭平面和向下倾斜的功能平面）。比较上颌骨、下颌骨和上下颌骨差异的测量方法是角度，而不是Dibbets和Notte[42]使用的线性测量方法，这表明需要使用多个头影测量参数来分析生长和发

育，才能使头影测量学具有使用价值。换句话说，患者的诊断可能取决于参数的选择。

尽管如此，Huang等[38]提供的头影测量值也不能用于比较患者的年龄差异，因为他们采用的方法是将不同年龄组放在一起。一般来说，临床医生在使用这些研究的绝对值来帮助决定患者的治疗方案时应该谨慎，除非他们知道自己的仪器放大率与这些研究是相同的。

种族人口的变化

随着时间的推移，美国境内不同种族群体从多个入境口岸迁徙到美国其他地区。虽然相似种族所形成的大型群体往往定居在特定地区，但这些地区的人口会随时间而发生改变，比如新族群的到达，旧群体的迁移或占人口比例变小。在这个过程中，基因库发生了掺杂[43]。例如，在1910—1970年间，当时的经济发展机遇驱使许多南部非洲裔美国人向北部和西部移民，造成非洲裔美国人与欧洲裔美国人、亚裔美国人以及印第安人之间出现了一些基因掺杂。这些新基因可能会改变这些群体目前的头颅测量标准值或表型。不过，在某些情况下，强烈的文化习俗可能会限制特定族群，各种头影测量特征正如亚拉巴马州的研究中所提出的那样可能也只会发生极小的变化。最近经济和文化习俗的变化似乎使许多表面面部特征及头影测量特征合为一体成为可能。这使将一些人简单划入某个类别变得困难，例如非洲裔。

此外，在各大洲或拥有大片陆地的国家内，各民族之间的头影测量值的差异并没有完全被了解。尽管许多非洲裔美国人的起源来自西非和中非西部，但在非洲裔美国人的基因库中存在着一些西南和东南非洲遗传特征的证据[44]。此外，华裔美国人也从地域辽阔的大陆迁移过来，他们之间可能存在着地方性或种族上的差异[40]。

营养的变化

时间、社会经济地位和营养变化对颅颌面测量的影响也是未知的。2002年疾病控制和预防中心的研究[45]显示，自1963年以来[45-46]，10岁美国男孩和女孩的平均身高增加了0.5~0.9英寸（1.27~2.29厘米），15岁的青春期男孩的身高增加了0.9英寸。费城[47]和其他国家（例

表6-4　基于纵向研究的高加索人和非洲裔美国儿童正常生长人群中SNB和SNPg（平均值±标准差）的比较

年龄（岁）	SNB（°）				SNPg（°）				PgNB（mm）			
	高加索人[a]（密歇根）		非洲裔美国人[b]（那什维尔，田纳西）		高加索人（密歇根）		非洲裔美国人（那什维尔，田纳西）		高加索人（密歇根）		非洲裔美国人（那什维尔，田纳西）	
	女性	男性	女性	男性	女性	男性	女性	男性	女性	男性	女性	男性
6	76.0 ± 3.5	76.5 ± 2.6	78.2 ± 4.3	77.5 ± 3.7	75.6 ± 3.6	76.0 ± 2.4	76.6 ± 3.8	76.9 ± 4.4	− 0.7 ± 1.5	− 1.0 ± 1.7	1.8 ± 1.4	2.3 ± 1.6
7	76.3 ± 3.1	75.7 ± 2.8	77.9 ± 4.4	77.8 ± 3.7	75.9 ± 3.1	75.4 ± 2.6	77.2 ± 3.8	77.0 ± 4.3	− 0.6 ± 1.3	− 0.5 ± 1.5	1.4 ± 1.0	1.9 ± 1.4
8	76.7 ± 3.3	76.3 ± 2.8	78.2 ± 4.5	78.1 ± 3.7	76.8 ± 3.3	76.4 ± 2.7	77.7 ± 3.7	77.4 ± 4.3	0.2 ± 1.3	0.2 ± 1.4	1.3 ± 1.1	1.8 ± 1.3
9	76.5 ± 3.4	76.4 ± 2.5	78.5 ± 4.4	78.0 ± 3.6	76.7 ± 3.3	76.7 ± 2.5	77.7 ± 3.8	77.9 ± 4.4	0.5 ± 1.6	0.5 ± 1.3	1.3 ± 0.9	1.5 ± 1.5
10	76.7 ± 3.5	76.5 ± 2.5	79.5 ± 4.9	78.5 ± 3.4	77.2 ± 3.6	76.9 ± 2.4	78.3 ± 3.5	78.8 ± 4.6	0.9 ± 1.1	0.8 ± 1.6	1.2 ± 1.0	1.7 ± 1.5
11	77.3 ± 3.9	76.5 ± 2.6	79.2 ± 4.7	78.8 ± 3.9	77.9 ± 3.9	77.1 ± 2.5	78.7 ± 4.0	78.7 ± 4.7	1.2 ± 1.2	1.2 ± 1.5	1.3 ± 1.0	1.5 ± 1.5
12	77.7 ± 3.4	77.3 ± 2.7	79.6 ± 4.2	79.8 ± 3.9	78.4 ± 3.4	77.9 ± 2.6	79.4 ± 4.1	79.3 ± 4.4	1.3 ± 1.3	1.3 ± 1.6	1.2 ± 1.1	1.5 ± 1.2
13	77.5 ± 3.9	77.5 ± 3.0	79.9 ± 4.8	79.5 ± 3.9	78.4 ± 4.0	78.2 ± 2.8	79.4 ± 4.2	79.6 ± 4.7	1.7 ± 1.3	1.5 ± 1.8	1.4 ± 1.2	1.4 ± 1.3
14	77.9 ± 3.8	77.3 ± 3.1	80.2 ± 4.0	80.1 ± 4.0	78.8 ± 4.1	78.2 ± 3.0	80.1 ± 4.1	79.9 ± 4.2	1.7 ± 1.4	1.9 ± 1.6	1.4 ± 1.2	1.4 ± 1.4
15	78.9 ± 3.9	77.6 ± 3.0	80.3 ± 4.7	80.3 ± 4.3	79.8 ± 4.1	78.5 ± 3.1	80.2 ± 4.3	80.1 ± 4.8	1.9 ± 1.4	2.1 ± .8	1.3 ± 1.3	1.6 ± 1.3
16	79.2 ± 2.3	78.2 ± 3.9	80.5 ± 5.1	80.6 ± 3.7	80.2 ± 2.5	79.3 ± 3.5	80.7 ± 3.6	80.4 ± 5.1	2.1 ± 1.6	2.4 ± 2.5	1.5 ± 1.3	1.4 ± 1.4

测量表明，平均B点（B）和颏前点（Pg）都随着年龄的增长而向前移动，但是Pg的向前移动通常小于SNB。尽管高加索人美国人和非洲裔美国人的PgNB值都是正数，但《非洲裔美国人的颅面生长图集》中的图实际显示了Pg符号的反转（在非洲裔美国人中，Pg在NB的远中则标为正值；而在高加索人中，Pg在NB的近中标记为正值）。与高加索人美国人相比，在16岁前非洲裔美国人的颏前点和平均B点没有区别。

[a]数据来自Riolo等[9]。

[b]数据来自Richardson[41]。

如，德国[48]、中国[49]、加拿大[50]）的身高变化在早些时候就已经被注意到了。这种高度差异对头影测量值（线距和角度）的影响是未知的，尽管我们可以假设线性测量值可能会发生变化，而且，如果结构中的线性变化彼此不成比例，那么角度也可能会发生变化。因此，20世纪30年代出生在美国的儿童的头影测量值可能与20世纪80年代或2000年出生的儿童不同。

年龄的影响

有些参数随年龄或成熟度的改变而发生变化（表6-1）。因此在10岁获得的测量参数值和成人的值相比会小得多[22,25,27,41]。尽管有些儿童早熟，而有些儿童晚熟，但根据年龄来划分的标准值对于儿童和青少年来说更具有代表性。尽管有研究表明，许多头影测量值在成人中也随着年龄的增长而变化，一些成人标准值的使用前提都是假设其很少或没有变化[22,24]。

性别差异

许多参数存在性别差异[8-10,22,40-41]，尽管其中一些差异直到青春期才变得明显。

基于头影测量参数选择所产生的分析差异

如前所述，由于多种原因，对不同种族的研究进行比较是复杂的。对使用相同年龄受试者的研究进行比较也比较困难，因为并非所有的研究都报道了同样的头影测量参数。例如，比较非洲裔美国人的B点和颏前点突度是很困难的，因为将颏前点定义为颏部的最前点是不可靠的，所以一些研究[33]没有报道包括颏前点在内的测量值。在某些情况下，学者并没有采用传统的头影测量特征值。例如，有一项研究[41]在颏前点位于鼻根点-B点后端时，使用正值而不是负值来记录颏前点的值（表6-4）。除非阅读了原始研究的方法，否则非洲裔美国儿童的PgNB值会被理解为下颌前突,虽然事实并非如此。Holdaway测量方法中颏前点的测量用的是骨组织A点和软组织的颏前点,而不是骨组织的颏前点[41]。

许多研究在比较种族差异时实际上是只在一个种族人群中进行的,这意味着他们已经控制了变量。它们通常引用以前发布的数据。例如,Richardson[34]的结论是,种族或民族之间的变异差异往往大于组间颅颌面测量参数的差异。这一比较很难解释,因为研究对象的选择标准在不同的论文中并不一致(表6-2),而且头影测量放大率的大小要么不同,要么没有纠正,要么没有报道。有些研究只报道了数据的平均值,而没有报道数据的变异范围,有些研究则没有报道相同的参数[34]。

审美差异

生物正常值和不同的审美价值观[35]都会影响治疗效果,而且这个理论一定也适用于不同的种族和文化群体。例如,用于分析高加索人美学的各种头影测量方法已经运用在其他种族中。非洲裔美国人和欧洲裔美国人的头影测量参数的差异很大,例如ANB、U1-NA交角,L1-NB交角,以至于75%的非洲裔美国人可能需要颏成形术或者拔除8颗前磨牙才能符合Steiner的侧貌[51]标准[35]。使用正常值来制订治疗计划的难度表明,相对于试图使治疗结果达到具有种族特征的头影测量标准值而言,根据医生和患者的审美评估可以更好地制订患者的治疗计划。

前牙的唇倾和前突是各种族间最常见的差异。几乎所有的非洲裔美国人的头影测量研究都显示前牙有明显的唇倾和前突[30,35]。然而,在一个国家内(例如,中国),不同民族的前牙突出程度可能不同[40]。

与骨骼相关的面部表面差异在同一个大洲内似乎也存在。中国人的骨骼测量与韩国人及日本人相比,也有一些显著不同,尽管这些比较是用已发表的数据进行的[40]。因此在决定治疗方案时,应考虑到这些差异。

Downs分析法被用来比较4个在美国出生的族群,每个族群都有正常的咬合和良好的面部形态:黑种人、中国人、日本人和白种人[30]。虽然这项研究有很多问题,但很明显,黑种人和华人群体的大多数骨骼参数的平均值通常都高于白种人群体的标准,但和日本人的值非常相似。与其他种族的牙列标准相比,白种人的牙列倾向于后移和舌倾。

头影测量参数的选择

对种族差异的解释也可能取决于所报道的特定的头影测量方法。例如,与高加索人相比,当选择测量L1-APg而不是IMPA时,中国男性和女性下颌切牙都明显前突[40]。高加索人的上颌骨相对长度(Co-A)比较大,但是SNA却不会偏大[40]。与高加索人相比,中国女性的PgN结果显示下颌骨明显后缩,而SNB则没有这种不同。下颌后缩也有助于解释下颌前牙相对后缩的原因。中国男性和女性的下颌平面都明显陡于高加索人。

人口差异

研究对象的选择并不总是随机的;选择标准因研究而异。每项研究都集中于美国或加拿大的特定人群。来自不同国家的移民往往定居在美国的特定地区,并形成大型社区。因此,许多研究是由具有相似或有限种族背景的个人组成的。然而,被研究社区的族群结构随着时间的推移而发生变化,一些研究中出现了新面孔,而老面孔由于各种原因逐渐消失。因此,一些纵向研究并没有统一报道来自同一个人的数据。在过去几十年中,发生了大量的族群融合,使人们难以确定这些群体的特征并按照最初的设想来使用这些标准。例如,非洲裔美国人有相当多的DNA多样性[30,41]。虽然这些不影响实际的正常值,但可能影响它们目前的有效性和应用。

不能假设在扩展研究中所有的成人即为在原先研究中的孩子[22]。仔细阅读材料和方法可以发现,一些研究中添加或删除了不同的成人。

身高的长期性变化

随着时间的推移,美国和其他国家的人口也发生了变化。例如,美国的国家生长数据以及来自德国[48]、中国[49]和加拿大[50]等国的数据显示,在过去50年或更长时间里,儿童的身高和体重均发生了变化。

理解这些研究,将有助于更有选择性地使用数据。从1946—1976年,斯图亚特/梅雷迪思成长图表被广泛用于比较儿童的身高和体重数据[45]。这些数据是在1930—1945年间，从居住在艾奥瓦州艾奥瓦市附近或马萨诸塞州波士顿两个地理位置截然不同的地区小样本的高加索人儿童中提取的。除了有限的种族背景和地域，大萧条和第二次世界大战肆虐也可能影响一些参与者的营养和社会经济背景。此外，数据没有进行统计曲线拟合。后来的这些图表被国家卫生生长统计图表所取代，这些图表是若干横向研究的汇编：1963—1965年间进行的"全国健康检查统计调查"（NHES Ⅱ），提供了6~11岁儿童的资料；1966—1970年的第一次"全国健康与营养检查调查"（NHES Ⅲ）提供了12 ~ 17岁的数据，1971—1974年的NHANES提供了1 ~ 17岁的数据。

1978年，美国疾病控制中心（CDC）将这些生长曲线替换为标准化曲线，以便更好地量化极端情况下的增长，并将生长与参考人群进行比较。2000年，这些标准化的生长曲线被替换。读者可以直接阅读CDC出版物，以更好地理解这些曲线的局限性[45]。现在的婴儿图表包含了母乳喂养儿童和配方奶喂养儿童。

横断面研究表明，20~74岁男性的平均身高从1960年的5.8英寸（约14.7厘米）增加到2002年的5.9英寸（约15.0厘米），同龄女性的平均身高从1960年的5.3英寸（约13.5厘米）增加到2002年的5.4英寸（约3.7厘米）。这种增长通常与社会经济地位和饮食有关，但也可能是由于美国人口种族的变化。这种高度的增加对面部骨骼变化的潜在影响尚不清楚，尽管可能有人猜测线性测量可能比角度测量的变化更大。然而，不同区域不成比例的增长也可能改变角度数值。因此，应用60多年前的生长数据可能已经不再适用于今天的儿童和青少年。

结论

探讨生长研究的相关性以及测量符合当前人群的正常值的研究，最好应当是在基于对其局限性的理解上而做出。这些研究在收集个体数据时，使人们对颅颌面复合体的二维生长的知识有了深刻的认知。在引用任何研究之前，应该阅读原始材料和方法以便更好地理解这个研究。对这些研究结果差异的比较不应仅仅基于已发表研究表中所给的数据，还应了解研究人群和每项研究的方法。利用这些正常值的最佳方法是发现研究之间重复出现的趋势，而不是关注于具体数字。事实上，所有为疾病诊断和治疗预后提供标准的横断面研究都应该评估其局限性和相关性。

参考文献

[1] Casko JS, Shepherd WB. Dental and skeletal variation within the range of normal. Angle Orthod 1984;54:5–17.
[2] Dorland's Illustrated Medical Dictionary, ed 27. Philadelphia: Saunders, 1988.
[3] Iared W, Koga da Silva EMK, Iared W, Rufino Macedo CR. Esthetic perceptions of changes in fixed profile resulting from orthodontic treatment with extractions of premolars: A systematic review. J Am Dent Assoc 2017;148:9–16.
[4] Dai ML, Xiao M, Yu Z, Liu DX. Effect of extraction and nonextraction treatment on frontal incisor esthetics: A meta analysis. Shanghai Kou Qiang Yi Xue 2015; 24:499–504.
[5] Meyer A, Woods MG, Manton DJ. Maxillary arch width and buccal corridor changes with orthodontic treatment. Part 2. Attractiveness of the frontal facial smile in extraction and non-extraction outcomes. Am J Orthod Dentofacial Orthop 2014; 145:296–304.
[6] Bowman SJ, Johnston LE. The esthetic impact of extractions and nonextration treatments on Caucasian patients. Angle Orthod 2000;70:3–10.
[7] American Association of Orthodontists Foundation Legacy Collection website. http://www.aaoflegacycollection.org/aaofhome.html. Accessed 5 March 2018.
[8] Broadbent BH Sr, Broadbent BH Jr, Golden WH. Bolton Standards of Dentofacial Developmental Growth. St Louis: Mosby, 1975.
[9] Riolo ML, Moyers RE, McNamara JA, Hunter WS. An Atlas of Craniofacial Growth: Cephalometric Standards from the University School Growth Study, monograph 2, Craniofacial Growth Series. Ann Arbor: University of Michigan, 1974.
[10] Burlington Growth Study. http://www.aaoflegacycollection.html?id=UTBurlington. Accessed 16 March 2018.
[11] Thompson GW, Popovich F. A longitudinal evaluation of the Burlington Growth Centre Data. J Dent Res 1977;56(special issue C):C71–C78.
[12] The University of Toronto Burlington Growth Study. http://www.aaoflegacycollection.org/aaof_collection.html?id=UTBurlington. Accessed 5 March 2018.
[13] The University of Oklahoma Denver Growth Study. http://www.aaoflegacycollection.org/aaof_collection.html?id=UOKDenver. Accessed 5 March 2018.
[14] Fels Longitudinal Study Collection. http://medicine.wright.edu/epidemiology-and-biostatistics/fels-longitudinal-study-collection. Accessed 5 March 2018.
[15] The Forsyth Institute Twin Sample. http://www.aaoflegacycollection.org/aaof_collection.html?id=Forsyth. Accessed 5 March 2018.
[16] The Iowa Facial Growth Study. http://www.aaoflegacycollection.org/aaof_collection.html?id=UIOWAGrowth. Accessed 5 March 2018.
[17] http://www.aaoflegacycollection.html?id=Krogman(Philadelphia). Accessed 4 November 2017.
[18] The UOP Mathews Growth Study. http://www.aaoflegacycollection.org/aaof_collection.html?id=UOPMathews. Accessed 5 March 2018.
[19] Matthews JR, Ware WH. Longitudinal mandibular growth in children with tantalum implants. Am J Orthod 1978;74:633–655.
[20] Matthews Jr, Perera PSG. Quantification of computerized lower incisor changes: A longitudinal implant study in man. Angle Orthod 1980;50:218–229.
[21] The Oregon Growth Study. http://www.aaoflegacycollection.org/aaof_collection.html?id=UOGrowth. Accessed 5 March 2018.
[22] Behrents RG. Growth in the Aging Craniofacial Skeleton. Ann Arbor: University of Michigan, 1985.
[23] Bishara S. Jakobsen JR. Changes in overbite and face height from 5 to 45 years of age in normal subjects. Angle Orthod 1998;68:209–216.
[24] Bishara S, Treder JE, Jakobsen JR. Facial and dental changes in adulthood. Am J Orthod Dentofacial Orthop 1994;106:175–186.
[25] Formby WA, Nanda RS, Currier GF. Longitudinal changes in the adult facial profile. Am J Orthod Dentofacial Orthop 1994;105:464–476.

[26] West KS, McNamara JA. Changes in the craniofacial complex from adolescence to midadulthood: A cephalometric study. Am J Orthod Dentofacial Orthop 1999;115:521–532.

[27] Pecora NG, Baccetti T, McNamara JA. The aging craniofacial complex: A longitudinal cephalometric study from late adolescence to late adulthood. Am J Orthod Dentofacial Orthop 2008;134:496–505.

[28] Lewis AB, Roche AF. Late growth changes in the craniofacial skeleton. Angle Orthod 1988;58:127–135.

[29] Kulshrestha R, Trivedi H, Tandon R, et al. Growth and growth studies in orthodontics—A review. J Dent Oral Care 2016;2:1–5.

[30] Cotton WN, Takano WW, Wong WW, Wylie WL. The Downs' Analysis applied to three other ethnic groups. Angle Orthod 1951;21:213–220.

[31] Altemus LA. A comparison of cephalofacial relationships. Angle Orthod 1960;23:217–240.

[32] Drummond RA. A determination of cephalometric norms for the Negro race. Am J Orthod 1980;50:301–311.

[33] Alexander TL, Hitchcock HP. Cephalometric standards for American Negro children. Am J Orthod 1978;74:298–304.

[34] Richardson ER. Racial differences in dimensional traits of the human face. Am J Orthod 1980;50:301–311.

[35] Anderson AA, Anderson AC, Hornbuckle AC, Hornbuckle K. Biological derivation of a range of cephalometric norms for children of African American descent. Am J Orthod Dentofacial Orthop 2000;118:90–100.

[36] Faustinimm, Hale C, Cisneros G. Mesh diagram analysis: Developing a norm for African American. Angle Orthod 1997;67:121–128.

[37] Bailey KL, Taylor RW. Mesh diagram cephalometric norms for American of African descent. Am J Orthod 1998;114:218–223.

[38] Huang WJ, Taylor RW, Dasanayake AP. Determining cephalometric norms for Caucasians and African Americans in Birmingham. Angle Orthod 1998;68:503–512.

[39] Alexander TL, Hitchcock HP. Cephalometric standards for American Negro children. Am J Orthod 1978;74:298–304.

[40] Gu Y, McNamara JA, Sigler LM, Baccetti T. Comparison of craniofacial characteristics of typical Chinese and Caucasian young adults. Eur J Orthod 2011;33:201–211.

[41] Richardson ER. Atlas of Craniofacial Growth in Americans of African Descent, monograph 26, Craniofacial Growth Series. Ann Arbor: University of Michigan, 1991.

[42] Dibbets JM, Notte K. Comparison of linear cephalometric dimensions in Americans of European descent (Ann Arbor, Cleveland, Philadelphia) and Americans of African descent (Nashville). Angle Orthod 2002;72:324–332.

[43] Baharian S, Barakatt M, Gignoux CR, et al. The great migration and African-American genomic diversity. PLOS Genet 2016;12(5):e1006059.

[44] Scheible M, Just R, Sturk-Andreaggi K, et al. The mitochondrial landscape of African Americans: An examination of more than 2500 control region haplotypes from 22 U.S. locations. Forensic Sci Int Genet 2016;22:139–148.

[45] Kuczmarski RJ, Ogden CL, Guo SS, et al. 2000 CDC Growth Charts for the United States: Methods and Development: Data from the National Health Examination Surveys and the National Health and Nutrition Examination Surveys. Hyattsville, MD: Department of Health and Human Services, 2002.

[46] Longley R. Americans getting taller, bigger, fatter, says CDC. http://usgovinfo.about.com/od/healthcare/a/tallbutfat.htm. Accessed 5 March 2018.

[47] Eveleth PB, Bowers EJ, Schall JI. Secular change in growth of Philadelphia black adolescents. Hum Bio 1979;51:213–228.

[48] Greil H, Schilitz A. Secular changes are different in distinct subgroups of the growing population. Anthropologischer Anzeiger 2005;63:45–61.

[49] Morgan SL. Richer and taller: Stature and living standards in China, 1979–1995. China J 2000;44:1–39.

[50] Binning G. Earlier physical and mental maturity among Saskatoon public school children. Can J Public Health 1958;49:9–17.

[51] Steiner CC. Cephalometrics in clinical practice. Angle Orthod 1959;29:8–29.

第 7 章

从2D头影测量到3D头影测量的转变：头影测量标志点和测量项目存在的问题

The Transition from 2D to 3D Cephalometrics: Understanding the Problems of Landmarks and Measures

Manuel Lagravère, DDS, MSc, PhD

Connie P. Ling, DDS, MSc

对于人类颅面模式的分析，首先是由人类学家和解剖学家发起的，他们记录了古代干颅骨的各种尺寸。对颅面形态进行的第一次测量是基于骨的标志点（颅骨测量）。随着时间的推移，人们开始使用触诊或通过按压邻近组织直接对活体进行测量。最后，随着X线的发现，人们开始对头颅侧位片进行了测量（头影测量）[1-2]。

随着头影测量放射学的发展，学者们已经提出了诸多不同的头影测量分析方法。它们有助于描述个体患者与研究得出的标准之间存在的差异，也可用于临床医生之间进行描述性沟通[2]。

头影测量分析是来自三维（3D）结构的二维（2D）类型的诊断性描绘，侧位片上的头影测量会受到投影标志点识别错误和测量误差的影响[2-3]。此外，2D X线片可产生放大率、变形和邻近结构的重叠。放大的产生是因为X线束源自不可能平行于被检查物体的所有点。由于在不同平面之间产生不同的放大率，所以会发生失真。尽管在头影测量分析中使用的许多标志点位于正中矢状面，但是一些标志点和许多用于描述颅面形状的双侧结构，都受到由于处于不同深度区域位置而导致的变形的影响[2-3]。

标志点识别错误也被认为是头影测量误差的主要来源。这种类型的误差受许多因素的影响，例如X线片的质量、标志点定义的精确度、标志点位置的可重复性和操作者的描记过程[2-3]。尽管存在这么多潜在的误差，头影测量片仍然被广泛使用，并且在许多情况下对于正畸患者的诊断和治疗是必要的。自20世纪70年代中期以来，正畸治疗中3D分析及其相关程序已经通过各种不同的方法进行了尝试。这个广泛领域的第一步就是制作模仿口腔结构的三维模型[4-6]。

3D成像

3D颅面成像需要应用各种不同学科的技术，例如应用数学、计算机科学和统计学。虽然一些计算机3D手段已经被开发出来用于辅助正畸诊断等并预测治疗结果[13]，但是，因为很少有公认的管理人类颌骨计算数据的标准或模式，所以获得的数据用于分析存在潜在的问题[14]。这些数据的临床应用涉及将信息从3D转换为2D格式，以便医生能够更好地理解它。其他缺点还有视角缺乏、重叠效应、成像伪影、信息空白和动态缺乏[15]。

使用3D成像软件的进步使我们能够感知3D颅面结构的重要变化。例如，该软件可用于评估功能矫治器影响下的颞下颌关节[16-17]。数字容积断层扫描是另一种用于各种机器的技术，例如，i-CAT（Imagine Sciences）、3D Accuitomo（J.Morita）和CB MercuRay（Hitachi）等[18]。CBCT比螺旋CT产生更低的放射剂量，其放射剂量与全口系列的根尖片相当[18]。基于其容积数据，它还允许二次重建，例如矢状面、冠状面和近轴位切割，以及不同颅面结构的3D重建[19]。由于这些原因，正畸行业有一种趋势是从传统的二维模拟射线照相转移到三维数字成像系统。研究人员和临床医生都知道，准确的患者信息可以构建特定的患者模型用于治疗、研究和教学的。

据报道，与常规头影测量X线片相比，CBCT产生的图像在解剖学上是真实的（也就是1∶1）3D重现，它可以从任何角度在颅骨的任何部位进行切面，并以数字化方式提供在纸张或胶片上。目前，3D成像为临床医生识别牙齿和其他结构提供了有用的信息，用于诊断和描述病情[20]。CBCT提供了传统2D头颅结构所无法获得的可视化颅面部结构的机会。尤其是，可以详细地观察包括各种解剖孔的颅底结构。

自从该技术于2000年左右在北美推出以来，临床医生目前面临的挑战是如何理解和解释3D成像，并根据信息/诊断阳性率患者风险和成本效益分析来确定特定的成像模式[15]。目前，没有特定的方法来分析这些类型的3D影像，如何合理解释仍然存在问题。因此，需要制订新标准，临床医生在处理这些类型的图像前也需要再培训。

标志点的可靠性

在把CBCT作为常见的正畸诊断方法之前，必须对标志点的可靠性进行评估。虽然评估已经广泛用于传统的头颅侧位片，但是对CBCT的标志点可靠性的评估却非常有限，所以需要在该领域进行额外的研究[21-22]。

标志点识别中涉及的误差被认为是头影测量分析中的一个重要问题[23]。Chen等[24]表示，不可能毫无误差地估计标志点位置。所以我们应尽量减少标志点识别中的误差，因为它是产生描图误差的主要原因[25-26]。有许多因素都会影响到标志点识别的可靠性，例如头影测量标志点的性质、图像的密度和清晰度、解剖复杂性和软硬组织的重叠、标志点的定义，以及观察者的训练水平或经验[26-28]。McWilliam和Welander补充说，标志点识别可能与模式识别有关，所以更适用于有经验的观察员[27]。同一名观察员对标志点的多次识别的误差通常小于不同观察员之间的识别误差[25]。同一名观察员多次识别标志点的差异可能是由于头影测量标志点的性质、图像质量和解剖结构的模糊，而不同观察员之间的差异可能是由于他们的培训和经验的差异[29-30]。

CBCT在牙科学中的出现提供了一种新的图像解决方案，没有与放大相关的预期投影误差，并且避免了传统头影测量成像和分析相关的重叠问题[31]。此外，CBCT提供了一系列的工具，例如3D重建和在任何方向上正交面，便于正确定位标志点。有研究[32-33]报道了使用模体和金属标记物在CT上呈现出的高准确性。这种方法证明了成像的准确性，但没有模拟因识别标志点模糊影响精度所出现临床情况[21]。

Kragskov等[21]通过比较线距和角度数值，对标志点的可靠性进行了间接比较，他们是对传统侧位片和三维螺旋CT的后前位片、侧位片的同样测量项目进行了比较。他们的研究结果表明，3D CT图像中的标志点和测量值可靠性更差。他们认为，其原因是在2D侧位片上的标志点之间计算的距离仅呈现x和y坐标，而3D CT图像呈现了x、y和z坐标，因此增加了额外的偏差[21]。Hildebolt等[34]认为，当标志点位于不同CT切面时，2D CT测量结果低于

3D CT测量结果[34]，而如果在同一切面上进行的测量则是准确可靠的[31,35-36]。要考虑的另一个方面是定位点位于扫描平面之外。例如，正常的横向CT扫描上，A点在扫描平面之外，但其很容易在3D CT图像重建中定位[21]。

标志点识别误差的大小取决于标志点的位置，在对比度高的边界清晰结构中较小，在颅面结构的模糊区域中较大[20,28]。Baumrind和Frantz指出在解剖学上形成的边缘或顶部的标志点很容易被识别，而那些在具有较大半径曲线上的标志点显示出更大的测量误差[29]。虽然他们针对的是2D成像，但同样也适用于3D成像。有些标志点在CBCT中比在2D侧位片上更难找到。下颌角点、髁突点和耳点就难以在3D投影中识别标志点，因为它们位于三维的平坦表面或广泛弯曲的骨骼结构上。传统侧位片中的曲面和平面表现为曲线，其仅涉及2D中的位置变化，而在CBCT中增加了第三个维度，增加了各个标志点的变化[21]。其他位于低密度区域的标志点在CBCT图像中也比2D侧位片中更难识别。根尖也很难定位，因为根尖的末端与其周围的皮质骨的分界不容易被识别。像这样的两个密集相近的结构如果仅在3D重建中去寻找某一个时会产生一些误差，因为软件将两个相似密度结构归为同类。

如果运用类似头影测量分析方法中的标志点测量角度或距离，则只有两个维度会对最终值产生影响，而第三个维度则根本没有影响。线性测量将受到所有3个维度的影响。此外，标志点识别差异的容忍度将取决于如何使用颅面测量。同一名检查者在不同时间对标志性识别的可靠性对于研究来说非常重要，而不同检查者对标志点识别的可靠性对于临床诊断和治疗计划非常重要。我们有理由认为，对于标志点识别的平均差异小于1mm在临床上是可接受的。平均差异在1～2mm之间，对于大多数的分析是可接受的。而平均差异大于2mm，我们应谨慎对待。

用CBCT建立新的标志点

头影测量中的传统标志点是基于2D影像中可直接观测而定义和应用的。在使用CBCT的3D影像中，这些传统的标志点可能不一定代表有用的解剖学结构。同时，由于重叠而无法在2D成像中可视化的重要结构现在可用于3D分析。例如，多个上颌骨和下颌骨骨骼标志点以及颅

底内的多个标志点在传统2D头颅图像中通常与相邻结构重叠，但他们现在可以准确和可靠地在3D影像中被识别（参见后文"以往侧位片上不可见的3D标志点"）。

因此，随着从2D头影测量转变到3D头影测量，我们应该对新标志点进行定义和评估。根据要分析的目的，这些可以位于骨骼和牙齿表面上或内部。这些标志点将为我们的诊断以及测量生长和治疗变化提供新工具，并可以克服2D成像中的某些限制因素。例如，牙髓可以用于评估牙齿位置的3D变化。CBCT中标志点的理想位置是在边缘、孔、顶点和其他可以使用3D成像中的工具轻松识别的结构。最好的标志点应该是可以使用3D重建轻松查看并且使用2D切片识别的标志点。从而消除在区分和确定解剖结构之间的界限时遗漏的可能性。此外，颅底内的3D标志点相对不受生长的影响，使不同时间采集的图像集得以重叠，并不受患者定位的影响[25]。这就可以从3D去评估颅面生长和治疗效果。CBCT也为软组织标志点提供了新的内容。

用作重叠的参考标志点应位于非生长结构中，并且与受治疗影响的区域相距一定距离，以减少单个标志点定位的误差影响。理想的情况是，选择的几个参考标志点应彼此相距很远并且位于不同的空间平面中以获得协调的3D坐标系。特别有用的标志点是两个容易识别且相距很远的点。标志点还需要位于能够代表所评估结构的"相关区域"中。而且标志点在生长和治疗的任何阶段都应该很容易被识别。最后，应根据正在评估的治疗类型或生长效应来选择标志点。

传统2D头影测量分析中由于结构重叠导致定点误差，从而影响了对实际变化的确定（例如，上颌扩弓治疗），CBCT的使用克服了这个局限性[37-39]。已经有几项研究使用CBCT和CT对上颌骨扩弓治疗中的3D变化进行分析。但是所有这些研究中的共性是仅使用线性和角度测量而不是使用3D坐标系来验证变化。

在2D分析中，考虑到该类型成像的局限性，已经使用标志点来表示结构。在3D成像中，一个标志点可能不一定代表整个解剖结构对生长或治疗的反应。出于这个原因，应该考虑在一个相关的结构中增加多个标志点。例如，位于牙齿的各个部分上的标志点将允许测量所有空间

平面中的运动，包括旋转运动。

Swennen等[42]理解在使用3D Cartesian系统时需要使用以3D为基础的测量方法。他们选择常用的2D头影测量标志点来确定标准化参考位置并定位颅骨结构，然后使用不同的标志点确定3D位置变化。这种方法的缺点是使用位于颅骨结构中的标志点，这些标志点容易随着生长而变化（形成FH平面的标志点、蝶鞍点和鼻根点），这些变化可能与治疗变化同时发生，因此可能会因为随访时间的推移而使结果有所偏差。

Tausche等[43]使用类似的3D Cartesian系统方法来确定上颌骨扩弓治疗后的变化。这种方法的优点是使用颅底的标志点来标准化颅骨位置。然而，该研究仅仅是报道了线距和角度测量的变化，而没有充分发挥其评估3D变化的潜能。

关于侧位、后前位头影测量中使用标志点坐标位置可靠度的报道并不常见。一些研究[3,27,44-45]确实对几个点的x和y坐标的可靠度进行了报道，并且有一个Meta分析也对一些侧位片中标志点的可靠度进行了总体分析。有些标志点，例如眶点、梨状点和耳点在这些研究中表现出最大的误差。

多次标志点定位产生的误差，其临床意义难以界定，这取决于分析的目的。出于诊断目的，将人群正常值与特定患者进行比较；应充分考虑不同检查者的可靠性，大于1.5mm的变化可被认为具有临床意义。当分析不同的时间点时，应考虑累积的标志点位置误差的影响。在通过前后重叠来评估生长或治疗干预的效果时，检查者前后测量的可靠性是最重要的。在这种情况下，差异大于1.0mm的标志点将具有临床意义。被检测的结构的大小和结构的变化幅度也将影响标志点识别误差的临床意义。标志点识别误差在x、y和z坐标中可能不同，一些标志点可有助于检测某个坐标的变化，但对其他坐标的变化无效。例如，梨状点对于同一名检查者前后检查来说，在横向维度上具有较小的误差，但在垂直维度上具有较大的误差。在上颌骨扩弓的情况下，梨状点可用于评估鼻宽度的变化，但不应用于评估垂直向上的变化。

重新定义2D标志点

从2D头影测量转变到3D头影测量的一个主要挑战是将之前的2D标志点重新定义在3D空间。例如，上下颌基骨前端被定义为2D平面图像上的单个点。然而，在3D硬组织模型上，这些点实际上是两个表面而不是容易定义的3D点。此外，这两个点在正畸牙齿移动期间也经会发生骨改建。随着对3D解剖量化的兴趣日益增长，需要进行更多研究以将之前的2D标志点正式转换为3D空间，而不会引入新的定点误差。对选定标志点必须满足以下要求：在整个治疗过程和持续生长中保持稳定，在解剖学上可准确定位，并且易于重复。此外，这些标志点必须代表骨骼和牙齿特征，可以实际用于深入研究。

只有少数研究[47-48]对3D骨骼和牙齿标志点的准确性和可靠性进行了分析。据笔者所知，支持3D标志点的准确性和可靠性的证据仍然很有限。因为每个标志点在所有3个轴上都可能具有非一致性误差，所以对治疗后效果评估需要在每个轴向上确定最精确的标志点测量值。应重新检查之前的2D标志点，以确定是否需要添加新的标志点（表7-1）以及是否应删除某些之前的标志点。代表相关区域骨骼和牙齿的标志点，必须通过比较正常人群与未经治疗的异常人群的测量值来确定其有效性。这些群体之间的标准差太大或没有差异，那么它对诊断分析就没有意义。

例如，梨状点位于鼻腔凸起的外部。该区域中的骨骼薄且密度低，因此该骨骼的辨认非常依赖于软件中使用的阈值。一些牙齿的根尖也难以辨认，因为与相邻骨相比其密度较低。耳道是圆柱形结构，并且在x轴中，外耳道可以沿着耳道定位在各种位置。没有明显的颧上颌缝的患者，其左侧和右侧的颧骨也很难辨认。

Baumrind和Frantz指出，标志点位置的精确度（可靠性）很大程度上取决于所代表的解剖结构的形态[29]。解剖因素包括标志点的形状、大小、与相邻结构的对比以及解剖变异，这些都对3D标志点位置的精确度和可靠性产生影响。首选的解剖学标志应该包括位于尖锐骨骼或尖锐弯曲结构上的解剖结构。牙齿根尖已被证明具有良好的可靠性和准确性，但由于与相邻骨骼相比其密度低，某些牙

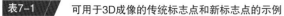

表7–1　可用于3D成像的传统标志点和新标志点的示例

标志点	特别说明	横断面视图（xy）	冠状面视图（xz）	矢状面视图（yz）
上下颌骨标志点				
腭大孔（GPF）	首先使用冠状面视图，找到鼻底水平的孔	最中心	下方最中心	最中心
眶下孔（IORB；最前孔）	首先使用轴横断面和冠状面视图，沿着神经管找到孔	最中心	最中心	前方最中心
鼻腭孔（NPF）	首先使用横断面视图，标记出左右侧最凹的皮质骨边缘	最凹陷和最中心	最凹陷和最中心最外侧	皮质骨最边界
颏孔（MF）	首先使用冠状面视图，找到中间的切面，然后转到横断面视图	最中心	最侧面的中心	最侧面的中心
颅底骨标志点				
鸡冠（CG）	首先使用横断面视图，然后转向冠状面视图	最上点	最中心点	最中心点

（续）

表7-1 （续） 可用于3D成像的传统标志点和新标志点的示例

标志点	特别说明	横断面视图（xy）	冠状面视图（xz）	矢状面视图（yz）
卵圆孔（OVALE）	先使用横断面视图，然后转到冠状视图	最中心	最中心	最中心
棘孔（SPIN）	首先使用横断面视图，下颌骨髁突和关节窝作为辅助	最中心	最中心	最中心
圆孔（ROTUN）	首先使用冠状面视图，然后转向矢状面视图和横断面视图	最中心	最中心	最上方
枕骨大孔背（MDFM；左右侧皮质骨连接的最近中点）	首先使用矢状面视图，然后转到横断面视图，找到最近中点（蝶骨斜坡）	中下部最上皮质骨	下方最中心	前方最中心
后翼管（PVID）	首先使用横断面视图，然后转到冠状面视图。使用卵圆孔和棘孔作为参考	最后方中心点	最中心	最后方中心点

（续）

表7-1 （续） 可用于3D成像的传统标志点和新标志点的示例

标志点	特别说明	横断面视图（xy）	冠状面视图（xz）	矢状面视图（yz）
舌下管（HYPO）	首先使用冠状面视图，找到最内侧的孔的开口	内侧最中心	最中心	内侧最中心
左侧外耳道（EAM.L；骨性部分）	首先使用冠状面视图	最中心	最中心	最中心
右侧外耳道（EAM.R）	首先使用冠状面视图	最中心	最中心	最中心

牙列标志点

磨牙牙髓（髓角颊侧近中点，上下颌）		最中心点		
前磨牙牙髓（髓角的颊侧点，仅上颌）		最中心点		
尖牙牙髓（髓角的颊侧点，上下颌）		最中心点		

（续）

表7-1 / （续） 可用于3D成像的传统标志点和新标志点的示例

标志点	特别说明	横断面视图（xy）	冠状面视图（xz）	矢状面视图（yz）
磨牙近颊根根尖（上下颌）	最中心点			
磨牙颊侧皮质骨（AVBN，上下颌）	起至根尖同一水平，沿着相对于根管和根尖中心的假想平行线			
前磨牙颊根根尖（仅上颌）	最中心点			
前磨牙颊侧皮质骨（AVBN，仅上颌）	起至根尖同一水平，沿着相对于根管和根尖中心的假想平行线			
尖牙根尖（上下颌）	最中心点			
尖牙颊侧皮质骨（AVBN，上下颌）	起至根尖同一水平，沿着相对于根管和根尖中心的假想平行线			

齿根尖就很难识别，最终定位不像骨骼标志点那样准确。路径弯曲、倾斜或直径较大的骨管在横截面上很难精确地定位管道或孔的中心。这可以解释为什么与舌下神经孔、耳点和眶下孔相比，棘孔具有更高的准确性和可靠性。此外，位于薄骨板内的标志点也是很难辨认。例如，从横断面视图看腭大孔位于腭骨的较薄的水平部。从冠状面和矢状面视图更容易定位，其中高密度的鼻腔壁和腭骨可以用作辅助，以帮助定位腭大孔的最下开口。

以往侧位片上不可见的3D标志点

如前所述，现在可以使用3D成像准确和可靠地来识别在之前的2D后前位片或侧位片上不可见的若干解剖标志。腭大孔（GPF）是在前后方向的细长孔，平均为2mm×4mm[20]。它通常与上颌第三磨牙近中面或远中面平行。任何上颌快速扩弓后的上颌骨后部的骨骼变化将反映为GPF位置的变化。腭大孔也远离上颌第一磨牙牙根而不会受牙槽改建的影响。腭大孔内含腭大神经和血管，并已被证实存在于颅骨两侧。据报道，200例（0.5%）研究中只有1例报道了单侧有两个腭大孔[20]。

鼻腭孔（NPF）是一种位于上颌前牙的漏斗形开口，它位于上颌中切牙后面。近远中尺寸平均为3.5mm，在唇腭侧尺寸平均为2.8mm[20]。鼻腭孔是一个重要的标志点，因为它远离上颌尖牙、前磨牙和磨牙，会由于上颌快速扩弓而移动。

对其他牙齿及骨骼结构相对于鼻腭孔的测量项目具有优异的准确度和可靠性。

眶下孔（IORB）位于上颌骨中，高度位于第一和第二前磨牙的根尖上方。笔者的研究结果与先前有个类似的研究一致，该研究报道了在所有3个维度上其可靠性和精确度在0.7mm内[47]。然而，眶下孔和眶下管的倾斜度以及眶下孔大且不稳定的尺寸（3.4mm×2.4mm±1.5mm）导致我们难以定位它[20]。

颏孔位于第一和第二前磨牙的根尖下方的下颌骨中。孔的平均尺寸为2.4mm×1.8mm[20]。笔者的研究结果与先前有个类似的研究结果一致，该研究报道了在所有3个维度上其可靠性和精确度在0.5mm内[47]。

多根牙齿的根尖可以通过3D成像更容易识别，并且比单根的根尖更精确，最可能是因为根尖的直径较窄。然而，在分析横向测量时，不完全形成的弯部可能会产生误导性结果，这是否具有临床意义值得怀疑。

棘孔中心的平均尺寸为2.4mm×2.0mm[20]，它已证明是确定颅骨中线的良好标志点[50]。

卵圆孔中心尺寸较大为7.0mm×3.6mm[20]，并且由于其在前后向（y轴）中的细长形状而比棘孔更难定位。此外，骨管在垂直向轴（z轴）上从下到上延伸到内侧，导致难以进行标志点识别。

由于其直径小且在冠状视图中始终呈圆形，所以后翼管（PVID）的最后方中心点易于识别。它有一条相对直的管道，平行于FH平面和腭平面，可以可靠轻松地描绘出其最后面的开口。笔者发现这是一个很好的标志点，只要避免将它与颅底区域的相邻的孔和管混淆。

表7-2提供了一些额外的细节信息，以便判断识别头影测量分析中所建议的3D标志点的难易程度。

| 表7-2 | 可用于3D成像的传统标志点和新标志点的示例 |

标志点	定义	标志点定位的难易程度			理由
		x 轴	y 轴	z 轴	
颅底					
棘孔	棘孔中心	简单	简单	简单	尺寸小并且相当垂直于颅底平面
卵圆孔	卵圆孔中心	简单	难	难	尺寸大、椭圆形、细长且侧壁薄
后翼管	视网膜孔口的最后方中心点	简单	难	简单	小直径、与FH平面和腭平面（ANS-PNS）几乎平行走形的直管，但管道最后10mm逐渐变细
圆孔	圆孔的最后方中心点	难	难	简单	大直径、薄的上壁、前后倾斜
枕骨大孔背	枕骨大孔背前下部的中间点（对应于蝶骨斜坡/基底）	简单	简单	简单	可以准确可靠地识别蝶骨斜坡
鸡冠	鸡冠的最上点	简单	简单	简单	易于识别的尖锐的点
外耳道	外耳道的骨性部分的中心	难	难	难	非常大的直径、曲折的管道并与软骨融为一体
舌下神经	舌下神经管最内侧颅孔的中心点	难	难	难	带锥形孔的弯曲管道
上颌					
腭大孔	腭大孔的最下部的中心点	难	简单	简单	薄的腭骨
鼻腭孔	鼻腭管/切牙管的开口最下部的近远中的中心点	难	简单	简单	近远中最弯曲的部分在定位方面存在一些困难
眶下孔	眶下管孔口前部水平的中心点	难	难	难	眶下管的最前15～20mm，从内下方倾斜向上逐渐变细
牙髓	指定牙齿的颊侧最近中髓角点	简单	简单	简单	此点很容易识别
牙根尖	指定牙齿的颊侧最近中根尖点	简单	简单	简单	此点很容易识别
牙齿颊侧皮质骨	与指定牙齿的根尖平行并处于同一水平的颊侧皮质骨板	简单	简单	难	如果没有根尖点的参考，则没有垂直止点来定位
下颌					
颏孔	颏神经管最外侧孔的中心点	简单	简单	难	大而锥形的孔口
牙髓	指定牙齿的最近中颊侧髓角点	简单	简单	简单	此点很容易识别
牙根尖	指定牙齿的最近颊根尖点	简单	简单	简单	此点很容易识别
牙齿颊侧皮质骨	与指定牙齿的根尖平行并处于同一水平的颊侧皮质骨板	简单	简单	难	如果没有根尖点的参考，则没有垂直止点来定位

ANS，前鼻棘；PNS，后鼻棘。

参考文献

[1] Rubin RM. Making sense of cephalometrics. Angle Orthod 1997;67:83–85.

[2] Athanasiou AE. Orthodontic Cephalometry. London: Mosby-Wolfe, 1995.

[3] Major PW, Johnson DE, Hesse KL, Glover KE. Landmark identification error in posterior anterior cephalometrics. Angle Orthod 1994;64:447–454.

[4] DeFranco JC, Koenig HA, Burstone CJ. Three-dimensional large displacement analysis of orthodontic appliances. J Biomech 1976;9:793–801.

[5] Chaconas SJ, Caputo AA, Davis JC. The effects of orthopedic forces on the craniofacial complex utilizing cervical and headgear appliances. Am J Orthod 1976;69:527–539.

[6] Ayala Perez C, de Alba JA, Caputo AA, Chaconas SJ. Canine retraction with J hook headgear. Am J Orthod 1980;78:538–547.

[7] Vannier MW. Craniofacial imaging informatics and technology development. Orthod Craniofac Res 2003;6(suppl):73–81.

[8] Maki K, Inou N, Takanishi A, Miller AJ. Computer-assisted simulations in orthodontic diagnosis and the application of a new cone beam X-ray computed tomography. Orthod Craniofac Res 2003;6(suppl):95–101.

[9] Beers AC, Choi W, Pavlovskaia E. Computer-assisted treatment planning and analysis. Orthod Craniofac Res 2003;6(suppl):117–125.

[10] Meehan M, Teschner M, Girod S. Three-dimensional simulation and prediction of craniofacial surgery. Orthod Craniofac Res 2003;6(suppl):102–107.

[11] Moss JP, Ismail SF, Hennessy RJ. Three-dimensional assessment of treatment outcomes on the face. Orthod Craniofac Res 2003;6(suppl):126–131.

[12] Baumrind S, Carlson S, Beers A, Curry S, Norris K, Boyd RL. Using three-dimensional imaging to assess treatment outcomes in orthodontics: A progress report from the University of the Pacific. Orthod Craniofac Res 2003;6(suppl):132–142.

[13] Miller RJ, Kuo E, Choi W. Validation of Align Technology's Treat III digital model superimposition tool and its case application. Orthod Craniofac Res 2003;6(suppl):143–149.

[14] Hannam AG. Dynamic modeling and jaw biomechanics. Orthod Craniofac Res 2003;6(suppl):59–65.

[15] Mah J, Hatcher D. Current status and future needs in craniofacial imaging. Orthod Craniofac Res 2003;6(suppl):10–16.

[16] Hu L, Zhao Z, Song J, Fan Y, Jiang W, Chen J. The influences of the stress distribution on the condylar cartilage surface by Herbst appliance under various bite reconstruction—A three dimensional finite element analysis [in Chinese]. Hua Xi Kou Qiang Yi Xue Za Zhi 2001;19:46–48.

[17] Song J, Zhao Z, Hu L, Jiang W, Fan Y, Chen J. The influences upon the passive tensile of the masticatory muscles and ligaments by Herbst appliance under various bite reconstruction—A three dimensional finite element analysis [in Chinese]. Hua Xi Kou Qiang Yi Xue Za Zhi 2001;19:43–45.

[18] Scarfe WC, Farman AG, Sukovic P. Clinical applications of cone-beam computed tomography in dental practice. J Can Dent Assoc 2006;72:75–80.

[19] Ziegler CM, Woertche R, Brief J, Hassfeld S. Clinical indications for digital volume tomography in oral and maxillofacial surgery. Dentomaxillofac Radiol 2002;31:126–130.

[20] Mah J. 3-dimensional visualization of impacted maxillary cuspids. AADMRT Newsletter, Winter 2003.

[21] Kragskov J, Bosch C, Gyldensted C, Sindet-Pedersen S. Comparison of the reliability of craniofacial anatomic landmarks based on cephalometric radiographs and three-dimensional CT scans. Cleft Palate Craniofac J 1997;34:111–116.

[22] Lou L, Lagravère MO, Compton S, Major PW, Flores-Mir C. Accuracy of measurements and reliability of landmark identification with computed tomography (CT) techniques in the maxillofacial area: A systematic review. Oral Surg Oral Med Oral Pathol Oral Radiol Endod 2007;104:402–411.

[23] Kamoen A, Dermaut L, Verbeeck R. The clinical significance of error measurement in the interpretation of treatment results. Eur J Orthod 2001;23:569–578.

[24] Chen YJ, Chen SK, Yao JC, Chang HF. The effects of differences in landmark identification on the cephalometric measurements in traditional versus digitized cephalometry. Angle Orthod 2004;74:155–161.

[25] Gravely JF, Benzies PM. The clinical significance of tracing error in cephalometry. Br J Orthod 1974;1:95–101.

[26] Cohen AM. Uncertainty in cephalometrics. Br J Orthod 1984;11:44–48.

[27] McWilliam JS, Welander U. The effect of image quality on the identification of cephalometric landmarks. Angle Orthod 1978;48:49–56.

[28] Houston WJ, Maher RE, McElroy D, Sherriff M. Sources of error in measurements from cephalometric radiographs. Eur J Orthod 1986;8:149–151.

[29] Baumrind S, Frantz RC. The reliability of head film measurements. 1. Landmark identification. Am J Orthod 1971;60:111–127.

[30] Savage AW, Showfety KJ, Yancey J. Repeated measures analysis of geometrically constructed and directly determined cephalometric points. Am J Orthod Dentofacial Orthop 1987;91:295–299.

[31] Waitzman AA, Posnick JC, Armstrong DC, Pron GE. Craniofacial skeletal measurements based on computed tomography: Part II. Normal values and growth trends. Cleft Palate Craniofac J 1992;29:118–128.

[32] Matteson SR, Bechtold W, Phillips C, Staab EV. A method for three-dimensional image reformation for quantitative cephalometric analysis. J Oral Maxillofac Surg 1989;47:1053–1061.

[33] Tyndall DA, Renner JB, Phillips C, Matteson SR. Positional changes of the mandibular condyle assessed by three-dimensional computed tomography. J Oral Maxillofac Surg 1992;50:1164–1172.

[34] Hildebolt CF, Vannier MW, Knapp RH. Validation study of skull three-dimensional computerized tomography measurements. Am J Phys Anthropol 1990;82:283–294.

[35] Klinge B, Petersson A, Maly P. Location of the mandibular canal: Comparison of macroscopic findings, conventional radiography, and computed tomography. Int J Oral Maxillofac Implants 1989;4:327–332.

[36] Aaron A, Weinstein D, Thickman D, Eilert R. Comparison of orthoroentgenography and computed tomography in the measurement of limb-length discrepancy. J Bone Joint Surg Am 1992;74:897–902.

[37] Goldenberg DC, Alonso N, Goldenberg FC, et al. Using computed tomography to evaluate maxillary changes after surgically assisted rapid palatal expansion. J Craniofac Surg 2007;18:302–311.

[38] Loddi PP, Pereira MD, Wolosker AB, Hino CT, Kreniski TM, Ferreira LM. Transverse effects after surgically assisted rapid maxillary expansion in the midpalatal suture using computed tomography. J Craniofac Surg 2008;19:433–438.

[39] Habersack K, Karoglan A, Sommer B, Benner KU. High-resolution multislice computerized tomography with multiplanar and 3-dimensional reformation imaging in rapid palatal expansion. Am J Orthod Dentofacial Orthop 2007;131:776–781.

[40] Garrett BJ, Caruso JM, Rungcharassaeng K, Farrage JR, Kim JS, Taylor GD. Skeletal effects to the maxilla after rapid maxillary expansion assessed with conebeam computed tomography. Am J Orthod Dentofacial Orthop 2008;134:8–9.

[41] Garib DG, Henriques JF, Janson G, Freitas MR, Coelho RA. Rapid maxillary expansion—Tooth tissue-borne versus tooth-borne expanders: A computed tomography evaluation of dentoskeletal effects. Angle Orthod 2005;75:548–557.

[42] Swennen GR, Schutyser F, Barth EL, De Groeve P, De Mey A. A new method of 3-D cephalometry Part I: The anatomic Cartesian 3-D reference system. J Craniofac Surg 2006;17:314–325.

[43] Tausche E, Hansen L, Hietschold V, Lagravère MO, Harzer W. Three-dimensional evaluation of surgically assisted implant bone-borne rapid maxillary expansion: A pilot study. Am J Orthod Dentofacial Orthop 2007;131(suppl):S92–S99.

[44] Major PW, Johnson DE, Hesse KL, Glover KE. Effect of head orientation on posterior anterior cephalometric landmark identification. Angle Orthod 1996;66:51–60.

[45] Liu JK, Chen YT, Cheng KS. Accuracy of computerized automatic identification of cephalometric landmarks. Am J Orthod Dentofacial Orthop 2000;118:535–540.

[46] Trpkova B, Major P, Prasad N, Nebbe B. Cephalometric landmarks identification and reproducibility: A meta analysis. Am J Orthod Dentofacial Orthop 1997;112:165–170.

[47] Naji P, Alsufyani NA, Lagravère MO. Reliability of anatomic structures as landmarks in three-dimensional cephalometric analysis using CBCT. Angle Orthod 2014;84:762–772.

[48] Lemieux G, Carey JP, Flores-Mir C, Secanell M, Hart A, Lagravère MO. Precision and accuracy of suggested maxillary and mandibular landmarks with cone-beam computed tomography for regional superimpositions: An in vitro study. Am J Orthod Dentofacial Orthop 2016;149:67–75.

[49] Lagravère MO, Gordon JM, Guedes IH, et al. Reliability of traditional cephalometric landmarks as seen in three-dimensional analysis in maxillary expansion treatments. Angle Orthod 2009;79:1047–1056.

[50] Marmary Y, Zilberman Y, Mirsky Y. Use of foramina spinosa to determine skull midlines. The Angle Orthod 1979;49:263–268.

第8章

气道头影测量分析

Cephalometric Airway Analysis

Ahmed Ghoneima, BDS, PhD, MSD
Katherine Kula, MS, DMD, MS

上气道是由鼻腔和口腔向下延续至喉部环状软骨的呼吸通道。鼻腔，口腔向后并入咽部，咽在解剖学上分为3个部分：鼻咽、口咽以及喉咽（图8-1）。鼻咽，为咽部的上份，介于鼻腔的后份以及软腭上份之间。口咽，位于鼻咽下部，向下延续至会厌，其被分为腭后口咽以及舌后口咽；可作为气道和食道的一部分。喉咽，或称为下咽部，是咽下部区域，其由会厌向下延伸至喉部。上颌窦也被纳入上气道，但关于鼻腔和鼻窦间气体交换却鲜为人知。

上气道的形态和大小会对通气量造成影响。上气道与颅颌面牙列解剖关系邻近，使两者也会彼此影响。正常颅颌面结构的生长发育是依赖于鼻呼吸和通畅的呼吸气道[1-3]。本章节的目的是通过使用2D和3D影像测量进行上气道的分析。

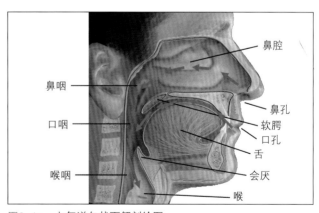

图8-1a 上气道矢状面解剖绘图

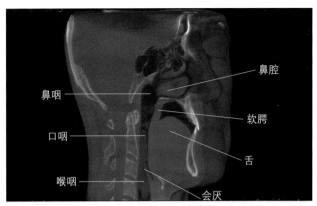

图8-1b　上气道CBCT正中矢状面平面影像

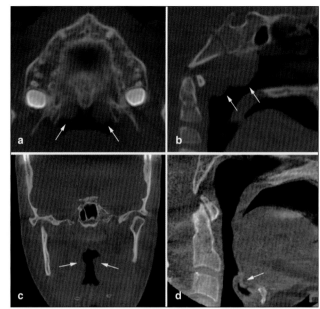

图8-2　（a）横断面显示一鼻甲骨下方增厚的黏膜衬里。（b）矢状面显示一个肿大的咽扁桃体（腺样体）。（c）冠状面显示肿大的腭扁桃体。（d）矢状面显示一个肿大的舌扁桃体

2D和3D上气道分析

一些常见的气道阻塞疾病，例如，哮喘和睡眠呼吸暂停综合征，是与气道软组织结构塌陷以及伴随的气道体积和通气量减少有关的。咽、腭扁桃体或腺样体的形态改变也会显著影响气流以及气道动力学（图8-2）。由软组织水肿和炎症所引起的呼吸疾病会导致气道的狭窄并影响气道的通畅。通过上气道的持续气流会促进上颌骨横向的发育。气道狭窄或是气道大小的改变均会影响呼吸功能。上气道结构狭窄的临床监测可以早期识别牙列、颌骨发育不良，面部形态异常和/或阻塞性睡眠呼吸暂停（OSA）[4-6]。

在生长发育高峰期，鼻呼吸的功能异常和模式改变都将不利于颅面骨骼结构的发育。人体和动物实验均表明，气道阻塞会导致颅颌面结构形态异常。长期严重的鼻通气量减少会引起生长发育的改变，例如静息状态时长期的张口，𬌗间距离增大，舌及舌骨位置降低，唇闭合无力，下颌骨后旋、开张，前面高增加，甚至是后牙反𬌗以及上颌骨发育不良。这些改变为长脸综合征或腺样体面容的特征。上述组织的改变会因气道阻塞的程度以及开始和持续时间的不同，而出现不同程度的变化[7-8]。

由于颅颌面的正常生长发育取决于正常气道的形态和功能，所以气道的评估应当作为正畸诊断以及治疗计划的一个重要参考因素。早期正畸检查可成为气道紊乱的一

个初筛指标。如果患者问诊结果中包含打鼾和睡眠中断的症状与体征，同时影像学检查结果显示，可能存在气道疾病，则需要转诊给睡眠医学专家进行全面检查以发现潜在的呼吸性睡眠障碍问题[9-10]。

X线透视检查、声反射、光纤维咽镜、头颅X线片、光学相干X线断层扫描、CBCT以及MRI等技术，一直以来都是评估气道的方法[11-15]。OSA检测通常是需要在一名医学睡眠专家监测下，留院观察一夜进行的，但现在医生也可以通过使用可靠的家用诊断设备来诊断和确定OSA严重程度[10]。然而，先进的气道评估设备非常昂贵，可能并非所有医疗机构都能使用。

侧位片是正畸评估牙齿、骨骼和软组织结构形态及彼此间关系的常规检查方法。其也常用于对OSA人群的气道分析，故被认为是一种简明、有效的检测气道通畅的方法。特别是在鼻咽和腭咽部检查中，它是测量气道大小的可靠和有效的方法[15-17]。侧位片提供了腺样体、软腭、舌、舌骨和咽的信息。它还可以对气道的间隙和/或灰度进行视觉评价。然而，通过使用侧位片分析气道也存在一些缺点。侧位片只能展示一个三维物体的二维视图。无法

表8-1	用于评估咽部气道、软腭形态、舌骨位置和颅面角的头颅测量标志点

标志点	定义
蝶枕点（Ho）	在正中矢状平面上，蝶枕软骨结合的最前下点
腺样体1点（ad1）	鼻咽后壁与PNS-Ba连线的交点
腺样体2点（ad2）	鼻咽后壁与过PNS点垂直BaS连线的交点
咽后壁点（ppw）	咽后壁与骀平面的交点
咽后壁1点（ppw1）	咽后壁与腭平面的交点
咽后壁2点（ppw2）	咽后壁与舌骨和CV2前下点的连线的交点
咽后壁4点（ppw4）	咽后壁与舌骨和CV4前下点的连线的交点
咽前壁2点（apw2）	咽前壁与舌骨和CV2前下点的连线的交点
咽前壁4点（apw4）	咽后壁与舌骨和CV4前下点的连线的交点
咽上壁点（spw）	咽上壁与舌骨和过PNS垂直于腭平面连线的交点
寰椎骨点（AA）	在正中矢状位，寰椎骨的前弓的最前点
第二颈椎点（CV2ia）	第二颈椎椎体的前下点
第三颈椎点（CV3ia）	第三颈椎椎体的前下点
第四颈椎点（CV4ia）	第四颈椎椎体的前下点
CV2ap点	第二颈椎的齿状突顶点
CV2tg点	第二颈椎后缘切点，即第二颈椎椎体最后上点
CV2ip点	第二颈椎椎体的后下点
CV4ip点	第四颈椎椎体最后下点
枕后点（Op）	枕骨大孔后侧边缘的最前下点
会厌底点（Eb）	会厌最前下点（会厌最深点为会厌底）
会厌顶点（Et）	会厌顶点（会厌最上点）
软腭尖点（U）	软腭最下点（软腭尖）
舌点（t）	舌背与骀平面的交点
舌底点（tb）	舌底与B-Go连线的交点
舌骨点（hy）	舌骨体的最前上点

评估气道的体积以及横截面积。由于标志点的定义存在争议，测量误差随之变大。除此之外，邻近组织的投影重叠、放大、变形的偏差以及患者的体位都会显著影响患者气道形态和大小的测量[17-20]。OSA通常发生于患者为俯卧位睡眠时，然而在拍摄侧位片时患者处于清醒直立位。中枢神经问题也可能会引起呼吸睡眠障碍，但是在侧位片上却无法呈现。

另一方面，3D CT和CBCT影像当前也应用广泛。它们相对便宜，且较传统2D影像更能提高诊断水平。3D影像能够精确定位解剖标志点，从而使气道细节可视化、体积分析更为可靠。CBCT影像较CT影像价格更为便宜且放射剂量更低。对于呼吸疾病的检测，MRI可作为另一种评估气道3D影像以及气道通气量的技术。然而，大部分临床医生和研究者认为相较于MRI，CBCT影像在气道可视化以及测量方面更快速、简单、精准[21]。

气道头影测量分析

早期评估气道的研究不是用于影像诊断，而是为了明确气道形态、大小以及可能与其相关的功能紊乱发生的时机，例如，气道狭窄会导致口呼吸或是OSA的发生。

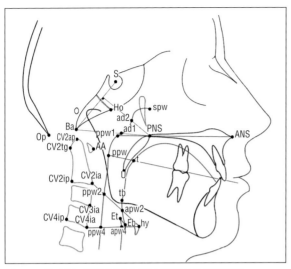

图8-3 CBCT矢状面图上展示了气道结构的解剖标志

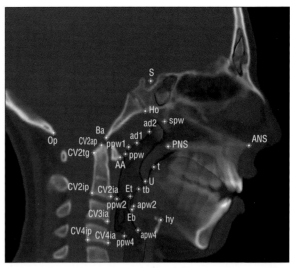

图8-4 用于评估咽部气道、软腭、舌骨、颅面角的头颅侧位标志点

目前，影像学在气道及其邻近组织的解剖分析中起着至关重要的作用，临床医生能够通过它们识别高风险患者。表8-1、图8-3和图8-4描述了常用于气道及其相关组织（例如，软腭的位置和大小、舌骨的位置、颅面角）的头影测量标志点。许多标志点的定位基于连接面部硬组织的平面（例如，腭平面、殆平面等）。需要优先构建这些平面以定位气道标志点。

气道组织的头影分析可通过手动描绘或是使用头影描记软件，进行矢状向或垂直向（表8-2~表8-4，图8-5~图8-8）的测量。在矢状向上的线距测量可用于评估气道的宽度和深度，而在垂直向上的线距测量是用于评估气道结构的长度。角度测量可用于确定与气道相关的软硬组织的矢状向及垂直向的位置[22]。软组织测量反映了其对于气道阻塞的影响。

软腭的大小、舌骨的位置、颈椎角等因素与气道结构紧密相关，并能够显著影响气道大小（表8-3和表8-4，图8-9~图8-12）。将软腭外侧缘与咽后壁间最短的距离作为鼻咽气道矢状向的深度。这个深度是测量上气道通畅性的一种方法。无论是使用2D还是3D影像评估气道大小，拍摄图像时保持软腭处于正常的位置是非常重要的。如果在拍摄过程中，患者处在吞咽或是口呼吸的状态时，软腭组织大小、形态以及位置都将会改变，这将会对咽部气道的测量造成影响。

头影测量的影响因素

头部姿势，会对气道的狭窄造成影响，可通过在侧位片上测量颅颈角来评估[2,5,24]。头影测量时，头固定姿势（耳杆）和自然头位姿势（镜子）是最常见的两种测量姿势。自然头位姿势（NHP）是一种在直立位时标准的、可重复的头部姿势位。受试者站在头影测量机内，用前额支架支撑，去除耳杆，双眼平视聚焦于远处一点。他们的视轴必须平行于地面。

传统头影测量法通常是依赖于颅内结构的参考平面进行的，所以头影测量的结果有时会误导颅面畸形的诊断。需要一个相对可靠、稳定的参考平面，能精准地与正常组进行误差比较，或者能追踪随着时间推移的治疗结果。这对于长期评估颅面生长发育是很重要的。构成参考线的标志点在生长发育过程中常有改变的倾向，且不同个体中可能改变也很大。颅外的参考平面（例如，NHP），或许能够克服这些问题。文献也表明颅底结构是稳定的参考标志点。因此，蝶鞍点-鼻根点平面（SN平面）和Frankfort平面（FH平面），最常作为水平参考平面。然而，一些学者报道颅内标志点存在个体差异[25-26]。

目前3D影像软件处理程序能够对横向和纵向研究中

表8-2	评估测量咽部气道分析的头影测量参数
测量参数	**定义**
Ba-ad1	ad1后侧咽后壁软组织的厚度
Ba-ad2	ad2后侧咽后壁软组织的厚度
Ba-PNS	鼻咽气道骨性深度：PNS-Ba间的连线
PNS-ppw1	鼻咽气道矢状向深度
PNS-ad1	在ad1水平鼻咽气道的矢状向深度
PNS-ad2	在ad2水平鼻咽气道的矢状向深度
AA-PNS	上咽部气道的前后向尺寸
PNS-spw	鼻咽气道的高度：PNS与spw的距离
apw2-ppw2	口咽气道的矢状向深度，由hy到CV2ia连线间的咽前后壁的线性距离
apw4-ppw4	喉咽气道的矢状向深度：由hy到CV4ia连线间的咽前后壁的线性距离
t-ppw	㖝平面与咽后壁和舌背表面交叉点间的线性距离
PNS-Eb	气道的垂直距离为PNS到会厌最前下点
PAS	沿B点到Go的延长线测量舌根最背侧后方的后部气道的直径
Ho ⊥ ANS-PNS	蝶枕软骨结合最下点与腭平面的垂直线性距离代表鼻咽气道的骨性距离
Ho ⊥ Ba-PNS	蝶枕软骨结合最下点与Ba-PNS平面的垂直线性距离代表鼻咽气道的骨性距离
NS-PTM	此角度代表鼻咽气道前侧骨性形态
PTM-BaS	此角度代表鼻咽气道后侧骨性形态
BaS-PNS	此角度代表引起气道阻塞的软硬腭水平向位置（正常值63°±2.5°）
UP	软腭后侧缘与咽后壁之间的最短距离，上气道平均宽度是15~22mm（在这个区域2mm或是更少，可能提示气道损害），气道阻塞应当由耳鼻喉科医生诊断
LP	舌后侧缘与下颌骨下缘的交点到咽后壁的最短距离，下气道平均宽度是11~14mm（较小的数值提示气道阻塞，需要从医学角度确诊是否有气道阻塞的存在）

Ba，颅底；PNS，后鼻嵴；PTM，翼上颌裂；S，蝶鞍。其他标志点的定义见表8-1。

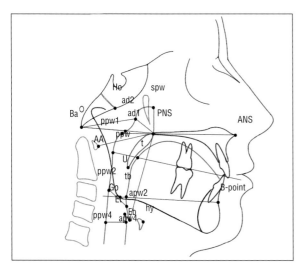

图8-5 头颅侧位分析咽部气道通道的宽度和高度

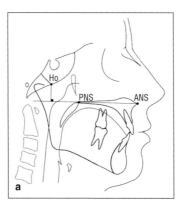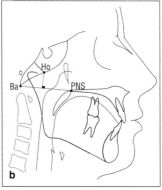

图8-6 头颅侧位分析鼻咽骨性结构高度。（a）Ho垂直于腭平面。（b）Ho垂直于Ba-PNS连线

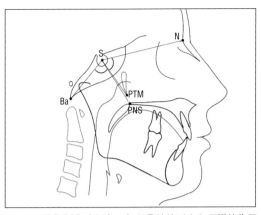

图8-7 头颅侧位分析鼻咽气道骨性的形态和硬腭的位置

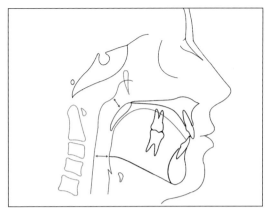

图8-8 头颅侧位分析咽部气道的上方和下方（McNamara 分析）

表8-3 评估软腭形态和舌骨位置的头影测量参数

测量参数	定义
软腭长度	后鼻嵴到软腭顶点的距离
软腭厚度	软腭前后侧最宽距离
hy-apw2	hy点到咽前壁apw2的距离
hy-apw4	hy点到咽前壁apw4的距离
C3-hy	C3和hy点间线性距离，代表舌骨的前后向位置
hy-MPhy-H'	代表舌骨的垂直位置
hy-m	hy点到下颌正中联合的最后点，代表舌骨前后向位置
hy-Gnpost	hy点到下颌正中联合的最后下点，代表舌骨水平向位置
hy-MP	代表舌骨垂直向位置（hy点到下颌骨平面垂直距离）
hy-OP	代表舌骨垂直向位置（hy点到𬌗平面垂直距离）
hy-PP	代表舌骨垂直向位置（hy点到腭平面垂直距离）
hy-SN	代表舌骨垂直向位置（hy点到前颅底垂直距离）

表8-4 评估颅颈角（头姿势角）的头影测量参数

测量参数	定义
CVT-HOR	通过测量CVT与HOR间交角，代表颈椎与水平面的倾斜度。CVT是连接第二颈椎椎体最后上点（CV2tg）和第四颈椎椎体最后下点（CV4ip）的连线
CVT-MP	通过测量CVT和MP间交角，代表头部姿势与颈椎的关系
CVT-PP	通过测量CVT和PP间交角，代表头部姿势与颈椎的关系
CVT-FH	通过测量CVT和FH间交角，代表颈椎水平向倾斜度
CVT-SN	通过测量CVT和SN间交角，代表头部姿势与颈椎的关系
CVT-RP	通过测量CVT和RP间交角，代表头部姿势与颈椎的关系
OPT-HOR	通过测量OPT和HOR间交角，代表颈椎与水平面的倾斜度。OPT是过CV2ip连接第二颈椎后缘切点（CV2tg）的连线
OPT-MP	通过测量OPT和MP间交角，代表头部姿势与颈椎的关系
OPT-PP	通过测量OPT和PP间交角，代表头部姿势与颈椎的关系
OPT-FH	通过测量OPT和FH间交角，代表颈椎水平向倾斜度
OPT-SN	通过测量OPT和SN间交角，代表头部姿势与颈椎的关系
OPT-RP	通过测量OPT和RP间交角，代表头部姿势与颈椎的关系
OPT-CVT	两条颈椎参考线间的角度
CV2ap-CV4ip	通过测量CV2ap和CV4ip间的线性距离，代表颈椎长度

CVT，颈椎切线；HOR，水平面；MP，下颌平面；PP，腭平面；SN，前颅底平面；RP，下颌升支平面；OPT，枢椎切线。

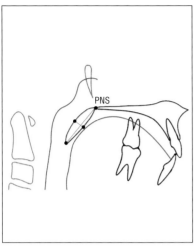

图8-9 头颅侧位分析软腭的长度和宽度

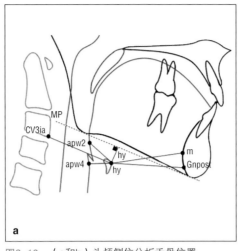

图8-10 （a和b）头颅侧位分析舌骨位置

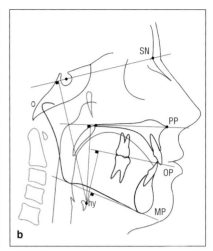

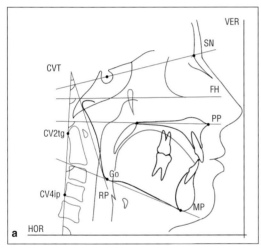

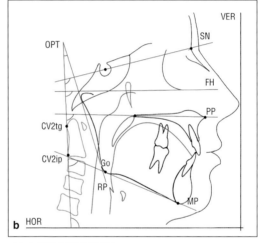

图8-11 头颅侧位分析颅颈角。（a）颈椎切线（CVT）。（b）枢椎切线（OPT）

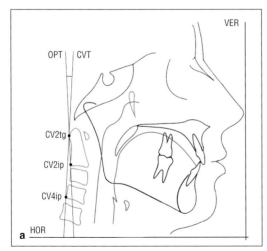

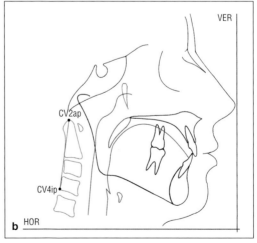

图8-12 （a）通过OPT和CVT彼此间的倾斜度评估颈椎弯曲。（b）通过CV2ap和CV4ip间的线性距离评估颈椎长度

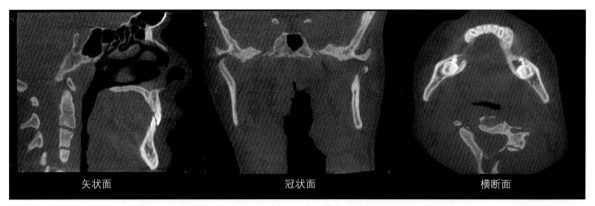

图8-13 矢状面、冠状面、横断面的气道组织。气道的矢状面可用于提供气道阻塞的信息，而冠状面可用于气道宽度的测量。横断面上的横断面视图是唯一用于气道周长测量的切面

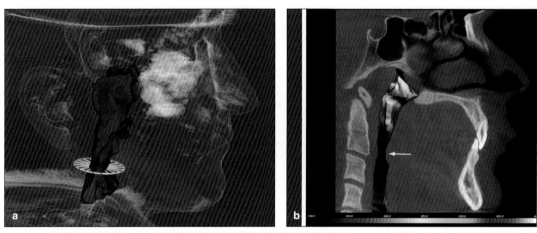

图8-14 气道最狭窄区域（MCA）可通过使用某个软件进行检测和解剖测量。MCA由绿色圆环（a）和红色线（b）标记

的上气道的形态进行计算，建模及定量分析，并能够评估生长和治疗对上气道形态、大小的影响。这些程序能够通过线距和角度的测量来评估气道的长度、宽度，同时能够使临床医生获得精准的气道表面积和体积测量数据。上气道任何部位的横断面仅通过CBCT的横断面便能进行计算（图8-13），软件可以明确界定气道最狭窄区域（图8-14）。横断面可以展示气道边界的周长（图8-15），加上提供的z轴数据能更好地进行气道体积的评估。轴视野有可视化气道整体边界的特点，而在冠状面和矢状面影像片上是无法进行的。目前，大量的文献证实CBCT和3D影像软件处理程序可以精确地计算气道体积以及确定和测量气道最狭窄区域的大小[27-31]（图8-14）。

在使用CBCT评估气道时，有些因素会影响它的可靠性。因此，在分析时需要考量这些因素。人为的相关因素包括在拍摄CBCT时，患者头、颌骨、舌骨、软腭或是会厌位置的改变。在摄片期间，呼吸、吞咽以及不正确的舌位置会侵占后部气道间隙。张口能显著影响上气道大多数的测量数据（例如，最狭窄区域、软腭面积、鼻咽体积和口咽体积）[32]。上述的变化提示长期的开口（例如，睡觉或牙科治疗）会减小气道的体积并影响呼吸。这明确表明，对于使用头颅侧位片以及CBCT进行研究时，在拍摄图片时，头和颌骨的姿势必须标准化，这样才能确保测量的精准和可靠。这些因素通常归因于测量软件是使用静态图像去测量动态组织结构。其次的因素包括软件测量的因素，例如变形，分辨率和不一致的拍摄设定（例如，像素大小、kV、mA、变化的拍摄时间或不同的机器种类）。其

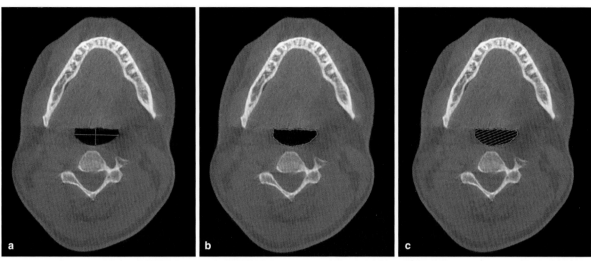

图8-15 可在CBCT横断面上测量气道结构。（a）宽度和深度。（b）周长。（c）表面积

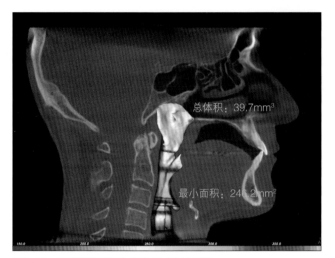

图8-16 显示咽部气道分析的3D CBCT图像

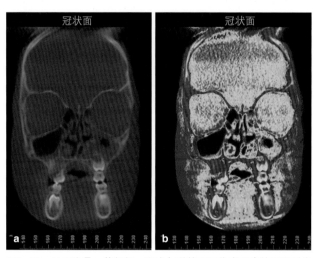

图8-17 显示出骨、软组织、窦内气道的不同像素强度的唇腭裂患者的3D CBCT冠状面影像。（a）灰度。（b）灰度的强度转换成颜色。黑色代表气体，绿色代表软组织，蓝色和紫色代表骨

余影响测量因素为不同和不一致的软件设定（例如，气道分割的阈值和敏感度）[25]。

气道分割

三维技术独特的工具之一是能够进行气道分割（图8-16）。气道分割过程依赖于组织间的不同密度和灰度（动态范围）从而有不同的阈值（图8-17）。通过调整阈值，硬组织（骨和牙）、软组织和气道结构可以被区分与分割。基于软件程序所使用的运算法则的不同，它们也有不同的分割技术。分割的气道结构可以通过几个软件程序的体积计算工具而被量化。这个工具可以对气道的分割部分进行体积（mm³）以及表面积（mm²）的计算，从而确定气道最狭窄区域（最小气道区域）。

为了评估气道体积，气道可以被分割成鼻腔、鼻咽、口咽和喉咽（图8-18）。需要调整阈值至能区别空气和黏液组织和/或炎症组织的范围，上颌窦气道体积才能够被识别而分割[33]。每一个分割部分需要通过软件在矢状面和冠状面定义，并描绘它的轮廓，从而计算体积。多个标志点用于描绘气道分割部分的轮廓。

在显示正中矢状面的矢状层上，描绘出鼻腔的轮

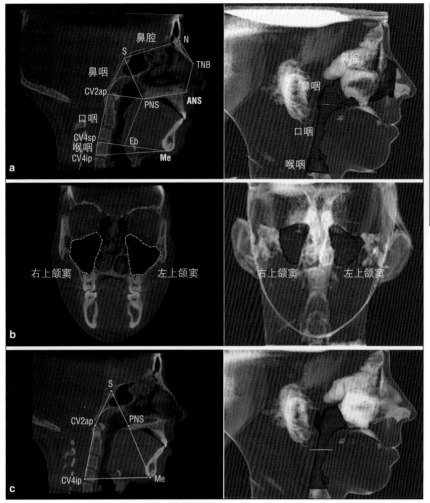

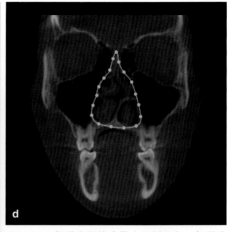

图8-18 气道分割的边界（左侧图）；气道分割的3D影像（右侧图）：（a）鼻腔、鼻咽、口咽和喉咽。（b）上颌窦。（c）上气道总体积（不包括鼻腔、口腔及上颌窦）。（d）鼻腔轮廓。TNB，鼻骨顶点

廓：画一条线从后鼻嵴（PNS）到前鼻嵴（ANS）为腭平面，代表鼻腔的下界；前界为连接ANS、鼻骨顶点（TNB）以及鼻根点（N）的一条线；上界为N点到蝶鞍点（S）的线；后界为一条从S到PNS的线。在冠状平面上，沿着鼻腔轮廓画一条连续线，作为鼻腔的轮廓（图8-18d）。

鼻咽的前界为一条从PNS到S点的连线，后界为一条从S点到枢椎顶点（CV2tp）的连线，下界为一条从CV2tp到PNS点的连线。这个部分通常为三角形。

口咽，通过从PNS到会厌基部（Eb）画一条线，为前界，下界为从Eb点到CV4sp的连线，后界为CV4（CVsp）到CV2tp的后上边界，上界为连接CV2tp到PNS的连线。口咽与鼻咽和喉咽共享边界。

喉咽的前界为一条连接Eb到颏下点（Me）的线，下界为连接Me到CV4ip，后界为从CV4sp到CV4ip的后下角处，上界为从CV4sp到Eb点的连线。

在正中矢状面上，环绕上颌窦的上壁、下壁、内壁、侧壁画一条线，这样可单独勾画出上颌窦的轮廓。通过在冠状层面上重复描绘，从而显示出上颌窦的最宽区域。

研究者或临床医生可以通过使用软件计算程序，在特定的气道分割段或总气道放置增长种子点来分割气道，测量气道的体积或面积。气道分割部分的敏感性是基于所选择像素范围的强度，这是可调节的。体积计算是利用相同强度像素的数量乘以像素的大小。如果分割部分的阈值改变，相同强度的像素数量会发生改变，也就导致了测量数据的改变。空气、软组织或是液体、硬组织通常具有

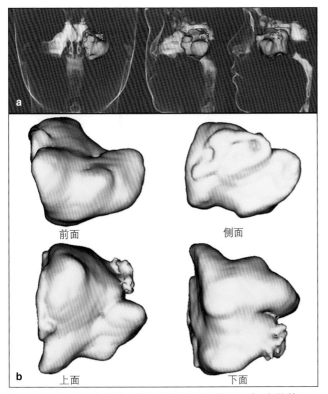

图8-19 （a）左上颌窦三维分割的3个不同视图。（b）从前面、侧面、上面和下面左上颌窦的三维模型（再次印刷及上色得到Kula等[33]的允许）

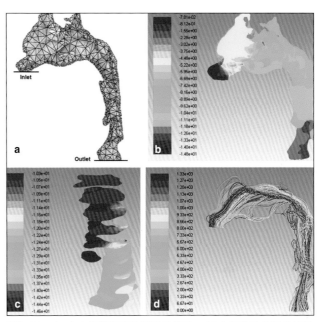

图8-20 （a）上气道结构的有限元模型。（b）流体动力学分析显示了上气道结构气流压力的分布。（c）气道结构在冠状面上气流压力的分布。（d）气流层状流线

不同且可变强度的像素，这就意味着除非保持敏感度一致，否则对于该患者或该组患者的气道间隙的测量将会变化[33]。

在软件上，构建气道三维模型，可多角度进行观察（图8-19），但其同时会受到设置的灵敏度的影响。也就是说，模型的形态会受到周围区域软组织和液体的影响[33]。

计算流体动力学

计算流体动力学（computational fluid dynamics，CFD）是一种通过使用有限元分析计算上气道内部流体动力的技术。这项技术通过患者3D CBCT或CT数据构建气道模型（图8-20），从而测算鼻腔、鼻咽、口咽区域气流。CFD也能精确模拟气流的压力和速率的大小，因此其被认为是评估气道功能的一个合适的工具。使用CFD的研究证实了通过快速扩弓治疗的OSA患儿，其吸气时咽部气压会随着鼻气道阻力的减小而减小[34-36]。

结论

牙科医生尤其正畸医生长期以来都对气道分析充满兴趣，这是由于气道对于颅面生长发育有潜在意义，并且气道分析可参与对口呼吸和睡眠紊乱的诊治。对于临床医生，客观评估上气道、鉴别正常和异常气道的解剖边界与大小是至关重要的。尽管数十年来，2D头影测量片一直用于评估气道的形态、大小、位置以及与其他解剖组织间的关系，但它缺乏了在三维方向上对气道进行完整的解剖结构分析。头影侧位片可以作为气道分析的一个初级筛查的方法，3D CBCT图像对于气道分析和体积测量是一个更可靠、全面的工具。在牙科检查时，发现鼾症及睡眠中断，联合牙科检查中所拍摄诊断图像，表明可能有潜在气道紊乱，需转诊给内科医生。睡眠内科专家可以通过全面的检查以明确睡眠呼吸障碍的诊断。

参考文献

[1] Pierce RJ, Worsnop CJ. Upper airway function and dysfunction in respiration. Clin Exp Pharmacol Physiol 1999;26:1–10.

[2] Solow B, Siersbaek-Nielsen S, Greve E. Airway adequacy, head posture, and craniofacial morphology. Am J Orthod 1984;86:214–223.

[3] McNamara J. Influence of respiratory pattern on craniofacial growth. Angle Orthod 1981;51:269–300.

[4] Ricketts RM. Respiratory obstruction syndrome. Am J Orthod 1968;54:495–507.

[5] Wenzel A, Höjensgaard E, Henriksen J. Craniofacial morphology and head posture in children with asthma and perennial rhinitis. Eur J Orthod 1985;7:83–92.

[6] Grauer D, Cevidanes LS, Styner MA, Ackerman JL, Proffit WR. Pharyngeal airway volume and shape from cone-beam computed tomography: Relationship to facial morphology. Am J Orthod Dentofacial Orthop 2009;136:805–814.

[7] Kerr WJ. The nasopharynx, face height, and overbite. Angle Orthod 1985;55:31–36.

[8] Quick CA, Gundlach KK. Adenoid facies. Laryngoscope 1978;88:327–333.

[9] Schulhof RJ. Consideration of airway in orthodontics. J Clin Orthod 1978;12:440–444.

[10] Ghoneima A, Bodkin C, Stewart K, Perlow MJ, Starbuck J, Kula K. Mandibular advancement appliance effects on obstructive sleep apnoea: A prospective three-dimensional computed tomography study. Australas Orthod J 2017;33:114–123.

[11] Aboudara C, Nielsen I, Huang JC, Maki K, Miller AJ, Hatcher D. Comparison of airway space with conventional lateral headfilms and 3-dimensional reconstruction from cone-beam computed tomography. Am J Orthod Dentofacial Orthop 2009; 135:468–479.

[12] Arens R, McDonough JM, Costarino AT, et al. Magnetic resonance imaging of the upper airway structure of children with obstructive sleep apnea syndrome. Am J Respir Crit Care Med 2001;164:698–703.

[13] Guttal KS, Burde KN. Cephalometric evaluation of upper airway in healthy adult population: A preliminary study. J Oral Maxillofac Radiol 2013;1:55–60.

[14] Armstrong JJ, Leigh MS, Sampson DD, Walsh JH, Hillman DR, Eastwood PR. Quantitative upper airway imaging with anatomic optical coherence tomography. Am J Respir Crit Care Med 2006;173:226–233.

[15] Guijarro-Martinez R, Swennen GR. Cone-beam computerized tomography imaging and analysis of the upper airway: A systematic review of the literature. Int J Oral Maxillofac Surg 2011;40:1227–1237.

[16] Major MP, Flores-Mir C, Major PW. Assessment of lateral cephalometric diagnosis of adenoid hypertrophy and posterior upper airway obstruction: A systematic review. Am J Orthod Dentofacial Orthop 2006;130:700–708.

[17] Susarla SM, Abramson ZR, Dodson TB, Kaban LB. Cephalometric measurement of upper airway length correlates with the presence and severity of obstructive sleep apnea. J Oral Maxillofac Surg 2010;68:2846–2855.

[18] Baumrind S, Frantz RC. The reliability of head film measurements. 1. Landmark identification. Am J Orthod 1971;60:111–127.

[19] Baumrind S, Frantz RC. The reliability of head film measurements: 2. Conventional angular and linear measures. Am J Orthod 1971;60:505–517.

[20] Brown AA, Scarfe WC, Scheetz JP, Silveira AM, Farman AG. Linear accuracy of cone beam CT derived 3D images. Angle Orthod 2009;79:150–157.

[21] Stratemann S, Huang JC, Maki K, Hatcher D, Miller AJ. Three-dimensional analysis of the airway with cone-beam computed tomography. Am J Orthod Dentofacial Orthop 2011;140:607–615.

[22] Hatcher DC. Cone beam computed tomography: Craniofacial and airway analysis. Dent Clin North Am 2012;56:343–357.

[23] McNamara JA Jr. A method of cephalometric evaluation. Am J Orthod 1984;86:449–469.

[24] Wenzel A, Williams S, Ritzau M. Relationships of changes in craniofacial morphology, head posture, and nasopharyngeal airway size following mandibular osteotomy. Am J Orthod Dentofacial Orthop 1989;96:138–143.

[25] Moorrees CF. Natural head position. In: Jacobson A, Caufield PW (ed). Introduction to Radiographic Cephalometry. Philadelphia: Lea & Febiger, 1985:84–89.

[26] Lundström F, Lundström A. Natural head position as a basis for cephalometric analysis. Am J Orthod Dentofacial Orthop 1992;101:244–247.

[27] Tso HH, Lee JS, Huang JC, Maki K, Hatcher D, Miller AJ. Evaluation of the human airway using cone-beam computerized tomography. Oral Surg Oral Med Oral Pathol Oral Radiol Endod 2009;108:768–776.

[28] Schendel SA, Hatcher D. Automated 3-dimensional airway analysis from cone-beam computed tomography data. J Oral Maxillofac Surg 2010;68:696–701.

[29] El H, Palomo JM. Measuring the airway in 3 dimensions: A reliability and accuracy study. Am J Orthod Dentofacial Orthop 2010;137(4, suppl):S50.e1–S50.e9.

[30] Lenza MG, Lenza MD, Dalstra M, Melsen B, Cattaneo PM. An analysis of different approaches to the assessment of upper airway morphology: A CBCT study. Orthod Craniofac Res 2010;13:96–105.

[31] Ghoneima A, Kula K. Accuracy and reliability of cone-beam computed tomography for airway volume analysis. Eur J Orthod 2011;35:256–261.

[32] Glupker L, Kula K, Parks E, Babler W, Stewart K, Ghoneima A. Three-dimensional computed tomography analysis of airway volume changes between open and closed jaw positions. Am J Orthod Dentofacial Orthop 2015;147:426–434.

[33] Kula K, Hale LN, Ghoneima A, Tholpady S, Starbuck JM. Cone-beam computed tomography analysis of mucosal thickening in unilateral cleft lip and palate maxillary sinuses. Cleft Palate Craniofac J 2016;53:640–648.

[34] Mylavarapu G, Murugappan S, Mihaescu M, Kalra M, Khosla S, Gutmark E. Validation of computational fluid dynamics methodology used for human upper airway flow simulations. J Biomech 2009;42:1553–1559.

[35] Iwasaki T, Saitoh I, Takemoto Y, et al. Improvement of nasal airway ventilation after rapid maxillary expansion evaluated with computational fluid dynamics. Am J Orthod Dentofacial Orthop 2012;141:269–278.

[36] Ghoneima A, AlBarakati S, Jiang F, Kula K, Wasfy T. Computational fluid dynamics analysis of the upper airway after rapid maxillary expansion: A case report. Prog Orthod 2015;16:10.

第 9 章

X线重叠：从2D影像到3D影像

Radiographic 3: From 2D to 3D

Mohamed Bazina, BDS, MSD

Juan Martin Palomo, DDS, MSD

在正畸治疗中最具挑战性的是如何区分正常的颅面生长和正畸治疗而导致的术前、术后变化，并准确评估治疗结果。几十年来，二维（2D）头颅定侧位片的重叠一直是对颅面正畸生长和正畸治疗结果进行量化评估的标准。一系列头颅侧位片的重叠影像让我们了解了相关颅面生长发育以及各种正畸、矫形和外科手术所产生的治疗效果。

为了使重叠更加准确，重叠需要基于随着时间的推移而稳定不变的区域，这些区域不会因为生长或治疗而有所变化。基于植入金属种植体的系列头颅侧位片重叠图被认为是监测颅颌面生长和适应性改变最精确和可靠的技术[1]。其中最著名的是Björk[2-3]的研究，它提供了关于人类颅面生长的基本信息。

一般而言，头颅定位侧位片重叠分析包括对上颌骨生长、整体面部及侧貌变化的总体评估，同时也涉及上下颌牙齿变化及下颌生长的区域评估。

颅底重叠

在解剖学上，颅底由3个区域组成：前颅底、中颅底和后颅底。前颅底由额骨（包括鼻骨）、筛骨、蝶骨和蝶鞍（包括蝶鞍点）区域组成。颅底最初形成软骨雏形（软骨内成骨），骨化中心出现于胚胎早期；随着时间的推移，软骨逐渐被替换成骨。然而，一些在骨化区域间的软骨生长中心（称为软骨结合）仍保持着成骨活性，它们在不同时期成熟。前颅底是面部骨骼结构中最早完成显著生长的区域。

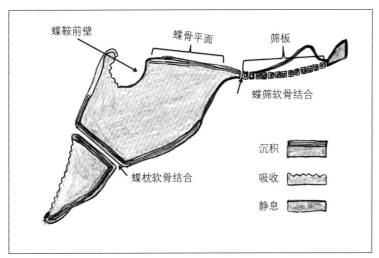

图9-1 该图显示了颅底正中矢状面的解剖及稳定性

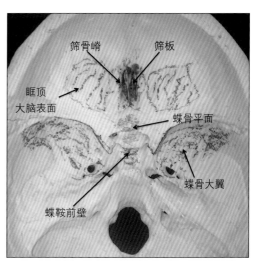

图9-2 干颅骨的俯视图，显示颅底不同区域的稳定程度。绿色区域在7岁以后是稳定的。粉红色区域指在6岁后生长最小，在14岁后没有生长

Melsen发现蝶鞍前部在5岁后成为最稳定的结构，同时额骨和筛状板的内表面在6~7岁后，其矢状面上和垂直面上趋于稳定[4]。 Arat发现，由于蝶枕软骨结合和额窦发育，颅底点（Basion）在水平向和垂直向上都是最易变的标志点（0稳定性），其次是鼻根点（Nasion）（16%稳定性）[5]。Afrand等的系统性回顾研究发现，蝶骨和筛骨区域通常在正畸年龄之前就已完全表达其全部发育潜力，更具体地说，蝶骨和筛骨区域分别在7岁和4岁左右发育完成。鼻根点随额窦体积增加而向前移动，而蝶鞍点则随之向后移动[6]。

综上所述，前颅底被认为是一个稳定的颅面区域，适用于常规正畸治疗年龄范围内进行头影测量重叠（图9-1和图9-2）。临床医生和研究人员已经推荐了各种方法进行颅底重叠。

二维颅底重叠方法

Broadbent于1931年发明了第一架头颅定位仪并制订了标准化X线片的拍摄方法，用于创建系列头颅定位侧位片的生长集，并进行不同时间点及患者间的头颅定位侧位片重叠和对比。Broadbent介绍了以R点作为重叠点，以BoN（Bolton-Nasion）平面作为重叠平面的重叠方法。其中R点是过蝶鞍点（S）向BoN平面所作垂线的中点（图9-3）。使用Bolton点主要是因为Broadbent的X线

片由于头颅定位仪的硬件干扰无法显示耳点和髁突区域。他的方法主要是基于对干颅骨的观察以及对3~18岁人群的颅底平面（例如，BoN平面、耳点–鼻根点平面、SN平面）的比较研究[7]。

1953年，Steiner以SN平面作为重叠平面，以蝶鞍点为重叠点来评估下颌位置的矢状向变化，同时以鼻根点作为重叠点来评估上颌的位置变化[8]（图9-3）。这是一篇具有里程碑意义的X线头影测量文献，它使Steiner的SN平面重叠法很受欢迎而且易于使用。

1951年，Björk开始在少数儿童的颌骨中使用小型金属种植体作为X线标志点，以此来研究颅面生长发育。不久后，他发表了一项对110名丹麦男女学生的研究[2-3]。通过对头颅侧位片进行颅底结构重叠，他总结最稳定的区域包括：①蝶鞍前壁轮廓；②颅中窝前轮廓；③蝶鞍前轮廓和鞍结节的交叉点；④额骨内表面；⑤筛状板轮廓；⑥双侧额筛嵴轮廓；⑦眶顶大脑表面正中线轮廓（图9-1和图9-2）。Björk的结构重叠被认为是金标准，因为它具有较高效度和中高度的可重复性[9]。但是，这也需要高质量的X线片和耗费大量的时间与精力。

Ricketts提倡使用BaN（Basion-Nasion）平面进行颅底重叠（图9-3）。他认为颅底角在3年内的任何一个方向上都有5°的变化，因此他建议使用颅底点来代替蝶鞍点用于不同生长条件下的一些极端情况的评估[10-11]。由

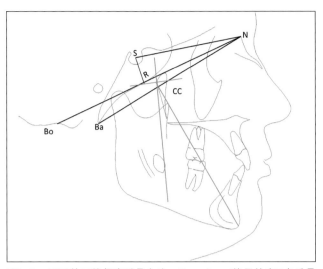

图9-3　不同的二维颅底重叠方法。Broadbent使用的在R点重叠的BoN（Bolton-Nasion）平面重叠法，Steiner使用的SN（Sella-Nasion）平面重叠法，Ricketts使用的在CC点重叠的BaN（Basion-Nasion）平面重叠法

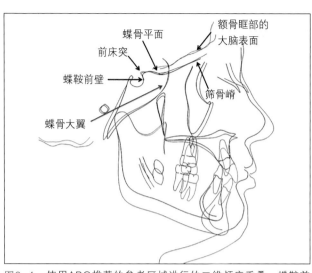

图9-4　使用ABO推荐的参考区域进行的二维颅底重叠：蝶鞍前壁、前床突、蝶骨平面、筛骨嵴、额骨眶部的大脑表面和蝶骨大翼

于鼻根点的个体生长差异，枕骨大孔前部的骨重建以及蝶枕结合软骨的生长，这些都影响着颅底点的位置，所以这条线的可靠性是值得怀疑的。

许多研究者对不同重叠方法进行了比较。1976年，Baumrind、Miller和Molthen比较了以蝶鞍点为准的SN（Sella-Nasion）平面重叠法和基于颅底稳定结构的结构重叠法，他们的结论是基于颅底稳定结构的结构重叠法的旋转误差更小[12]。相反，在1984年，Pancherz和Hansen发现SN平面重叠法误差小于颅底结构重叠法[13]。1987年，Ghafari等比较了4种不同的重叠方法并得出结论，颅底重叠法可能比其他方法更好，因为它考虑了颅底的个体解剖结构特点，而不是将解剖结构简化为可能在生长发育期间发生改变的线或平面[14]。

2003年，Arat等用Björk、Steiner和Ricketts的重叠方法来评估颅底和面部参考标志点的移动方向、移动程度。发现作为参考的标志点（例如，蝶鞍点、鼻根点、颅底点和翼上颌裂点等）本身显示出明显变化，表明在分析治疗结果的变化时，应考虑不同重叠方法间的差异[15]。

美国正畸协会（ABO）有一套完整的评估差异和治疗结果的方案，包括重叠评估。作为颅底重叠的参考结构，ABO建议使用蝶鞍前壁、蝶鞍前壁与前床突下部的

交叉点、蝶骨平面、蝶骨大翼、筛板、筛骨嵴和额骨眶部的大脑表面[16]（图9-4）。

二维重叠的准确性

二维X线摄影已广泛应用于正畸治疗中。然而，正畸治疗和牙颌面矫形问题涉及3个维度。2D影像易受几何、旋转和头部定位等误差的影响，这可能会导致关注区域的影像发生改变[17]。

2D头影测量分析在准确性和可靠性方面也有诸多缺陷。毫无疑问，标志点识别的错误是最重要的。在解剖边缘或角落上的标志点很容易识别，而那些在较大半径曲线上的标志点则会有比较大的测量误差[18-19]。Houston等指出，最大误差来自描记[20]。研究标志点识别准确性的学者们得出这样的结论，即使是在同样的侧位片上对同一标志点进行描记，每次描记都会得出不同的位置[21]。FH平面和SN平面是大部分重叠方法的参考标准[2,8]。然而，这些平面在2D头颅侧位片上很难构建，而且误差可能会随着面部结构的不同而被放大。几项研究评估了不同重叠方法的准确性，发现使用SN平面和FH平面的重叠方法不准确且重复性差[13,14-23]。

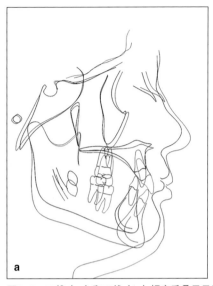
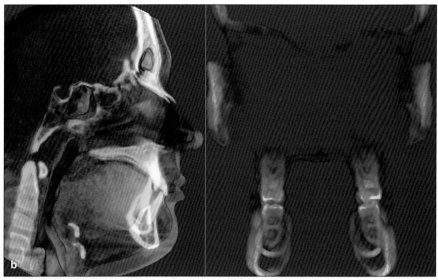

图9-5　二维（a）和三维（b）颅底重叠显示了发育期患者生长和正畸治疗效果

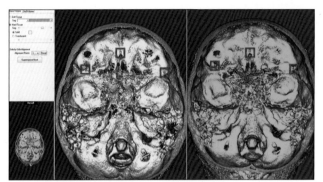

图9-6　基于颅底参考点的标志点重叠（Dolphin成像软件，Patterson Dental）

三维颅底重叠方法

锥形束计算机断层扫描（CBCT）在牙科领域的应用始于20世纪90年代末，在过去10年中急速增加。CBCT影像增强了临床医生对正畸诊断和治疗计划的信心，并在多种情况下显示了临床疗效[24-26]。当Heymann等用三维（3D）重叠技术评估微钛板行上颌牵引的变化，他们得出结论，CBCT的3D数据可以更全面地评估治疗变化[27]。

根据从2D头影测量中获得基于稳定区域重叠的信息，现已采用不同的方法对3D影像进行重叠（图9-5），包括标志点重叠、平面重叠以及体素重叠。前两种方法的准确性取决于标志点识别的精准度和表面模型的质量。为了避免操作者误差，提出了体素重叠法。

标志点重叠类似于2D头影测量片重叠，这是3D成像重叠的初始方法（图9-6）。标志点的定位在2D影像中较容易，误差也较小，但在三维曲面上却变得很难。分析3D影像比分析2D头影测量片复杂得多[28-30]。

表面重叠是3D影像重叠的另一种方法，需要处理3D影像的表面，这需要高质量的表面模型以获得准确的结果（图9-7）。Ong等使用三维表面模型来量化和可视化上颌快速扩弓后面中部的即刻变化。他们得出结论，使用三维表面模型可以量化和可视化远离上颌快速扩弓激活区的面中部骨骼解剖位置的三维变化[30-31]。Gkantidis等评估了使用表面模型的5种表面重叠技术（3P，三点定位；AC，前颅底；AC + F，前颅底+枕骨大孔；BZ，2个颧弓；1Z，1个颧弓）。他们发现AC+F表面重叠是最准确的，其次是AC和BZ表面重叠。BZ表面重叠的另一个优点是可以应用于需要较少辐射剂量和成本的小视野（FOV）扫描。3P和1Z表面重叠是最不准确的重叠。Gkantidis等得出结论，使用表面模型的三维重叠影像可以提供准确、精确和可重现的结果[32]。

2005年，Cevidanes等在医学研究领域引入了一种

图9-7　以颅底为参考结构的Dolphin三维表面重叠。患者接受了Le Fort I型上颌骨前移术和下颌骨不对称后退术。浅蓝色代表术前扫描，黄色代表术后扫描。（a）侧面视图。（b）正面视图。（c）俯视图

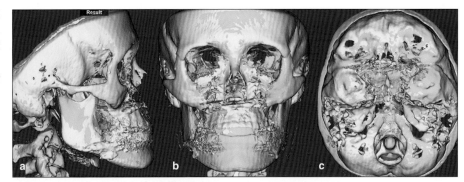

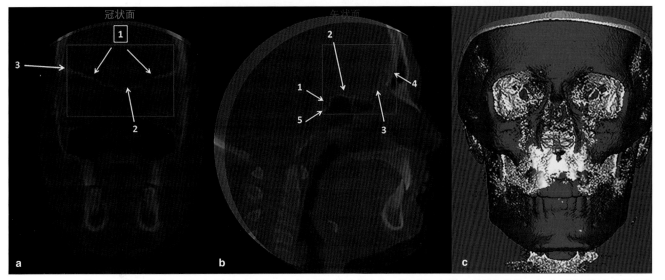

图9-8　Dolphin基于颅底的三维体素重叠（成长期患者）。红色方框限定了颅底的三维区域，以作为重叠的参考。（a）冠状面红色方框内的配准区域。1，眶顶大脑表面；2，筛板；3，红框的侧缘位于垂直皮质内侧。（b）矢状面红色方框内的配准区域。1，蝶鞍前壁；2，蝶骨平面；3，筛板；4，额窦内侧皮质；5，方框的下缘以蝶鞍下壁为界。（c）重叠图像的三维渲染。黄色是初始图像，红色是最终图像

称为基于体素重叠的重叠方法。体素重叠已被广泛用于各种医学应用和医学研究，它是使用体素的灰度将两个DICOM（医学数字成像和通信）图像配准到最佳重叠即两张图像的总灰度密度差最小（图9-8）。体素重叠使用的是整个选定区域的强度，因此所使用的图像内容是重叠的基础。因为明显的表面形态特征是表面重叠的基础。这种方法适用于较难检测出明显表面形态特征的情况。体素重叠分为两种主要类型：刚性配准和非刚性配准。刚性配准使用平移和旋转工具来配准两个图像，而非刚性配准使用平移、旋转、缩放和仿射属性，这可能导致图像变形。牙科中一般使用刚性配准，因为它保持3D影像的尺寸，也符合牙科定量诊疗需求[28,33-35]。

基于体素的配准是使用3D影像的原始信息来比较体素的灰度值。而基于表面的配准则需要三维模型渲染生成三维表面模型，这个额外的步骤可能会引入误差源，因为用于分割三维模型的算法依赖于DICOM图像的灰度值。同时这个额外的步骤也增加了处理时间。因此，基于表面的配准比基于体素的配准在重叠中表现出更高的可变性。对于硬组织重叠方面，两者具有相同的准确性和一致性，而对于软组织重叠，体素配准比表面配准更能精确地呈现软组织的变化[36]。Cevianes使用两种不同的开源程序[37]开发的体素重叠方法非常耗时，因此不能在临床环境中使用。然而，最近一些商业成像软件程序（Dolphin、Invivo和OnDemand3D）开发了快速和方便使用的方法，允许

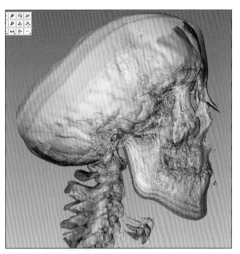
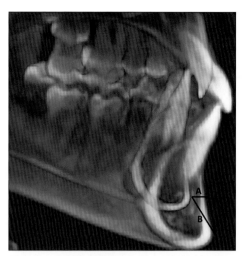

图9-9 单侧唇腭裂患者修复术后的三维重叠显示了生长和治疗效果

图9-10 生长发育期患者于颅底重叠的半透明三维模型。A表示两个曲面间最接近点的连线，可以通过最接近点算法实现。B表示通过对应点算法实现的对应点测量连线

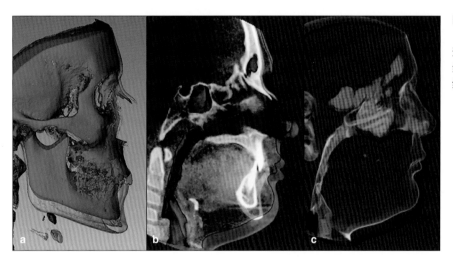

图9-11 生长期患者三维重叠的视觉评估。（a）半透明重叠模型的三维渲染。（b）半透明3D影像的正中矢状面显示了软组织和硬组织的改变。（c）软组织和气道的半透明三维模型

临床医生在正畸实践中使用这种方法评估他们的患者。

一旦来自不同时间点的图像被配准，它们将共享相同的坐标系。将配准图像用于牙科研究领域是一种新的思路。因为所有经过配准的3D影像与初始图像具有相同的空间位置，所以便于纵向评估变化。配准技术允许从重叠的三维表面模型直接进行不同的时间点的比较（图9-9）。

量化3D影像的变化

量化三维模型变化的方法有3种：

1. 将2D头影测量中使用的线性和角度测量的概念应用于3D影像中。

2. 使用最近点算法分析两个曲面结构之间的最小位移，但不考虑形状的变化。这些算法可以测量表面标志点之间的距离（例如，从第一张图像上的颏前点到第二张图像上离第一张图像最近的点，（图9-10）。

3. 利用形状对应，研究人员可以关联两个或多个时间点的相同地标的位移，并通过彩色编码的地图和矢量描绘运动的大小方向。形状对应的主要挑战包括人口的代表性（图9-10）。

由于标志点的识别使基于标志点的测量存在一定的

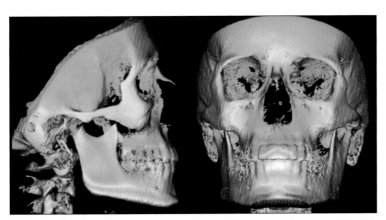

图9-12　患者治疗前和治疗后3D影像的最近点颜色图，显示了生长和治疗效果：黄色，相差2mm；浅蓝色，4mm；白色，6mm；深蓝色，8mm

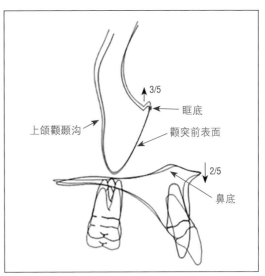

图9-13　ABO推荐使用的二维上颌骨区域重叠的参考区域：颧突前表面、上颌颧颞沟、眶底和鼻底

误差，并且重叠的视觉评估需要专业经验的研究人员，故呈现一定的主观性（图9-11），Gerig等建议使用表面模型中的颜色映射[38]。颜色映射指示重叠结构之间位移的大小和方向（图9-12）。

三维重叠的准确性

　　虽然三维重叠技术存在误差，但是它在临床实践中的应用是毋庸置疑的。三维重叠技术的平均精度在不同的研究中略有不同。Cevidanes等评估了生长发育期患者的CBCT重叠影像，得出每个解剖区域观察者间的误差范围：上颌骨颧突、颏部、髁突、下颌升支后缘、下颌骨下缘的误差范围为0.4mm，而上颌前部，软组织和上唇的误差范围为0.5mm。他们得出结论，在评估生长发育期患者的治疗结果时，这种方法是有效且可重复的[35]。2012年，Lee等采用图像融合的方法在不同空间条件下叠加人类干颅骨的CT图像研究，结果误差为0.396mm，且这不受位置变化的影响[39]。2011年，Nada等使用Maxilim软件（Medicim）测试了另一种商用体素重叠方法的可靠性，该研究对16例正颌正畸联合治疗患者进行前颅底和颧弓CBCT重叠，发现只有少量的重叠误差[40]。最近，Weissheimer等使用OnDemand3D软件评估了一种三维体素重叠的快速方法并得出结论，在青少年和成人患

者中，平均重叠误差均小于0.5mm[41]。Bazina等评估了Dolphin三维体素重叠的精确性和可靠性后得出结论，认为该方法是准确可靠的，且在临床中可方便用户使用[42]。

区域重叠
上颌骨重叠

　　一些研究者试图了解上颌骨生长和改建的复杂机制，系列头影测量片已被用于了解面部生长及确定生长过程中上颌骨变化的稳定参照区域。基于稳定结构的上颌骨重叠可用于上颌牙槽复合体生长及治疗效果的评估。在文献中已经提出了多种上颌骨配准的方法[43-46]。McNamara建议使用腭部内侧结构配准进行上颌骨重叠[43]。然而Björk和Skieller报道的金属种植体法仍然是上颌骨重叠的金标准[44-45]。ABO组织推荐使用上颌骨颧突前表面作为前后向（AP）重叠的主要配准，上颌颧颞沟作为次要配准（图9-13）。垂直方向上建议使用眶底和鼻底（眶底的比例为3/5，鼻底的比例为2/5）[16]。

　　如前所述，三维重叠比二维重叠更有优势，因为它包括更大的配准体积及区域，而不是单纯的直线或点，这提高了重叠的可靠性并且减少了变形以及头部定位误差。三维重叠技术还允许临床医生评估在头颅侧位上被阻塞的结构，以及由于生长或治疗导致的单侧或不对称改变。然

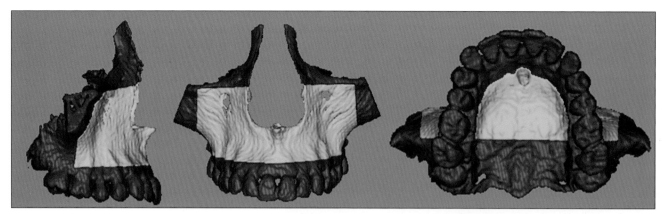

图9-14 上颌骨的三维模型显示了Ruellas等推荐使用的上颌体素重叠的参考区域（蓝色）[47]（由巴西里约热内卢的Antonio Carlos de Oliveira Ruellas博士提供）

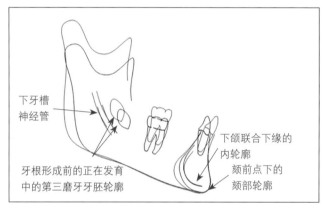

图9-15 使用ABO推荐的参照区域进行下颌骨二维区域叠加：下颌联合下缘的内轮廓、颏前点下的颏部轮廓、下牙槽神经管、牙根形成前的正在发育中的第三磨牙牙胚轮廓

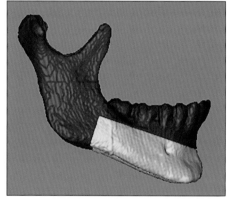

图9-16 下颌骨三维模型显示了Ruellas等推荐的下颌体素配准的参考区域（黄色）[47]（由巴西里约热内卢的Antonio Carlos de Oliveira Ruellas博士提供）

而，据报道，因为3D分析涉及了2D头颅侧位片所没有涉及的横向维度，在头颅侧位片上的稳定解剖结构可能不能用于3D分析。最近，Ruellas等比较了上颌骨三维体素重叠的两个配准区域，发现两者重叠结果非常相似，都具有足够的可重复性（图9-14）[47]。

下颌骨重叠

与上颌骨重叠相似，基于稳定结构的下颌骨重叠可用于评估下颌骨的生长和治疗变化。在2D影像中，下颌骨的结构重叠法是基于以下稳定结构：①颏部前上轮廓；②下颌联合下缘的内侧皮质骨；③下颌联合的骨小梁结构；④下颌神经管轮廓；⑤牙根形成前的正在发育中的

第三磨牙牙胚轮廓下缘[48-49]。ABO组织推荐优先使用颏前点下的颏部轮廓和下颌联合下缘的内轮廓及下牙槽神经管，而发育中的第三磨牙牙胚轮廓则为次要选择（图9-15）。

与上颌骨重叠相似，因为同样涉及横向尺寸的问题，2D影像中的稳定解剖结构可能一样不适合用于3D分析[50]。虽然三维研究支持下颌联合和下颌管在矢状面上是稳定的事实，但是正如Björk和Skieller所报道，下颌神经管在生长过程中会发生侧向移位[51]。因此，3D影像重叠参考区域的精度和可靠性仍然存在争议。

Ruellas等测试了下颌骨体素配准的3个不同参考区域（Björk、改良Björk和下颌骨体）。他们发现，16名患

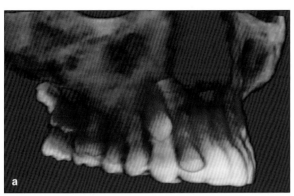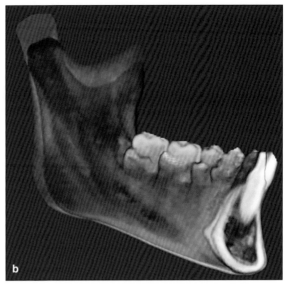

图9-17　（a）上颌体素重叠后的半透明三维模型显示正畸治疗后牙齿的移动量。治疗前是红色，治疗后是棕色。（b）下颌体素重叠后的半透明三维模型的正中矢状面显示生长发育期患者正畸治疗后的下颌生长量和牙齿的变化。治疗前是棕色，治疗后是蓝色

者中只有2名患者的Björk参考区域（或下颌骨体）工作正常，而下颌骨体则显示出更一致的结果。他们得出结论，下颌骨体（去除牙齿、牙槽骨、升支和髁突的下颌骨）对于三维区域体素配准是可靠的（图9-16）[52]。然而，Ruellas等使用了不同的开源程序开发的区域体素重叠方法非常耗时，因此不能在临床上使用。

　　一些商业化的成像软件程序（Dolphin Imaging、Invivo和OnDemand3D）最近开发了快速且用户友好的算法，允许临床医生进行区域重叠来评估患者的牙槽变化（图9-17）。但其准确性和可靠性仍然需要测试。

结论

　　结果评估对于持续改进及质量控制至关重要。X线影像重叠可以提供关于生长发育以及治疗效果的有效信息。我们掌握的大部分解剖学知识来自Björk的种植体植入的研究，所以在很长一段时间里我们做重叠的方式几乎没有改变。现在使用数以百万计个点、计算机化精确度和彩色地图客观评估的三维重叠新时代已经到来。

参考文献

[1] Sarnat BG. Growth pattern of the mandible: Some reflections. Am J Orthod Dentofacial Orthop 1986;90:221–233.

[2] Björk A. Cranial base development: A follow-up x-ray study of the individual variation in growth occurring between the ages of 12 and 20 years and its relation to brain case and face development. Int J Orthod Dent Chil 1955;41:198–225.

[3] Björk A. The use of metallic implants in the study of facial growth in children: Method and application. Am J Phys Anthropol 1968;29:243–254.

[4] Melsen B. The cranial base: The postnatal development of the cranial base studied histologically on human autopsy material. Acta Odontol Scand 1974;32(suppl 62):1–126.

[5] Arat ZM, Türkkahraman H, English JD, Gallerano RL, Boley JC. Longitudinal growth changes of the cranial base from puberty to adulthood: A comparison of different superimposition methods. Angle Orthod 2010;80:537–544.

[6] Afrand M, Ling CP, Khosrotehrani S, Flores-Mir C, Lagravère-Vich MO. Anterior cranial-base time-related changes: A systematic review. Am J Orthod Dentofacial Orthop 2014;146:21–32.

[7] Broadbent BH. Measurement of dentofacial changes in relation to the cranium. In: Dewey M, Anderson GM (eds). Practical Orthodontia, ed 5. St Louis: Mosby, 1935:184–204.

[8] Steiner CC. Cephalometrics for you and me. Am J Orthod Dentofacial Orthop 1953;39:729–755.

[9] Athanasiou AE. Orthodontic Cephalometry. London: Mosby-Wolfe, 1995.

[10] Ricketts RM. A foundation for cephalometric communication. Am J Orthod Dentofacial Orthop 1960;46:330–357.

[11] Ricketts RM, Bench RW, Gugino CF, Hilgers JJ, Schulhof RJ. Bioprogressive Therapy. Denver: Rocky Mountain Orthodontics, 1979.

[12] Baumrind S, Miller D, Molthen R. The reliability of head film measurements: 3. Tracing superimposition. Int J Orthod Dent Chil 1976;70:617–644.

[13] Pancherz H, Hansen K. The nasion-sella reference line in cephalometry: A methodology study. Int J Orthod Dent Chil 1984;86:427–434.

[14] Ghafari J, Engel FE, Laster LL. Cephalometric superimposition on the cranial base: A review and a comparison of four methods. Am J Orthod Dentofacial Orthop 1987;91:403–413.

[15] Arat ZM, Rübendüz M, Akgül AA. The displacement of craniofacial landmarks during puberty: A comparison of three superimposition methods. Angle Orthod 2003;73:374–380.

[16] American Board of Orthodontics website. https://www.americanboardortho.com. Accessed 18 May 2017.

[17] Harrell WE Jr, Hatcher DC, Bolt RL. In search of anatomic truth: 3-dimensional digital modeling and the future of orthodontics. Am J Orthod Dentofacial Orthop 2002;122:325–330.

[18] Baumrind S, Frantz RC. The reliability of head film measurements: 1. Landmark identification. Int J Orthod Dent Chil 1971;60:111–127.

[19] Baumrind S, Frantz RC. The reliability of head film measurements: 2. Conventional angular and linear measures. Int J Orthod Dent Chil 1971;60:505–517.

[20] Houston WJ, Maher RE, McElroy D, Sherriff M. Sources of error in measurements from cephalometric radiographs. Eur J Orthod 1986;8:149–151.

[21] Hägg U, Cooke MS, Chan TC, Tng TT, Lau PY. The reproducibility of cephalometric landmarks: An experimental study on skulls. Aust Orthod J 1998;15:177–185.

[22] Gliddon MJ, Xia JJ, Gateno J, et al. The accuracy of cephalometric tracing surperimposition. J Oral Maxillofac Surg 2006;64:194–202.

[23] Cooke MS, Wei SH. Cephalometric errors: A comparison between repeat measurements and retaken radiographs. Aust Dent J 1991;36:38–43.

[24] Bjerklin K, Ericson S. How a computerized tomography examination changed the treatment plans of 80 children with retained and ectopically positioned maxillary canines. Angle Orthod 2006;76:43–51.

[25] Haney E, Gansky SA, Lee JS, et al. Comparative analysis of traditional radiographs and cone-beam computed tomography volumetric images in the diagnosis and treatment planning of maxillary impacted canines. Am J Orthod Dentofacial Orthop 2010;137:590–597.

[26] Hodges RJ, Atchison KA, White SC. Impact of cone-beam computed tomography on orthodontic diagnosis and treatment planning. Am J Orthod Dentofacial Orthop 2013;143:665–674.

[27] Heymann GC, Cevidanes L, Cornelis M, De Clerck HJ, Tulloch JFC. Three-dimensional analysis of maxillary protraction with intermaxillary elastics to miniplates. Am J Orthod Dentofacial Orthop 2010;137:274–284.

[28] Cevidanes LH, Bailey LJ, Tucker GR Jr, et al. Superimposition of 3D cone-beam CT models of orthognathic surgery patients. Dentomaxillofac Radiol 2005;34: 369–375.

[29] Bookstein F, Schäfer K, Prossinger H, et al. Comparing frontal cranial profiles in archaic and modern homo by morphometric analysis. Anat Rec 1999;257:217–224.

[30] Bookstein FL. Morphometric Tools for Landmark Data. Cambridge: Cambridge University, 1991.

[31] Ong SC, Khambay BS, McDonald JP, Cross DL, Brocklebank LM, Ju X. The novel use of three-dimensional surface models to quantify and visualize the immediate changes of the mid-facial skeleton following rapid maxillary expansion. Surgeon 2015;13:132–138.

[32] Gkantidis N, Schauseil M, Pazera P, Zorkun B, Katsaros C, Ludwig B. Evaluation of 3-dimensional superimposition techniques on various skeletal structures of the head using surface models. PLoS One 2015;10(2):e0118810.

[33] Cevidanes LH, Motta A, Proffit WR, Ackerman JL, Styner MA. Cranial base superimposition for 3-dimensional evaluation of soft-tissue changes. Am J Orthod Dentofacial Orthop 2010;137(4 suppl):120S–129S.

[34] Cevidanes LH, Styner MA, Proffit WR. Image analysis and superimposition of 3-dimensional cone-beam computed tomography models. Am J Orthod Dentofacial Orthop 2006;129:611–618.

[35] Cevidanes LH, Heymann G, Cornelis MA, De Clerck HJ, Tulloch JF. Superimposition of 3-dimensional cone-beam computed tomography models of growing patients. Am J Orthod Dentofacial Orthop 2009;136:94–99.

[36] Almukhtar A, Ju X, Khambay B, McDonald J, Ayoub A. Comparison of the accuracy of voxel based registration and surface based registration for 3D assessment of surgical change following orthognathic surgery. PLoS One 2014;9(4):e93402.

[37] DCBIA Videos YouTube channel. http://www.youtube.com/user/DCBIA. Accessed 18 September 2016.

[38] Gerig G, Jomier M, Chakos M. Valmet: A new validation tool for assessing and improving 3D object segmentation. In: Niessen WJ, Viergever MA (eds). Medical Image Computing and Computer-Assisted Intervention—MICCAI 2001 [Proceedings of the 4th International MICCAI Conference, 14–17 Oct 2001 Utrecht]. Berlin: Springer, 2001:516–528.

[39] Lee JH, Kim MJ, Kim SM, Kwon OH, Kim YK. The 3D CT superimposition method using image fusion based on the maximum mutual information algorithm for the assessment of oral and maxillofacial surgery treatment results. Oral Surg Oral Med Oral Pathol Oral Radiol 2012;114:167–174.

[40] Nada RM, Maal TJ, Breuning KH, Bergé SJ, Mostafa YA, Kuijpers-Jagtman AM. Accuracy and reproducibility of voxel based superimposition of cone beam computed tomography models on the anterior cranial base and the zygomatic arches. PLoS One 2011;6(2):e16520.

[41] Weissheimer A, Menezes LM, Koerich L, Pham J, Cevidanes LH. Fast three-dimensional superimposition of cone beam computed tomography for orthopae-dics and orthognathic surgery evaluation. Int J Oral Maxillofac Surg 2015;44:1188–1196.

[42] Bazina M, Cevidanes L, Ruellas A, et al. Precision and reliability of Dolphin 3-dimensional voxel-based superimposition. Am J Orthod Dentofacial Orthop 2018;153: 599–606.

[43] McNamara JA. Influence of respiratory pattern on craniofacial growth. Angle Orthod 1981;51:269–300.

[44] Björk A, Skieller V. Growth of the maxilla in three dimensions as revealed radiographically by the implant method. Br J Orthod 1977;4:53–64.

[45] Björk A. Sutural growth of the upper face studied by the implant method. Acta Odontol Scand 1966;24:109–127.

[46] Nielsen IL. Maxillary superimposition: A comparison of three methods for cephalometric evaluation of growth and treatment change. Am J Orthod Dentofacial Orthop 1989;95:422–431.

[47] Ruellas A, Ghislanzoni LT, Gomes M, et al. Comparison and reproducibility of 2 regions of reference for maxillary regional registration with cone-beam computed tomography. Am J Orthod Dentofacial Orthop 2016;149:533–542.

[48] Björk A. Prediction of mandibular growth rotation. Int J Orthod Dent Chil 1969; 55:585–599.

[49] Björk A, Skieller V. Normal and abnormal growth of the mandible: A synthesis of longitudinal cephalometric implant studies over a period of 25 years. Eur J Orthod 1983;5:1–46.

[50] Kim I, Oliveira ME, Duncan WJ, Cioffi I, Farella M. 3D assessment of mandibular growth based on image registration: A feasibility study in a rabbit model. Biomed Res Int 2014;2014:276128.

[51] Krarup S, Darvann TA, Larsen P, Marsh JL, Kreiborg S. Three-dimensional analysis of mandibular growth and tooth eruption. J Anat 2005;207:669–682.

[52] Ruellas A, Yatabe M, Souki B, et al. 3D mandibular superimposition: Comparison of regions of reference for voxel-based registration. PLoS One 2016 23;11(6): e0157625.

第10章

生长与治疗预测：
准确性和可靠性

Growth and Treatment Predictions:
Accuracy and Reliability

Achint Utreja, BDS, MS, PhD

Broadbent博士发明的头颅定位仪极大地促进了正畸学的发展[1]。自从它被纳入口腔正畸学后，该专业取得了很大的进步，临床医生和研究人员利用头影测量术来提高患者的整体诊疗水平。在过去几十年中，两个备受关注的领域是：①预测生长发育期患者的颅面生长模式；②预测正畸治疗的结果。最近由于三维（3D）成像技术的应用，包括锥形束计算机断层扫描（CBCT）技术和面部成像技术，这进一步为临床医生提供了展望未来的机会。然而，大多数生长和治疗预测的准确性、可靠性仍有争议。我们离"可预测化正畸"的开发和营销还有多远呢？本章重点讨论与颅面生长发育、正畸治疗结果预测相关的发展和趋势。

颅面生长研究

多年来，头影测量放射学被接受并广泛应用于颅面生长的纵向研究。所有研究的主要目标是确定和分析人群的颅面生长趋势。最近，美国正畸医生协会基金会出色地完成了网络生长研究的数据工作（http://www.aaoflegacycollection.org/aaof_home.html）。研究人员跨时70多年收集了11项关于颅面生长研究记录，其中有9项记录可以免费查阅。从这些纵向生长研究中收集的宝贵数据，使人们更好地理解颅面生长发育，同时促成了各种生长理论的发展，并提供了关于生长预测的早期方法。此外，这些信息多年来一直作为后续研究的基础数据[2]。

表10-1	Fishman骨骼成熟度指标
	手腕骨	骨骼成熟阶段

	手腕骨	骨骼成熟阶段
1	中指——近节指骨	
2	中指——中节指骨	骨骺与骨干等宽
3	小指——中节指骨	
4	拇指尺侧籽骨	骨化
5	中指——远节指骨	
6	中指——中节指骨	骨骺成骨骺帽
7	小指——中节指骨	
8	中指—远节指骨	
9	中指—近节指骨	
10	中指——中节指骨	骨骺与骨干融合
11	桡骨	

生长预测方法的演变

遗传和基因

颅面结构的生长发育既受遗传的影响，又受外部环境的影响[3]。个体的某些特征包括颌骨的形状和大小，是从父母亲那里遗传而来的。接受正畸治疗的年轻患者中，其颅面异常生长常表现为上颌骨和/或下颌骨的骨性不调。牙齿错𬌗畸形常会因潜在的骨骼问题加重，在这种情况下，生长预测至关重要，因为它是治疗成功的基础[4-5]。

当父母带孩子到正畸医生那里时，通过观察父母可以获得关于儿童在正畸治疗期间和之后"有利的"生长潜力的初步信息。因为常见的矢状向、水平向和垂直向的问题可能具有潜在的家族遗传倾向，细心的临床医生应该注意父母双方的面部轮廓，以确定躺在牙椅上患儿的生长潜力。从母亲或父亲中识别出与儿童相似的正畸问题是未来成长潜力的有力指标[6]。这些信息结合头影测量分析获得的数据，有利于在治疗计划中预测各种治疗模式的相对稳定性[7]。

骨骼成熟和青春期生长迸发

在对数百名受试者进行详细的颅面生长研究之前，Philibert Guéneau de Montbeillard伯爵先对他儿子进行了一次纵向研究[8]。从1759年（出生时）到1777年（18

岁），他每6个月测量一次儿子的身高，并注意到13~15岁之间有一个生长加速期。青春期或称为生长迸发期是正畸医生尝试对骨性II类或III类错𬌗患者进行生长调整的理想时期，因为患者的生长潜力可以被充分利用。跟踪身高变化可以提供一些关于骨骼生长的信息，然而，身高峰值速度并不能很好地预测发育中儿童的剩余生长量。由于生长高峰的开始和持续时间存在显著的个体间差异，多年来，人们提出了不同的方法来评估发育中孩子的成熟阶段。

骨骼成熟度是评估已失去的和剩余的颅面生长潜力的最可靠指标。然而，它们并不能提供生长量信息。多年来，正畸医生对以下区域的骨骼成熟度进行了评估：

- **额窦**：额窦的形态曾一度被作为生长指标受到很多关注。其最大的优点是不需要额外的辐射，在头颅侧位片上可以直接被识别。虽然额窦窦腔增大与生长发育高峰相关[9-10]，但是额窦生长高峰早于男孩和女孩的身高生长发育高峰期2年左右[11]，所以这种生长评估技术在临床上的应用有限。

- **手腕骨X线片**：手腕骨骨化顺序是预测骨骼成熟度的良好指标。虽然骨骼生长的开始和持续时间存在着个体差异，但生长的总体顺序与手和手腕骨的骨化密切相关。Greulich和Pyle[12]出版了一本包含每6个月拍摄的手腕骨片的图集。正畸医生可以将患者手腕骨片中的每块骨头与图集上相应的骨片进行比较，并估计骨龄。Tanner等[13]使用了一种不同比较方法，是基于年龄和性别匹配的个体数据对每个骨块进行加权评分。除了使用基于群体研究的平均值外，还可使用手腕骨片中的特定指标将骨骼成熟与青春期生长联系起来。Bowden[14]建议使用单个骨头（包括桡骨、尺骨、腕骨、掌骨和指骨）来确定生长曲线。Leonard Fishman[15-16]的分析方法是基于对青少年发育过程中11个离散骨骼成熟指标的评估（表10-1）。该方法按顺序评估位于拇指、中指、小指和桡骨6个解剖部位总共11个骨骼成熟指标的骨化阶段（图10-1）。他还提出了一种快速评估骨化阶段的方法：一旦拇指籽骨可见，则可评估中指远节指骨融合情况，如果已经发生融合，则直接跳到第九步，评估中指近节指骨融合情况。

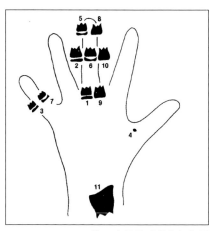

图10-1 Fishman的11个骨骼成熟指标位置（经许可转载自Fishman[15]）

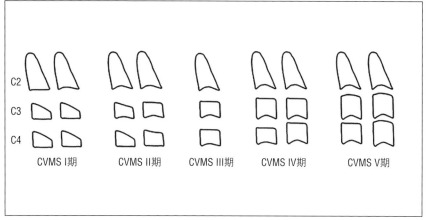

图10-2 改良颈椎骨龄分析法（CVM）显示第二、第三和第四颈椎典型形态变化。CVMS，颈椎骨龄分期

- **颈椎骨龄分析**：使用颈椎来评估骨骼成熟度的最大优势是它们在头颅侧位片上可直接识别出。颈椎在矿化和生长过程中有明显的变化，在椎体底面依次从平面变为凹面，第二颈椎先改变，紧接着第三颈椎，然后第四颈椎。与此同时，椎体前部变长，从梯形变为方形。然后椎体两侧延长，椎体底面变得更加凹陷（图10-2）。Lamparski[17]发现颈椎骨龄分析与手腕骨片骨龄评估存在很强的相关性。Franchi等[18]分析了Lamparski提出的颈椎骨龄分析法（CVM）中6个阶段的有效性，并得出该方法可用于预测下颌骨骨骼成熟度的结论。随后，Baccetti等[19]研究了第二至第四颈椎的形态学变化，并提出了改良颈椎骨龄分析法来检测下颌骨生长发育高峰（图10-2）。基于该方法，大部分患者下颌骨生长发育高峰出现在CVMS Ⅱ期和Ⅲ期之间。

Y轴角

生长轴又称Y轴，是Downs分析法的一部分，它是最早用来预测下颌生长方向的指标之一，现在它仍然是各种头影测量分析中不可或缺的组成部分。William Downs花了5年时间研究患者的面型和牙型，建立了Downs分析法的测量指标和正常值范围[20]。随后在头颅定位侧位片上放置模板，标准化头颅侧位片的描记方法。

Y轴角是指蝶鞍中心点和颏顶点连线（SGn）与眼耳

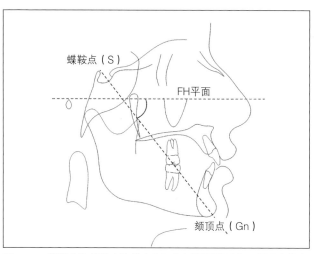

图10-3 蝶鞍点和颏顶点连线（SGn）与眼耳平面（FH平面）相交的下前角为Y轴角，又称生长轴角

平面（FH平面）相交的下前角（图10-3）。Downs分析法中Y轴角的平均值是59°，范围为53°~66° [20]。Y轴角偏大提示下颌骨垂直向生长倾向，常见于骨性Ⅱ类错𬌗病例中。角度偏小提示下颌水平向生长倾向，常见于Ⅲ类病例。

下颌骨弧形生长

Robert Ricketts对下颌骨的生长特别感兴趣，他相信根据他的研究结果可以预测下颌的生长模式。由于Björk和Moss等的研究工作，新信息涌现，使人们重新对分析颅面生长趋势产生了兴趣。Ricketts使用X线分层摄影对

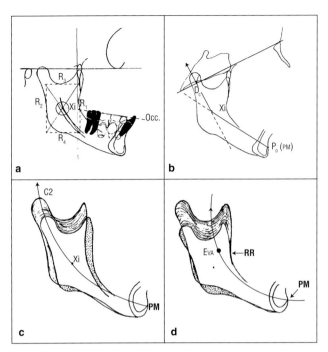

图10-4　Ricketts关于下颌骨弧形生长的概念。（a）Xi点的位置。（b）穿过Xi点的髁轴和体轴。（c和d）下颌骨生长的弧线（经许可转载自Ricketts[21]）

下颌支、髁突和关节窝进行生长研究，并列举短期和长期变化。他的研究表明，下颌骨在升支的上前（垂直）位置沿弧形（圆的一段）生长[21]。由于弧形生长模式存在个体差异，Ricketts详细描述了确定生长弧半径的步骤。

Ricketts首先通过构建一个矩形来确定下颌支的中心，矩形的边由与下颌支的前（R1）、后（R2）、下（R3）面及冠状切迹的切线（R4）组成（表3-2）。然后连接矩形的对角线，对角线的交点称为Xi点，并指出𬌗平面通常通过Xi点（图10-4a）。然后他以Xi点作为交点定义了两条直线，其中平分髁突颈（D_C）的直线称为髁轴，穿过颏前上点（PM）的直线称为体轴（图10-4b）。用这些构建的点来定位下颌骨生长的真实弧线（图10-4c）。他还将E_{VA}点添加到构建的点中，并将其定义为升支应力线的集中点（图10-4d）。虽然Arne Björk的种植体研究显示下颌骨边缘随着生长发生吸收，所以下颌骨并不是稳定的参考标志，但这个方法在预测下颌骨短期生长方面效果很好[22]。

随后，一项为期5年的下颌生长研究分析了40名患者的侧位片和正位片[21]，第一张和第二张X线片的拍摄间隔是基于牙列的发育。研究结果表明，考虑到下颌骨沿着下颌结构弧形生长并衍生出头部测量点，因此可以进行长期的生长预测[21]。研究还表明，下颌骨的预测可以用来预测其他面部结构的生长。基于这些令人满意的结果，短期和长期生长模拟构成了由洛基山正畸数据服务公司（RMODS）提供的计算机化正畸分析的重要组成部分（https://www.rmortho.com/products-services/services/rmods/）。

Greenberg和Johnston的一项为期5年的研究，比较了Bolton Brush生长研究中心的随机受试者的初始、最终和预测的头颅侧位片描记图，分析了RMODS的预测准确性[23]。结果表明，因为它不能准确地预测被测试者的所有头影测量变量，所以预测价值有限。因为预测网格只能提供有限的信息，所以额外的费用是不合理的。

头影测量模板

颅面生长相当复杂，个体间差异很大，同时构成颅面复合体的结构并不以均一的速率生长，这就需要制订代表各组成部分生长的基线标准。各种头影测量模板和分析法随之出现。模板分析的主要优点是可以显示颅面各组成部分之间生长的不平衡。由于模板允许将个体生长与纵向生长研究数据进行比较，因此预测结果更加可靠。

早在1952年，Baum研制出了4种印在透明胶片上的模板，可用于Downs头影测量分析[24]。该学者详细描述了使用方法，旨在鼓励正畸医生使用这种方法。延续建立基线标准的趋势，Broadbent和Golden从1至18岁儿童的侧位和正位片中构建了模板[25]。同样，Popovich和Thompson分析了来自伯灵顿生长研究中心的120名男孩和90名女孩的记录，并根据年龄、性别和生长类型建立了颅面模板[26]。Mourrees将家族相似性纳入考虑并开发了网格图来预测生长和治疗变化，而Johnston根据密歇根生长研究中心32名受试者的纵向数据引入了预测网格[28]。这些受试者以鼻尖、后鼻甲、上颌第一磨牙、鼻根、A点和B点的生长变化为单位（1单位/年，8~13岁）进行测量。

使用Ricketts的短期预测法、长期预测法以及Schulhof和Bagha的Johnston网格预测法3种预测方法[29]，对50名来自密歇根州未经治疗的研究对象的A点、颏前

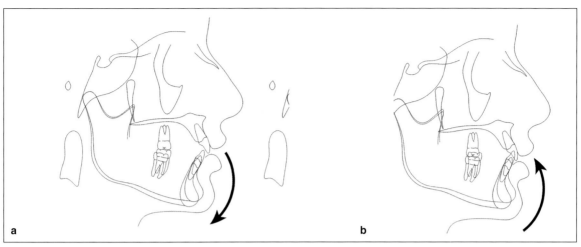

图10-5 （a）下颌顺时针旋转，导致开𬌗。（b）下颌逆时针旋转，导致深覆𬌗

| 注10-1 | 根据Björk[30]的研究，最能预测下颌骨生长旋转的7个结构指标 |

1. 下颌角倾斜度
2. 下颌管弯曲度
3. 下颌骨下缘形状
4. 下颌联合倾斜度
5. 上下切牙间角
6. 磨牙间角
7. 前下面高

点、鼻尖、下颌磨牙和升支中心的最终位置进行预测。结果表明，Johnston网格预测法最不准确；Ricketts的短期预测法较好，其与面型相关的平均生长增量相比，准确性提高了10%~20%；长期预测法比短期预测法准确性高21%，比网格预测法准确性高56%。

总之，尽管Ricketts预测法是商用服务（RMODS）的基础，但基于现有科学文献中的证据，短期和长期预测法的总体效用仍然是有争议的。将颅面生长的时间和方向相关联是很有挑战性，因为它依赖于多个变量。

下颌骨生长旋转的预测

在美国对生长预测兴趣日益增长的同时，欧洲的正畸研究者也同样注意到了颅面生长发育的个体差异。当时可用的各种生长预测方法分为纵向、度量或结构3种[30]。在结构方法类别中，纵向数据的来源是使用金属种植体作为固定参考的标志研究[22,31-34]。种植体研究为颅面生长（特别是上颌和下颌的生长变化）提供了重要的信息。Björk发现下颌骨在生长过程中发生旋转，通过广泛的表面重塑来维持下颌骨的整体形态。这种旋转是由下颌骨前后生长差异引起的，可以是向前旋转也可以是向后旋转，可分别导致深覆𬌗或开𬌗（图10-5）。Schudy分别使用逆时针旋转和顺时针旋转来描述这两种下颌旋转[35]。这些术语是相对于面向右侧侧貌的美国标准而言，而不是面向左侧侧貌的欧洲习惯。

随后，Björk描述了7个有助于预测下颌骨生长过程中旋转的结构特征（注10-1）[30]。通过对21名受试者的44个形态变量进行了6年的评估，确定了最能预测生长期儿童下颌生长旋转的4个变量[36]：下颌角倾斜度、磨牙间角、下颌骨下缘形状和下颌联合倾斜度。下颌角倾斜度是生长过程中下颌骨向前和向后旋转的一个很好的代表。下颌前旋患者的磨牙间角增大，后旋患者的磨牙间角减小。下颌前旋患者的下颌骨下缘前部凸起，后旋患者则下颌下缘前部较直或者后部凸起。下颌联合相对于前颅底的倾斜度也是下颌骨向前和向后旋转的有用指标。学者建议早期识别这些特征，以准确预测下颌生长旋转的方向[36]。

骨性 II 类病例的预测

大多数临床医生都同意，生长和正畸治疗效果的可靠预测对生长中的 II 类和 III 类患者尤其有用。Björk和Skieller的研究显示[22]，在临床上，下颌生长旋转的控制是复杂而具有挑战性的，特别是高角患者。一项回顾性研究比较了33例高角 II 类患者治疗后的头颅侧位片与Ricketts计算机化生长预测系统获得的可视化治疗目标[37]，通过21个线性和9个角度测量指标的比较显示，一半的计算机化预测结果与实际治疗值有显著差异。其中上颌骨长度、下颌旋转和面下部高度（前部和后部）的预测不准确[37]。

面部发育的预测可能与生理年龄和骨龄/成熟年龄有关。两个常用的骨骼成熟度评估指标是手腕骨X线片和CVM系统。一项研究使用Burlington生长研究中心未经治疗的受试者的系列头颅侧位片和手腕X线片，将Fishman骨骼成熟度分析（基于手腕骨片）与Ricketts和Johnston预测方法进行了比较[38]。结果表明，Fishman分析法与其他方法相比能更准确地测定生长量，因为它是以成熟年龄为基础的。

开发用于预测的统计模型

使用基于纵向研究数据和计算机算法的统计模型来预测生长变化是正畸领域中一个值得注意的理念。长期以来生长曲线一直被绘制在图表上，以评估个体的生长状况。Chvatal等[39]使用改良的生长曲线，开发了将个体差异考虑其中的纵向生长预测的复杂模型。选取2个角度和3个线性测量指标来比较159名女孩和128名男孩在6~15岁间的系列头颅侧位片的垂直骨骼变化。利用颈部水平、垂直位置和角度以及下颌平面角（蝶鞍中心点－鼻根点连线和下颌角点－颏下点连线的下前角）的变化来建立多层次模型。实际值与预测值之间的相关性是合理的，预测期间测量值变化与准确度之间存在直接关系。学者得出结论，基于多层模型的5年预测是准确的[39]。

Steiner头影测量分析法是最早用于分析2D头颅定位侧位片的分析方法之一[40]。对生长和治疗预测的持续关注引出了一项通过比较治疗后头颅侧位片的实际值与预测值来评估Steiner分析法准确性的研究[41]。结果表明，可能由于样本的潜在差异，该分析法在治疗结果预测方面相当不准确。

可视化治疗目标预测的准确性

骨性 III 类患者对临床医生提出了挑战，因为生长、治疗时机、治疗选择和正畸/正颌外科手术治疗的长期稳定性都需要关注。大多数患者的管理软件中包含了可以提供预测生长和治疗变化的可视化治疗目标（VTO）的工具，对于这些病例可能很有用。最近有一项回顾性研究评估了常用成像软件中的VTO预测系统的准确性[42]。该研究分析了同期接受上颌前徙及下颌后退术的 III 类患者的临床资料，结果所有的分析测量值均存在不同程度的误差，因此学者得出结论，VTO工具仅适用于治疗结果的粗略估计和患者教育，而正颌术后的微小变化不能用VTO软件准确预测[42]。

三维预测方法

3D成像技术的基本原理是为临床医生提供足够的信息以预测硬组织、软组织和牙齿随时间的三维变化。由于CBCT和立体摄影测量分别适用于分析硬组织和软组织，人们正在探索将这两种技术融合起来，以便于可视化和预测与生长和治疗有关的软硬组织变化。目前，将这两种技术的数据结合起来的尝试取得了有限的成功，但其长期适用性仍然存在争议[43]，需要进一步的研究。

未来的发展方向

希望在去除矫正器之前就能预见正畸治疗结果的愿望推动了该领域的重大研究。很多学者对多年来发展起来的各种方法进行了分析和比较。随着计算机模拟和3D辅助治疗计划等最新技术的不断应用，未来似乎是光明的。展望未来，需要齐心协力开发难以捉摸的"可预测化正畸"，使临床医生能够准确可靠地预测生长和治疗结果。

参考文献

[1] Broadbent BH. A new x-ray technique and its application to orthodontia. Angle Orthod 1931;1:45–66.

[2] Thompson GW, Popovich F. A longitudinal evaluation of the Burlington growth centre data. J Dent Res 1977;56(special issue):C71–C78.

[3] Moss ML. Genetics, epigenetics, and causation. Am J Orthod 1981;80:366–375.

[4] Mossey PA. The heritability of malocclusion: Part 1—Genetics, principles and terminology. Br J Orthod 1999;26:103–113.

[5] Mossey PA. The heritability of malocclusion: Part 2. The influence of genetics in malocclusion. Br J Orthod 1999;26:195–203.

[6] Harris JE, Kowalski CJ. All in the family: Use of familial information in orthodontic diagnosis, case assessment, and treatment planning. Am J Orthod 1976;69:493–510.

[7] Johannsdottir B, Thorarinsson F, Thordarson A, Magnusson TE. Heritability of craniofacial characteristics between parents and offspring estimated from lateral cephalograms. Am J Orthod Dentofacial Orthop 2005;127:200–207.

[8] Hunter CJ. The correlation of facial growth with body height and skeletal maturation at adolescence. Angle Orthod 1966;36:44–54.

[9] Ruf S, Pancherz H. Frontal sinus development as an indicator for somatic maturity at puberty? Am J Orthod Dentofacial Orthop 1996;110:476–482.

[10] Ruf S, Pancherz H. Development of the frontal sinus in relation to somatic and skeletal maturity. A cephalometric roentgenographic study at puberty. Eur J Orthod 1996;18:491–497.

[11] Taranger J, Hägg U. The timing and duration of adolescent growth. Acta Odontol Scand 1980;38:57–67.

[12] Greulich WW, Pyle SI. Radiographic Atlas of Skeletal Development of the Hand and Wrist, ed 2. Redwood City, CA: Stanford University, 1959.

[13] Tanner JM, Whitehouse RH, Cameron N, Marshall WA, Healy MJR, Goldstein H. Assessment of Skeletal Maturity and Prediction of Adult Height (TW2 Method). Cambridge, MA: Academic, 1983.

[14] Bowden BD. Epiphysial changes in the hand/wrist area as indicators of adolescent stage. Aust Orthod J 1976;4:87–104.

[15] Fishman LS. Radiographic evaluation of skeletal maturation. A clinically oriented method based on hand-wrist films. Angle Orthod 1982;52:88–112.

[16] Fishman LS. Maturational patterns and prediction during adolescence. Angle Orthod 1987;57:178–193.

[17] Lamparski DG. Skeletal age assessment utilizing cervical vertebrae. Am J Orthod Dentofacial Orthop 1975;67:458–459.

[18] Franchi L, Baccetti T, McNamara JA Jr. Mandibular growth as related to cervical vertebral maturation and body height. Am J Orthod Dentofacial Orthop 2000;118:335–340.

[19] Baccetti T, Franchi L, McNamara JA Jr. An improved version of the cervical vertebral maturation (CVM) method for the assessment of mandibular growth. Angle Orthod 2002;72:316–323.

[20] Downs WB. Variations in facial relationships: Their significance in treatment and prognosis. Am J Orthod 1948;34:812–840.

[21] Ricketts RM. A principle of arcial growth of the mandible. Angle Orthod 1972;42:368–386.

[22] Björk A, Skieller V. Normal and abnormal growth of the mandible. A synthesis of longitudinal cephalometric implant studies over a period of 25 years. Eur J Orthod 1983;5:1–46.

[23] Greenberg LZ, Johnston LE. Computerized prediction: The accuracy of a contemporary long-range forecast. Am J Orthod 1975;67:243–252.

[24] Baum AT. Downs' analysis template transparencies for application directly to cephalometric x-ray films. Angle Orthod 1952;22:217–226.

[25] Broadbent BH Sr, Broadbent BH Jr, Golden WH. Bolton Standards of Dentofacial Developmental Growth. St Louis: Mosby, 1975.

[26] Popovich F, Thompson GW. Craniofacial templates for orthodontic case analysis. Am J Orthod 1977;71:406–420.

[27] Moorrees CFA, Lebret L. The mesh diagram and cephalometrics. Angle Orthod 1962;32:214–231.

[28] Johnston LE. A simplified approach to prediction. Am J Orthod 1975;67:253–257.

[29] Schulhof RJ, Bagha L. A statistical evaluation of the Ricketts and Johnston growth-forecasting methods. Am J Orthod 1975;67:258–276.

[30] Björk A. Prediction of mandibular growth rotation. Am J Orthod 1969;55:585–599.

[31] Björk A, Skieller V. Facial development and tooth eruption: An implant study at the age of puberty. Am J Orthod 1972;62:339–383.

[32] Björk A, Skieller V. Growth in width of the maxilla studied by the implant method. Scand J Plast Reconstr Surg 1974;8:26–33.

[33] Björk A, Skieller V. Growth of the maxilla in three dimensions as revealed radiographically by the implant method. Br J Orthod 1977;4:53–64.

[34] Björk A, Skieller V. Contrasting mandibular growth and facial development in long face syndrome, juvenile rheumatoid polyarthritis, and mandibulofacial dysostosis. J Craniofac Genet Dev Biol Suppl 1985;1:127–138.

[35] Schudy FF. The rotation of the mandible resulting from growth: Its implications in orthodontic treatment. Angle Orthod 1965;35:36–50.

[36] Skieller V, Björk A, Linde-Hansen T. Prediction of mandibular growth rotation evaluated from a longitudinal implant sample. Am J Orthod 1984;86:359–370.

[37] Thames TL, Sinclair PM, Alexander RG. The accuracy of computerized growth prediction in Class II high-angle cases. Am J Orthod 1985;87:398–405.

[38] Turchetta BJ, Fishman LS, Subtelny JD. Facial growth prediction: A comparison of methodologies. Am J Orthod Dentofacial Orthop 2007;132:439–449.

[39] Chvatal BA, Behrents RG, Ceen RF, Buschang PH. Development and testing of multilevel models for longitudinal craniofacial growth prediction. Am J Orthod Dentofacial Orthop 2005;128:45–56.

[40] Gottlieb EL. Orthodontics: Dr. Cecil Steiner. J Clin Orthod 1978;12:677.

[41] Abdullah RT, Kuijpers MA, Bergé SJ, Katsaros C. Steiner cephalometric analysis: Predicted and actual treatment outcome compared. Orthod Craniofac Res 2006;9:77–83.

[42] Peterman RJ, Jiang S, Johe R, Mukherjee PM. Accuracy of Dolphin visual treatment objective (VTO) prediction software on Class III patients treated with maxillary advancement and mandibular setback. Prog Orthod 2016;17:19.

[43] Bolandzadeh N, Bischof W, Flores-Mir C, Boulanger P. Multimodal registration of three-dimensional maxillodental cone beam CT and photogrammetry data over time. Dentomaxillofac Radiol 2013;42:22027087.

第11章

运用CBCT测量骨组织

Measuring Bone with CBCT

Leena Palomo, DDS, MSD

Tarek Elshebiny, BDS, MSD

Ali Z. Syed, BDS, MHA, MS

Juan Martin Palomo, DDS, MSD

相较于螺旋CT，锥形束计算机断层成像（CBCT）的图像具有高分辨率和低辐射的优点，因此更加适合全科医生和正畸医生。CBCT图像能清晰地区分结构之间的差异，非常适合用于分析骨组织[1-2]。虽然螺旋CT的高辐射剂量可以更好地区分密度相似的组织，但我们需要分辨的结构本身在密度上就有较大的差异（图11-1），因此，CBCT在口腔正畸学中的应用中也越来越普遍。

NewTom 9000（QR）、CB MercuRay（日立）和i-CAT（成像科学）等CBCT在21世纪初被引入美国牙科领域。起初，人们更加关注的是该技术的高辐射量。而后，通过提升机器的参数（例如，低设置和脉冲技术）

和成像过程（例如，部分围绕着患者的头部旋转），几家CBCT制造商将辐射剂量降低到了普通全景机的辐射水平[3]。因此在过去的10年里，价格实惠的CBCT已经在市场上普及，并且现在有一部分被用于颅面部成像。

CBCT成像优于传统X线摄影技术，如全景片、全口系列小牙片、侧位片、后前位片及咬合片。每次采集，CBCT仅需几秒钟就能重构全景、横截面和唇舌侧骨板的图像，而受制于图像叠加，传统的二维（2D）影像片无法呈现这些图像。此外，CBCT还能创建出一些以前没有的视图，如横断面、冠状面、矢状面以及双侧头部的独立视图。

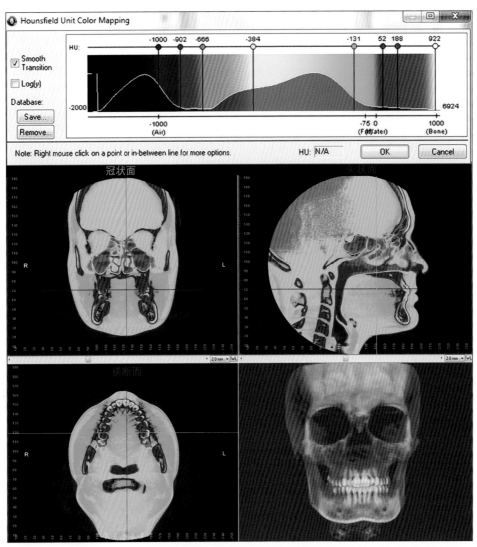

图11-1 3D重建图像在不同的空间平面上，借助Hounsfield单位颜色映射工具（Dolphin 3D, Patterson Dental），显示了颅颌面复合体中不同组织的不同密度。该工具可根据不同生物结构的透射性差异来区分不同的生物结构。图表中显示的颜色是以Hounsfield标度作为参考，而屏幕上的图像则是相应的颜色

CBCT的精度和空间分辨率

　　近年来，大量的研究已经证实了在CBCT图像上能精确地测量线距和角度。采用正交投影和透视投影法对比CBCT的合成侧位片与传统侧位片的测量结果，发现两者无明显差异[4]。有多项课题运用了CBCT来研究埋伏牙的牙根吸收和定位，结果表明，CBCT比传统的全景片更准确[5-6]。将CBCT图像中牙齿的线性测量值与实际牙齿的真实解剖尺寸进行比较（以实际牙齿的真实解剖尺寸作为比较的金标准），结果证明，使用CBCT来分析牙列，其

测量值准确可靠[7]。在诊断先天性骨开窗和骨开裂以及测量牙槽骨边界的时候，CBCT的准确性和可靠性如何？有多项研究结果显示，牙槽骨高度的测量精度可达0.6mm左右，识别牙根骨开窗的准确性高于骨开裂。CBCT测量值与真实数据之间的差异很大程度取决于空间分辨率[8]。

　　我们常常把空间分辨率和精度相混淆。CBCT图像的分辨率由来自体数据集所产生的体积单元（体素）决定[9]。体素的大小又由它的高度、宽度和深度所决定，CBCT的体素通常是各向同性的，在三维方向上是相等的[9]。三维（3D）影像的体素大小等同于2D影像中的像

素分辨率[9]。体素的大小决定了空间分辨率。空间分辨率的定义是分辨图像中相邻两个单元的能力，它取决于体素的大小，体素是最小的成像单位[9]。体素越小，图像分辨率越高，但辐射剂量也越大[10]。

有少数研究表明，CBCT的体素越小则精准度越高。有一项研究选取了一款商用CBCT机（i-CAT型号9140-0035-000C），并从所有参数和所有维度上评估了其图像的测量误差和空间分辨率[9]。为了分析失真情况和测量精度，学者建立了一个模型，该模型内含有直径为0.3mm的铬金属标记物，它们彼此间距5mm。随后再使用12个在售的CBCT机扫描这个模型。在3D影像上，使用医学数字成像和通信（DICOM）查看器分别3次测量了标记物之间的距离，并用一个精密的数字卡尺也分别3次在模型上直接测量距离。用线对模型来评估空间分辨率（线对：一种线加一个线径宽的间隔，用来检查X线的分辨率）。根据线对的分离，30名评估者对图像进行了分析，并分配了0.2~1.6mm的分辨率。结果发现，体素大小对分辨率的影响最大[9]。

Molen[11]建议如果是为了评估骨厚度的细微变化，则应谨慎使用小体素。Menezes等[12]评估了不同体素大小的CBCT图像的精确性、可重复性和牙槽嵴水平测量的准确性。他们对12个干下颌骨进行了CBCT扫描，体素大小分别为0.2mm、0.3mm和0.4mm。同时用电子卡尺直接测量和CBCT图像测量下颌骨的牙槽嵴水平，我们发现体素为0.2mm的图像能降低内部的检验误差。在所有的CBCT中，小体素的图像能够比大体素的图像更加精准地测量牙槽嵴水平，除了在测量下颌切牙的时候使用0.4mm体素这一情况例外。在下颌切牙区需要使用高于0.4mm体素的分辨率[12]。Patcas等[13]还研究了CBCT的体素差异对准确性的影响。他们分别用两种不同分辨率的CBCT（0.125mm和0.4mm的体素）扫描8具完整的头颅，然后测定颊侧牙槽骨边缘，将实际测量结果与CBCT测量结果进行比较。结果表明，CBCT测量结果准确，与实际测量结果相差不大。

这些研究表明，CBCT对解剖结构的测量精确可靠，适用于线性测量。然而，体素大小的差异会影响数据的精度。临床医生和研究人员必须根据需要的准确度制订解决

方案。

CBCT在牙槽骨评估中的应用

在正畸治疗中，当临床医生掌握病情的信息越多，治疗就会越成功。这就是为什么颅面影像对临床问题如此至关重要。临床医生需要根据患者的骨骼情况来制订适当的生物力学机制。要确定最合适的治疗方案，一定要对正畸患者的牙槽骨状况进行评估。在正畸治疗过程中，需要对骨组织的质量进行准确的评估，以避免牙周问题的发生，并防止现有的问题恶化。治疗前，牙在牙槽骨的位置会影响诊断和治疗设计。用CBCT可以评估正畸治疗对牙槽骨状况的影响，它可以精准、可靠地测量颊侧骨板的形态和厚度[7-8,13]。

骨量以及骨开窗和骨开裂的检测

由于正畸时牙齿移动的边界受到骨支持组织的限制，在治疗前和治疗中都应该考量前牙牙槽骨的厚度。Shklar和Carranza[14]将骨开窗定义为牙根表面仅覆盖骨膜和牙龈的孤立区域。骨开裂则是指骨组织的缺损累及牙槽嵴顶。这些颊侧牙槽骨的缺损减少了牙齿的骨支持。有充分的文献证明，正畸过程中，如果在特定的情况下移动了缺乏骨支持的牙齿，会对牙体和牙周的健康造成损害[15-17]。此外，正畸牙齿的移动也会造成牙槽骨的缺损[18-22]。

由于对侧皮质骨或牙齿结构的重叠，骨开窗和骨开裂无法在传统的2D影像片中显影。研究表明，CBCT对骨开窗和骨开裂有很大的诊断价值[8,23-24]。2010年，有一项课题研究了CBCT在诊断人先天性骨开窗和骨开裂的应用。它证实了CBCT在体素大小为0.38mm时对颊侧骨开窗有较高的诊断价值[8]。而2012年的另一项研究证实了使用3D影像来测量骨开裂的高度。在4个颅骨标本中有24处骨开裂：9个发生在切牙区，9个发生在尖牙区，6个发生在前磨牙区。学者用0.2mm体素的i-CAT CBCT拍摄每个颅骨，结果表明，用三维曲面呈现图像可以准确地测量骨开裂[23]。另一项研究运用CBCT横断面和矢状面比较了前牙颊侧骨覆盖诊断的敏感性。

对5例干颅骨进行临床检查，通过检测上下颌前牙区的骨缺损建立了金标准。将准备好的颅骨放置在柯达

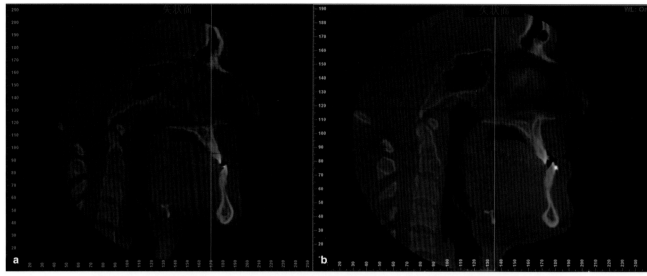

图11-2　（a）失代偿前下颌切牙位置的影像。（b）失代偿后下颌切牙位置的影像。注意舌侧骨板牙槽骨的缺失

9000 3D扫描仪（Trophy）上进行扫描，对图像进行处理和重建。对所有骨缺损进行识别和记录。得出结论，CBCT有助于诊断前牙颊侧皮质骨骨量不足，但在轴向和矢状向重建方面没有差别[24]。

牙槽骨厚度的临床考量

Evangelista等[25]比较了安氏Ⅰ类、安氏Ⅱ类1分类错𬌗畸形和不同面型的患者牙槽骨缺损的情况。应用CBCT对未曾行正畸治疗的79例安氏Ⅰ类和80例安氏Ⅱ类患者进行了分析。结果发现未曾行正畸治疗的患者中，牙槽骨缺损情况非常普遍，尤其是安氏Ⅰ类患者。另一项研究探讨了骨性Ⅰ类、Ⅱ类和Ⅲ类错𬌗畸形患者中是否存在骨开窗和骨开裂。结果表明，Ⅱ类错𬌗组的骨开窗率高于其他组，3组间的骨开裂情况无显著差异[26]。

为了评价下颌前突的患者在正畸治疗过程中下颌切牙周围牙槽骨的丧失情况，我们比较了正畸前、正颌前及正颌后的CBCT图像。其结果显示，经过术前正畸治疗后，下颌中切牙和侧切牙的牙槽骨出现了垂直高度的降低、唇舌侧骨板厚度的减小，这值得我们警惕[27]。另一项

研究得出结论，如果前牙区已经存在牙槽骨吸收，应当格外注意以避免情况加重，特别是在骨性Ⅲ类患者的下前牙区[28]。图11-2展示了一例Ⅲ类手术患者下颌切牙失代偿的临床案例。

为了研究骨性Ⅰ类伴牙槽骨前突的患者在上下颌切牙区的牙槽骨厚度、骨吸收及骨开窗发生率等方面是否存在差异，有人研究对比了术前的CBCT图像，结果表明在这些患者中，切牙的牙周支持很差，即使在正畸治疗开始之前，牙槽骨也是菲薄的[29]。而在双颌前突的患者中，正畸治疗通常需要拔除4颗前磨牙来提供空间内收前牙。另一项研究表明，当内收上下颌切牙时存在着一些副作用，例如骨开裂[30]。他们的研究结果显示，在内收切牙后，上下牙弓的舌侧骨板厚度都有明显的减小。

为了研究不同骨面型中前牙区牙槽骨的厚度，我们运用CBCT对比了低角、均角和高角的患者在正畸前后下颌前牙区牙槽骨厚度的变化，并测量了牙槽骨和牙根的吸收情况。结果发现下颌中切牙根尖区，低角组牙槽骨的唇舌侧厚度大于均角组和高角组[31]。

另一项研究使用CBCT对比了绝经后女性、绝经前

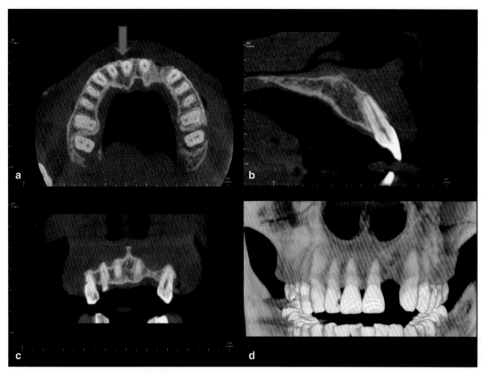

图11-3　评估前牙区牙齿的颊侧骨厚度的方法。测量前牙区中的每一颗牙齿在所有三维面上的颊侧骨厚度。（a）蓝色箭头标明在横断面上上颌右侧中切牙的颊侧骨。（b）矢状面上上颌右侧中切牙。（c）冠状面上的视图。（D）3D重建模式（经许可转载自Zhang等[32]）

女性、年轻男性和老年男性4组患者前牙区颊侧骨的厚度（图11-3）。结果表明，每组患者的前牙区颊侧骨都较为菲薄，特别是绝经后的女性。所以在正畸前就应当制订出管控策略[32]。

骨厚度测量的定位和方法

为了以标准格式创建不同的视图并使用CBCT图像获得一致的测量结果，使用软件的第一步是图像定位。凯斯西储大学的定位方法运用了5个生物相关的解剖结构和1个平面[33]（图11-4）。在图像定位之后就能观察目标区域的三维空间（图11-5），并且可以执行任何类型的测量（角度、线距或者创建路径）。我们可以从横断面、冠状面和矢状面上多维地测量颊舌侧骨板的厚度（例如，在釉牙骨质界上或牙槽嵴顶水平）或者观察潜在的骨开裂和骨开窗（图11-6和图11-7）。

骨密度

自从1895年Wilhelm Conrad Roentgen发现X线以来[34]，人们就一直在探索如何运用X线片测量骨密度。早期的一种技术是在曝光区域中加入阶梯光楔作为参考，这样既可以评估X线片的质量，也可以评估骨密度[35-37]。另一种平片技术是射线吸收术，该技术在拍摄时会在视野（FOV）中放置一种装置，其内含有校准尺，由此来评估骨密度[38]。双能量X线吸收测定法（DXA）是一种精确估计骨密度的方法，是诊断骨质疏松症的金标准[39-40]。再后来，定量CT可以通过螺旋CT技术来测定骨密度，由于其具有3D的优点从而可以提供大量的信息[41]。现今，依据水中的各种羟基磷灰石浓度制成标准化体模，通过这一体模，磁共振成像也能被用于评估骨密度[42]。

螺旋CT图像采集各种组织的辐射密度信息，并以Hounsfield单位（HU）为计量单位来计算密度[43]。推导

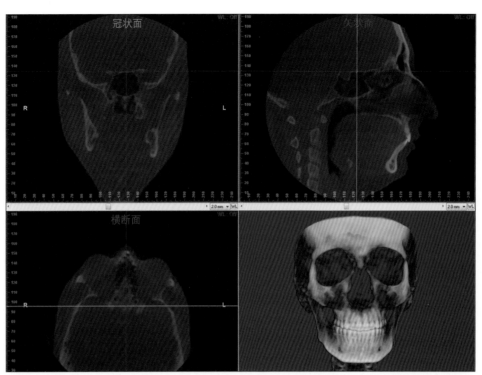

图11-4　通过将左右瞳孔居中在冠状面视图中，来设置横断面。通过横断面视图中左右卵圆孔的中心来设置冠状面。通过横断面视野的盲孔以及McRae线，即颅底（枕骨大孔缘的中点）到颅后点的连线设置矢状面，调整光标（顺时针或逆时针）使腭平面与横断面平齐

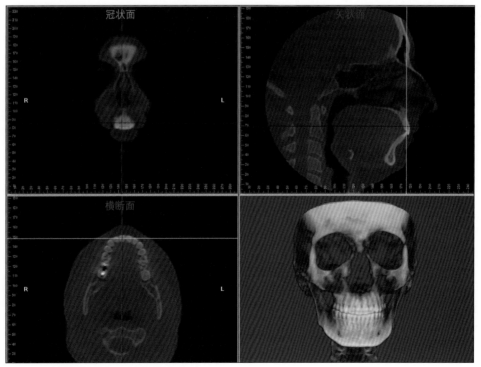

图11-5　定位目标区域（上颌右侧中切牙）

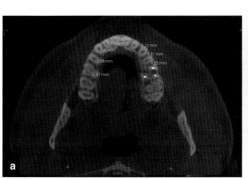
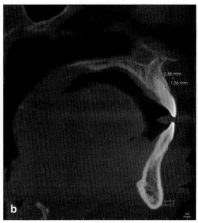
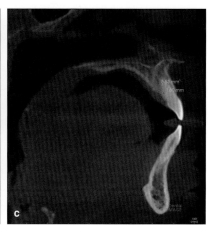

图11-6　（a）在横断面进行牙槽骨厚度的测量。（b）矢状面测量牙根中部和根尖区颊侧骨的厚度。（c）矢状面测量牙根中部和根尖区腭侧骨的厚度

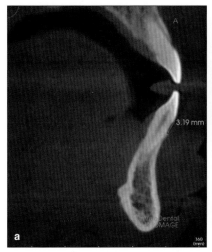
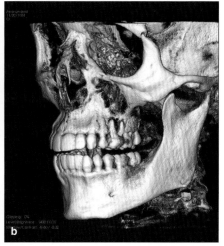

图11-7　（a）矢状面图，显示从釉牙骨质界到牙槽嵴顶的测量值，以此作为测量骨裂开的一种方法。（b）用于测量骨开裂的3D影像

Hounsfield单位的公式是：

$$HU = 1000 \times \frac{\mu_x - \mu_{water}}{\mu_{water}}$$

其中，μ_x是有关物质的平均线性衰减系数，μ_{water}是水的线性衰减系数。在螺旋CT图像中，不论机器或图像的种类，都使用该公式计算各种组织的绝对HU值。虽然CBCT图像也含有组织密度的信息，但这些信息并不是绝对的，可能无法在不同机器之间或不同图像之间进行比较[44-45]。如果有一种方法比较这些密度，即使它们不能转换成与螺旋CT图像相同的程度，也是相当有利的，因为CBCT图像所用的辐射量比螺旋CT图像所用的辐射量要

小得多。如果患者目前正在接受正畸治疗，他（她）可能因为诊断的需要已经拍摄了CBCT。

CBCT测量的总骨密度与内分泌学和创伤学骨密度定量金标准DXA之间存在着正强相关[43-44]。

CBCT在测量骨密度中的应用

颅面部区域有很多测量密度的方式。3D影像不仅能提供额外的视觉信息，还能通过确定病变区域的密度变化来明确疾病的边界，同时确定危重病例中需要切除的组织范围。螺旋CT图像已经被用于识别病变，如果CBCT图像能够被广泛应用，那么患者的辐射暴露量就会大大减少。

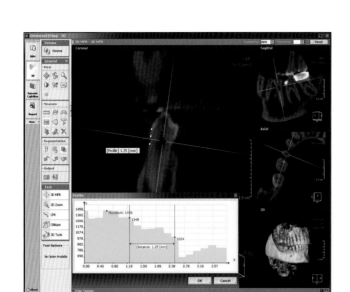

图11-8　由最大值法（1348）和半极大值法（1024）确定的牙釉质根尖端的不同位置的组织密度直方图。在下颌前磨牙颊侧，两种方法的差异为1.25mm

对异常生长区域密度的了解也有助于诊治发育不对称的病例，因为它能区分病变部位与其对侧结构的差异性。

部分研究[46-48]已经使用CBCT技术评估了颅面复合体中不同区域的骨密度，试图确定密度最高的部位。这些信息对治疗计划具有重要意义。在正畸治疗中，这不仅可以用于唇腭裂患者植骨术后的质量评估，也可以用于微钛板和微种植钉的植入评估。一项通过体素测量上颌骨相对骨密度的研究发现，唇侧皮质骨的平均影像密度高于腭侧皮质骨，本研究证实了用改进的灰度体素值测量和评估牙槽骨相对骨密度的可能性。另一项研究[49]表明，下颌骨前部的平均骨密度最高，而上颌骨后部的平均骨密度最低，这证实了密度测量可以帮助临床医生避免将种植体植入质量极差的骨中。

应用CBCT评估骨密度的思考

在牙科的治疗过程和方案制订方面CBCT与CT相比，具有许多优势，例如低辐射剂量、可承受的较低费用、更好的分辨率和更详细的细节[50-52]。CBCT的缺点是无法显示实际的HU，而HU是CT测量牙齿组织密度的标准尺度[53-55]。Mah等[51]研究了在运用因子转换法校正CBCT的灰度级之后，CBCT的值才能与CT的HU相类比。另一项研究[55]建议将来自CBCT的像素值转换为HU值。然而，

对于是否在CBCT中运用HU是存在争议的。不同的研究给出的密度值是有争议性的，这凸显了CBCT（例如，扫描仪、图像采集器和FOV）在测量密度值上的局限性[53,55-56]。有项体外试验研究了3个CBCT扫描仪中计算机灰度级与多层螺旋CT设备之间的关系，得出结论，由于不同扫描仪之间的灰度级存在差异，我们必须谨慎地分析和读取密度值，特别是对密度分析不可靠的CBCT图像[57]。

市面上有许多商业软件都含有各种不同的插件来测量骨密度的HU值或灰度值，而且还能区分不同组织之间的密度差异。OnDemand3D软件（Cybermed）提供了一款插件可以用来估算骨的影像学密度，并以图表的形式显示密度的平均值和最大值。图11-8显示了釉质龈方不同位置的组织密度直方图，由最大值法（1348）和半极大值法（1024）。在下颌前磨牙颊侧，两种方法的差异为1.25mm。图11-9展示了Dolphin 3D（Patterson牙科）的一项新功能——HU单元颜色映射插件。它能通过测量放射值来区分不同的生物结构。该图表通过颜色变化作为Hounsfield值的参考，而屏幕上的图像则显示相应的颜色。例如，腭裂患者的CBCT中，可以看到裂区与周围骨之间的密度差异。图11-10显示了Invivo软件（解剖）通过HU来计算目标区域中骨密度的平均值、最大值和最小值。

CBCT用于临时支抗装置的骨评估

长期以来，口腔种植学家深刻地认识到3D在临床工作中的重要性。特别是在多单位种植时，传统CT扫描常被用于评估骨的尺寸、骨质量、牙槽骨高度以及到其他解剖结构的距离，例如，下颌管或上颌窦。这提高了种植体的成功率。CBCT已经应用于种植治疗[58]，而且在计划植入正畸微种植钉时，这种类型的3D成像也很重要。有多项研究曾运用CBCT来评估骨组织的质量、确定最佳植入位点、测量植入部位的骨厚度和评估各个植入位点的风险结构[59-61]。

植入微种植钉的优势解剖位

有人通过测量上颌牙根之间的间隙和骨组织的质

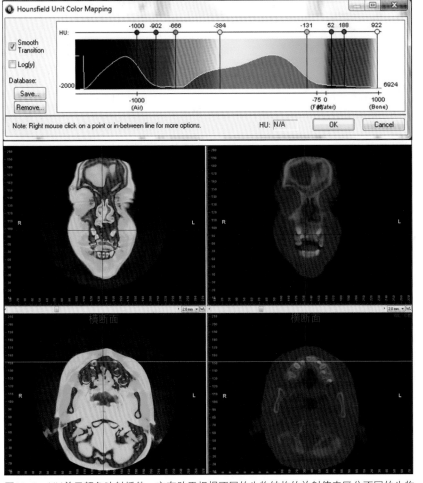

图11-9 HU单元颜色映射插件，它有助于根据不同的生物结构的放射值来区分不同的生物结构。腭裂患者的CBCT扫描中，可以看到裂区与周围骨之间的密度差异

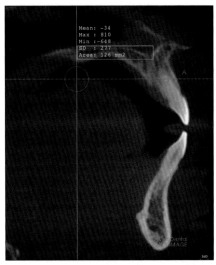

图11-10 使用Invivo软件在HU中测量的选定区域骨密度的平均值、最大值和最小值

量，提出了一种安全的双皮质种植钉方案。获取50名成人的CBCT数据。对每颗牙齿之间的间隙进行3D重建和测量，测量釉牙骨质界上方1.5、3.0、6.0、9.0mm处的骨厚度和牙根间的距离。得出结论，在上颌骨中，双皮质骨的微种植钉更加稳定。对于磨牙间的位点，当在高于6.0mm的平面内植入微种植钉时，应特别小心，以防止上颌窦穿孔。上颌骨最佳的区域位于第二前磨牙和第一磨牙之间[62]。另一项CBCT研究测量了前腭的骨厚度，发现前腭外侧的骨厚度最大[63]。学者还建议：如果使用较长的微种植钉，应要运用CBCT进行评估。

皮质骨的厚度是微种植钉稳定的重要因素。有一项研究定量测量了腭部皮质骨厚度和整体骨厚度[59]。采用

CBCT对30个干颅骨进行研究，结果表明，第一和第二前磨牙区的腭部骨深度和皮质骨厚度最有利于临时支抗装置的植入。在另一项研究中，每个牙间区域的颊侧皮质骨厚度可作为微种植钉植入位点的参考[60]。使用30个干颅骨的CBCT扫描，学者通过每个牙间区域生成2D切片。从距离牙槽嵴顶部2mm、4mm和6mm处生成切片，在这些切片上测量皮质骨的厚度。下颌颊侧皮质骨厚度大于上颌骨。在下颌骨中皮质骨厚度随着牙槽嵴顶距离的增加而增加。因此，了解平均厚度可以帮助临床医生选择微种植钉植入位点。

下颌颊棚区已被认为是正畸微种植钉的有利植入部位（图11-11）。在30名患者[18名女性和12名男性，

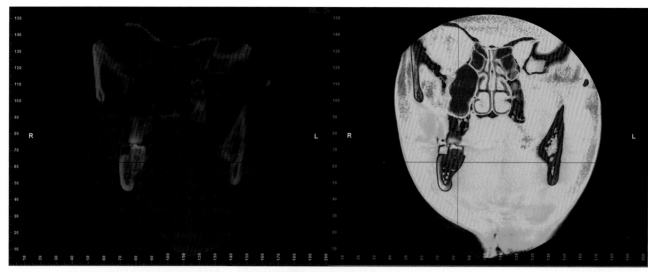

图11-11　冠状面可见第二磨牙远端的下颌颊棚区,该位置是微种植钉植入的部位

平均年龄(14.5±2)岁]的CBCT扫描图像中,对3个不同的植入部位和2个不同的水平高度对颊棚区颊舌侧的骨宽度进行了评估[64]。研究发现最大的骨宽度和植入深度位于第二磨牙的远中颊侧。因此得出结论,第二磨牙远端的颊棚区是微种植钉植入的最合适的部位。

骨密度影响微种植钉的稳定性

学者们运用了CBCT来评估骨密度对正畸微种植钉植入成功率的影响[62]。在71个正畸病例(53例女性,18例男性,平均年龄19.2岁)的上颌颊侧牙槽骨植入正畸微种植钉。运用CBCT测量其皮质骨、松质骨和总骨密度,并评估这些测量值与正畸微种植钉成功率之间的相关性。结果表明,较高的松质骨和总骨密度显著增加了正畸微种植钉的成功率,而皮质骨密度则没有显著的影响。另一项研究显示,骨密度影响微种植钉的初期稳定性[65]。在评估腭侧骨密度之后发现腭侧是更好的植入位点。骨密度是由HU来衡量的。有人提出,从切牙孔远中3mm处开始,大部分区域的骨密度与腭部相当,有利于正畸支抗的微种植钉的有效植入。

植入过程中的风险解剖位点

根间距是影响微种植钉植入成功率的解剖学因素之一。一项研究使用了CBCT图像来评估根间距与微种植钉植入成功率之间的关系,其结论是微种植钉与根面的距离越大,成功率越高[66]。另一项研究建议使用3D成像来预防上颌窦损伤[60],并评估了下牙槽神经与植入下颌颊棚区微种植钉的距离[63]。在下颌第二磨牙远中根位点处植入微种植钉最接近下牙槽神经。寻找神经的方法如图11-12所示。

模拟微种植钉植入的新方法

图11-13介绍了使用CBCT模拟植入微种植钉的新方法。为了应用这种新方法[67],应使用CBCT扫描植入区域,构建并评估扫描区域的3D影像,根据骨厚度和骨密度确定最佳植入位置。将患者的STL模型叠加在CBCT数据集上,由此就能将软组织的轮廓虚拟叠加在CBCT图像上(图11-13a)。基于CBCT的数据,商业软件程序能够在指定的植入位点上模拟微种植钉的植入,并可选择微种植钉的直径和长度(图11-13b和c)。

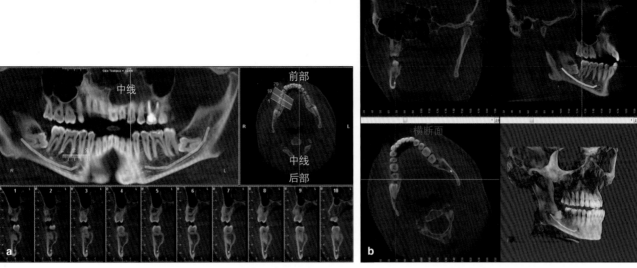

图11-12 （a）可使用神经追踪功能（Dolphin 3D）追踪下牙槽神经管。（b）在不同视图中显示追踪神经管的3D重建的CBCT图像

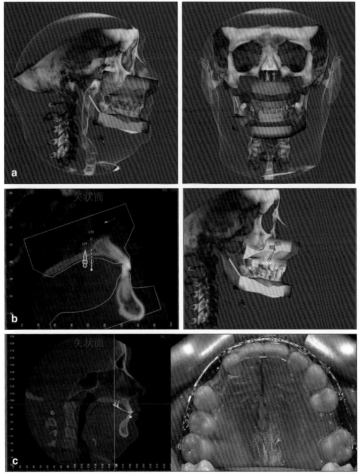

图11-13 （a）上颌骨和下颌骨的STL模型叠加在CBCT体积上的侧面观和后前位观。（b）2颗微种植钉在腭部的虚拟放置。（c）CBCT和一张显示微种植钉植入结果的临床照片

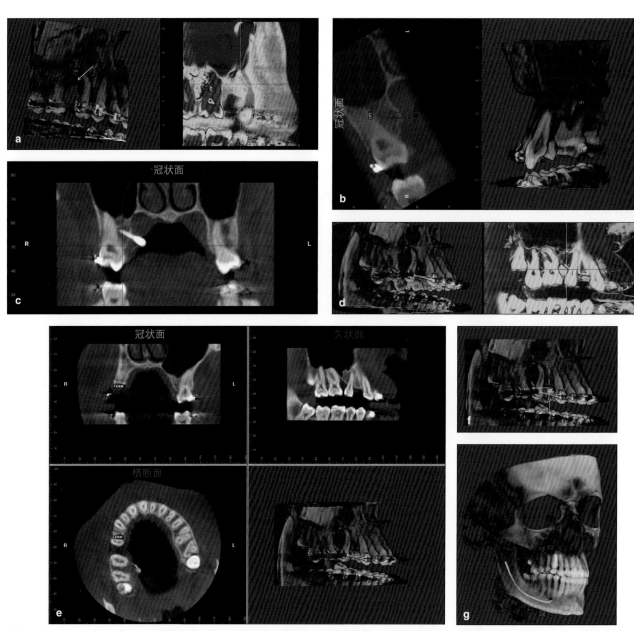

图11-14 （a）一例16岁少女，在拔除粘连的上颌骨的第二前磨牙后出现骨缺损。注意，拔牙创的骨密度低于周围的骨组织。（b）远移上颌右侧第一前磨牙以便为种植牙创造空间。在腭侧植入1颗微种植钉以实现间接的绝对支抗用于远移前磨牙。在CBCT模拟植入的帮助下设计微种植钉的植入。（c）微种植钉植入后牙区腭侧的术后照。（d）小视野CBCT显示了远移的进展。根据HU单位在颜色图中骨密度增加，注意前磨牙远中和近中的骨形成。（e）使用小视野CBCT帮助放置种植牙以替换缺失的前磨牙。在冠状面和横断面视图上进行骨厚度测量。（f）在选择合适的直径和长度后，种植牙的虚拟放置。（g）在第一前磨牙区种植牙植入后的最终结果

临床病例

图11-14介绍了一个临床病例，该病例采用CBCT评估骨厚度、骨密度以及种植牙和微种植钉的治疗计划。一名16岁的女性患者在拔除粘连的右侧上颌第二前磨牙后

就诊于凯斯西储大学的诊所（图11-14a）。患者在拔牙后出现骨缺损，需要制订精确的治疗计划。治疗计划包括远移上颌右侧第一前磨牙，为种植体创造空间。远移需要绝对的支抗，因此需要在腭部放置1颗微种植钉，并将其与第一磨牙连接，形成间接支抗。在CBCT模拟植入过程

（图11-14b）。图11-14c为微种植钉植入后牙区腭侧骨的术后照，图11-14d显示远移后出现了新骨形成和骨密度的增加。然后，植入一个种植牙来替代缺失的前磨牙（图11-14e和f）。图11-14g显示了种植牙植入后的最终结果。

参考文献

[1] Farman AG, Scarfe WC. The basics of maxillofacial cone beam computed tomography. Semin Orthod 2009;15:2–13.

[2] Kwong JC, Palomo JM, Landers MA, Figueroa A, Hans MG. Image quality produced by different cone-beam computed tomography settings. Am J Orthod Dentofacial Orthop 2008;133:317–327.

[3] Ludlow JB, Walker C. Assessment of phantom dosimetry and image quality of i-CAT FLX cone-beam computed tomography. Am J Orthod Dentofacial Orthop 2013;144:802–817.

[4] Kumar V, Ludlow J, Soares Cevidanes LH, Mol A. In vivo comparison of conventional and cone beam CT synthesized cephalograms. Angle Orthod 2008;78:873–879.

[5] Peck JL, Sameshima GT, Miller A, Worth P, Hatcher DC. Mesiodistal root angulation using panoramic and cone beam CT. Angle Orthod 2007;77:206–213.

[6] Van Elslande D, Heo G, Flores-Mir C, Carey J, Major PW. Accuracy of mesiodistal root angulation projected by cone-beam computed tomographic panoramic-like images. Am J Orthod Dentofacial Orthop 2010;137(suppl):S94–S99.

[7] Baumgaertel S, Palomo JM, Palomo L, Hans MG. Reliability and accuracy of cone-beam computed tomography dental measurements. Am J Orthod Dentofacial Orthop 2009;136:19–25.

[8] Leung CC, Palomo L, Griffith R, Hans MG. Accuracy and reliability of cone beam computed tomography for measuring alveolar bone height and detecting bony dehiscences and fenestrations. Am J Orthod Dentofacial Orthop 2010;137(suppl):S109–S119.

[9] Ballrick JW, Palomo JM, Ruch E, Amberman BD, Hans MG. Image distortion and spatial resolution of a commercially available cone-beam computed tomography machine. Am J Orthod Dentofacial Orthop 2008;134:573–582.

[10] Davies J, Johnson B, Drage N. Effective doses from cone beam CT investigation of the jaws. Dentomaxillofac Radiol 2012;41:30–36.

[11] Molen AD. Considerations in the use of cone-beam computed tomography for buccal bone measurements. Am J Orthod Dentofacial Orthop 2010;137(suppl):S130–S135.

[12] Menezes CC, Janson G, Massaro CS, Cambiaghi L, Garib DG. Reproducibility of bone plate thickness measurements with cone-beam computed tomography using different image acquisition protocols. Dent Press J Orthod 2010;15:143–149.

[13] Patcas R, Müller L, Ullrich O, Peltomäki T. Accuracy of cone beam computed tomography at different resolutions assessed on the bony covering of the mandibular anterior teeth. Am J Orthod Dentofacial Orthop 2012;141:41–50.

[14] Shklar G, Carranza F. The tooth-supporting structures. In: Carranza F, Newman MG, Takei H. Clinical Periodontology, ed 9. Philadephia: Saunders, 2002:68–92.

[15] Ericsson I, Thilander B, Lindhe J, Okamoto H. The effect of orthodontic tilting movements on the periodontal tissues of infected and non-infected dentitions in dogs. J Clin Periodontol 1977;4:278–293.

[16] Wennström JL, Stokland BL, Nyman S, Thilander B. Periodontal tissue response to orthodontic movement of teeth with infrabony pockets. Am J Orthod Dentofacial Orthop 1993;103:313–319.

[17] Artun J, Urbye KS. The effect of orthodontic treatment on periodontal bone support in patients with advanced loss of marginal periodontium. Am J Orthod Dentofacial Orthop 1988;93:143–148.

[18] Zachrisson BU, Alnaes L. Periodontal condition in orthodontically treated and untreated individuals. I. Loss of attachment, gingival pocket depth and clinical crown height. Angle Orthod 1973;43:402–411.

[19] Wehrbein H, Bauer W, Diedrich P. Mandibular incisors, alveolar bone, and symphysis after orthodontic treatment. A retrospective study. Am J Orthod Dentofacial Orthop 1996;110:239–246.

[20] Karring T, Nyman S, Thilander B, Magnusson I. Bone regeneration in orthodontically produced alveolar bone dehiscences. J Periodontal Res 1982;17:309–315.

[21] Wainwright WM. Faciolingual tooth movement: Its influence on the root and cortical plate. Int J Orthod Dent Chil 1973;64:278–302.

[22] Zachrisson BU, Alnaes L. Periodontal condition in orthodontically treated and untreated individuals. II. Alveolar bone loss: Radiographic findings. Angle Orthod 1974;44:48–55.

[23] Ising N, Kim KB, Araujo E, Buschang P. Evaluation of dehiscences using cone beam computed tomography. Angle Orthod 2012;82:122–130.

[24] Ferreira PP, Torres M, Campos PS, Vogel CJ, de Araújo TM, Rebello IM. Evaluation of buccal bone coverage in the anterior region by cone-beam computed tomography. Am J Orthod Dentofacial Orthop 2013;144:698–704.

[25] Evangelista K, Vasconcelos Kde F, Bumann A, Hirsch E, Nitka M, Silva MA. Dehiscence and fenestration in patients with Class I and Class II division 1 malocclusion assessed with cone-beam computed tomography. Am J Orthod Dentofacial Orthop 2010;138:133.e1–7.

[26] Yagci A, Veli I, Uysal T, Ucar FI, Ozer T, Enhos S. Dehiscence and fenestration in skeletal Class I, II, and III malocclusions assessed with cone-beam computed tomography. Angle Orthod 2012;82:67–74.

[27] Kim Y, Park JU, Kook YA. Alveolar bone loss around incisors in surgical skeletal Class III patients. Angle Orthod 2009;79:676–682.

[28] Sun LY, Wang B, Fang B. The prevalence of dehiscence and fenestration on anterior region of skeletal Class III malocclusions: A cone-beam CT study [in Chinese]. Shanghai Kou Qiang Yi Xue 2013;22:418–422.

[29] Nahm KY, Kang JH, Moon SC, et al. Alveolar bone loss around incisors in Class I bidentoalveolar protrusion patients: A retrospective three-dimensional cone beam CT study. Dentomaxillofac Radiol 2012;41:481–488.

[30] Sarikaya S, Hayda B, Ciğer S, Ariyürek M. Changes in alveolar bone thickness due to retraction of anterior teeth. Am J Orthod Dentofacial Orthop 2002;122:15–26.

[31] Hoang N, Nelson G, Hatcher D, Oberoi N. Evaluation of mandibular anterior alveolus in different skeletal patterns. Progr Orthod 2016;17:22.

[32] Zhang CU, DeBaz C, Bhandal G, et al. Buccal bone thickness in the esthetic zone of postmenopausal women: A CBCT analysis. Implant Dent 2016;25:478–484.

[33] Wu R, Palomo JM, Landers M, Hans MG. Anatomically Based Cranial Landmarks for Three-Dimensional Superimposition [master's thesis]. Cleveland: Case Western Reserve University, 2012.

[34] Discovery of xrays. Br Med J 1945;2:608.

[35] Seemann HE, Roth B. New stepped wedges for radiography. Acta Radiol 1960;53:214–226.

[36] Bloxom RM, Manson-Hing LR. The accuracy of an x-ray film quality-assurance step-wedge test. Oral Surg Oral Med Oral Pathol 1986;62:449–458.

[37] Kribbs PJ, Smith DE, Chesnut CH. Oral findings in osteoporosis. Part I: Measurement of mandibular bone density. J Prosthet Dent 1983;50:576–579.

[38] Cutler AM, Whitten S, Wigderowitz C. Measurement of bone mineral density from plain radiographs. J Bone Joint Surg Br 2005;87-B(suppl):229.

[39] Nelson DA, Brown EB, Flynn MJ, Cody DD, Schaffer S. Comparison of dual photon and dual energy 11-ray bone densitometers in a clinical setting. Skeletal Radiol 1991;20:591–595.

[40] Kanis JA, Glüer CC. An update on the diagnosis and assessment of osteoporosis with densitometry. Committee of Scientific Advisors, International Osteoporosis Foundation. Osteoporos Int 2000;11:192–202.

[41] Khoo BCC, Brown K, Cann C, et al. Comparison of QCT-derived and DXA-derived areal bone mineral density and T scores. Osteoporos Int 2009;20:1539–1545.

[42] Ho KY, Hu HH, Keyak JH, Colletti PM, Powers CM. Measuring bone mineral density with fat-water MRI: Comparison with computed tomography. J Magn Reson Imaging 2013;37(1):237–242.

[43] Brooks RA. A quantitative theory of Hounsfield unit and its application to dual energy scanning. J Comput Assist Tomogr 1977;1:487–493.

[44] De Vos W, Casselman J, Swennen GR. Cone-beam computerized tomography (CBCT) imaging of the oral and maxillofacial region: A systematic review of the literature. Int J Oral Maxillofac Surg 2009;38:609–625.

[45] Vannier MW. Craniofacial computed tomography scanning: Technology, applications and future trends. Orthod Craniofac Res 2003;6(suppl):23–30.

[46] Hamada Y, Kondoh T, Noguchi K, et al. Application of limited cone beam computed tomography to clinical assessment of alveolar bone grafting: A preliminary report. Cleft Palate Craniofac J 2005;42:128–137.

[47] Schwarz MS, Rothman SL, Rhodes ML, Chafetz N. Computed tomography: Part I. Preoperative assessment of the mandible for endosseous implant surgery. Int J Oral Maxillofac Implants 1987;2:137–141.

[48] Cha JY, Kil JK, Yoon TM, Hwang CJ. Miniscrew stability evaluated with computerized tomography scanning. Am J Orthod Dentofacial Orthop 2010;137:73–79.

[49] Attili S, Surapaneni H, Kasina SP, et al. To evaluate the bone mineral density in mandible of edentulous patients using computed toography: An in vivo study. J Int Oral Health 2015;7:22–26.

[50] Quereshy FA, Savell TA, Palomo JM. Applications of cone beam computed tomography in the practice of oral and maxillofacial surgery. J Oral Maxillofac Surg 2008; 66:791–796.

[51] Mah P, Reeves TE, McDavid WD. Deriving Hounsfield units using grey levels in cone beam computed tomography. Dentomaxillofac Radiol 2010;39:323–335.

[52] Mah J, Hatcher D. Three-dimensional craniofacial imaging. Am J Orthod Dentofacial Orthop 2004;126:308–309.

[53] Spin-Neto R, Marcantonio E Jr, Gotfredsen E, Wenzel A. Exploring CBCT-based DICOM files. A systematic review on the properties of images used to evaluate maxillofacial bone grafts. J Digit Imaging 2011;24:959–966.

[54] Katsumata A, Hirukawa A, Okumura S, et al. Effects of image artifacts on gray-value density in limited-volume cone-beam computerized tomography. Oral Surg Oral Med Oral Pathol Oral Radiol Endod 2007;104:829–836.

[55] Swennen GJ, Schutyser F. Three-dimensional cephalometry: Spiral multi-slice vs cone-beam computed tomography. Am J Orthod Dentofacial Orthop 2006;130:410–416.

[56] Lai RF, Zou H, Kong WD, Lin W. Applied anatomic site study of palatal anchorage implants using cone beam computed tomography. Int J Oral Sci 2010;2:98–104.

[57] Azeredo F, de Menezes LM, Enciso R. Computed gray levels in multislice and cone-beam computed tomography. Am J Orthod Dentofacial Orthop 2013;144: 147–155.

[58] Hatcher DC, Dial C, Mayorga C. Cone beam CT for presurgical assessment of implant sites. J Calif Dent Assoc 2003;31:825–833.

[59] Baumgaertel S. Quantitative investigation of palatal bone depth and cortical bone thickness for mini-implant placement in adults. Am J Orthod Dentofacial Orthop 2009;136:104–108.

[60] Baumgaertel S. Cortical bone thickness and bone depth of the posterior palatal alveolar process for mini-implant insertion in adults. Am J Orthod Dentofacial Orthop 2011;140:806–811.

[61] Baumgaertel S, Hans MG. Buccal cortical bone thickness for mini-implant placement. Am J Orthod Dentofacial Orthop 2009;136:230–235.

[62] Lee MY, Park JH, Kim SC, et al. Bone density effects on the success rate of orthodontic microimplants evaluated with cone-beam computed tomography. Am J Orthod Dentofacial Orthop 2016;149:217–224.

[63] Yang L, Li F, Cao M, et al. Quantitative evaluation of maxillary interradicular bone with cone-beam computed tomography for bicortical placement of orthodontic mini-implants. Am J Orthod Dentofacial Orthop 2015;147:725–737.

[64] Elshebiny T, Palomo JM, Baumgaertel S. Anatomic assessment of the mandibular buccal shelf for miniscrew insertion. Am J Orthod Dentofacial Orthop 2018;153: 505–511.

[65] Moon SH, Park SH, Lim WH, Chun YC. Palatal bone density in adult subjects: Implications for mini-implant placement. Angle Orthod 2010;80:137–144.

[66] Min KI, Kim SC, Kang KH, et al. Root proximity and cortical bone thickness effects on the success rate of orthodontic micro-implants using cone beam computed tomography. Angle Orthod 2012;82:1014–1021.

[67] Elshebiny T, Palomo JM, Baumgaertel S. A New Approach for Virtual Miniscrew Placement Using CBCT [master's thesis]. Cleveland: Case Western Reserve University, 2016.

第12章

头影测量放射学中常见的病理表现

Common Pathologic Findings in Cephalometric Radiology

Paul C. Edwards, DDS, MSc

James Geist, DDS, MS

牙齿和颅颌面关系的头影测量评估对正畸治疗计划的制订至关重要。自20世纪90年代后期锥形束计算机断层扫描（CBCT）问世以来，越来越多的医生在制订正畸治疗计划时采用3D头影测量分析替代传统的头颅侧位片分析。与传统头颅侧位片相比，3D头影测量影像的优势在于能够获得无畸变的颅面结构影像，可以减少可能会使分析变得复杂的放大和重叠误差。读者可以参考本书中CBCT衍生的三维（3D）头影测量相对于传统二维（2D）头影测量分析的优缺点的详细分析（见第9章和第13章）。

无论正畸医生是使用传统的头影测量分析还是CBCT衍生的3D头影测量分析，重要的是要认识到，这两种影像的视野（FOV）都包括了大量牙槽骨外的解剖结构。

CBCT在正畸治疗计划中的接受程度不断提高，这也显著提高了医生对头颈部硬组织病变的可视化能力。具体来说，CBCT 3D重建需要大视野扫描以获得足够数据，这同时也要求临床医生需要有能力识别扫描范围内的病变。可惜，由于颌骨外解剖结构复杂，加上正畸研究生课程时间有限，很少有正畸医生毕业时就具备足够的头颈部放射学及病理学的知识和经验，能够轻松地评估颌骨外的复杂解剖结构。事实上，研究表明正畸医生和正畸专科住院医生只能识别出CBCT上1/3的偶发病变，且假阳性率接近50%。这些假阳性结果不仅增加了患者的焦虑也增加了医疗成本[1]。不管患者CBCT检查的初始原因是什么，医疗伦理和法律要求医生对获得的全部数据集进行彻底评估，以识别所有偏离正常解剖的情况[2]。同时要求患者签署弃权书以免除临床医生全面评估整个CBCT数据的责任，这并不符合法律和医疗行业标准。

进行彻底放射学评估的重要性怎么强调都不为过。研究发现每次扫描至少有3.2个偶发病变[3]。然而，报道中偶发病变的比率显示出显著差异，从25%[4]到93%[5]不等，这取决于研究中影像学检查的适应证、研究的结构位置、使用的视野范围和患者的年龄范围。根据病理类型分类的偶发病变范围（占扫描总量的百分比）包括：气道病变（20%~52%）、软组织钙化（20%）、骨骼病变（15%~20%）、颞下颌关节病变（5%~15%）、阻生牙（22%）、牙髓病变（2%~11%）、致密性骨炎（1%）、牙齿发育异常（0.7%）和其他病变（1%~3%）。虽然这些偶发病变大部分没有临床意义，但重要的隐匿性病变确实出现在头影测量影像视野范围内的硬组织结构中，这超出了口腔医生常规的专业领域。Price等[3]回顾了272次连续的CBCT扫描，发现他们识别的偶发病变中，有16%需要干预或转诊，16%需要随访监测，其余的不需要进一步治疗。

值得注意的是，许多回顾性研究并未根据常规曲面断层片、全口根尖定位片或头颅侧位片检查对发现的异常进行数据调整。使用CBCT扫描使我们能够更好地区分正常解剖和异常解剖结构，但与曝光适当的常规正畸X线片相比，从CBCT额外"视野"获得的数据却是缺乏的，因此，我们应该聚焦在利用CBCT扫描的优势以更好地识别传统影像可能忽略的病变。

本章重点介绍在头影测量影像特别是CBCT 3D重建中可以识别的更常见和更有意义的病理发现。考虑到CBCT成像的主要局限性是软组织分辨率不足，仅限于软组织轮廓、气道及软组织密度较高的主要肌肉和唾液腺等结构，因此以下讨论仅限于硬组织病理和颅内钙化。具体而言，本章回顾了一些更为常见的病理发现，分为：

• 颅内
• 鼻窦、鼻腔和鼻咽
• 颅面骨（包括上下颌骨）
• 颞下颌关节
• 颈椎
• 各种颅外软组织病变

本书第8章讨论了气道的变化。颅外软组织钙化（例如，茎突舌骨韧带或茎突下颌韧带钙化、淋巴结钙化、静脉石和皮内钙化）以及外耳道病变请参阅Benavides和Edwards的综述[6]。

最后，需要再次强调的是，本章中讨论的许多受病理影响的结构应该是所有进行三维头影重建的CBCT数据常规、系统回顾的一部分。许多类似的病理改变在传统2D头影测量影像中并不容易识别。

颅内
蝶鞍

蝶鞍是蝶骨体上部的鞍状区域，以前后床突为界。当蝶鞍前后径或深度改变（特别是当大小差异大于该年龄平均值的两个标准差时）以及蝶鞍形状改变提示可能有潜在垂体病变，这些病变包括垂体腺瘤、空蝶鞍综合征、颅咽管瘤或鞍内动脉瘤[7]。

钙化

在传统2D头影测量影像上，颅内钙化对于年轻的患者也是相对常见的。Tetradis和Kantor[7]在头影测量影像中注意到11%存在鞍隔（"桥状鞍"）钙化、5%存在大脑镰钙化（图12-1），1%存在岩床韧带钙化和1%存在松果体钙化，且大多数钙化明显是生理性的[8]。

颅内颈内动脉钙化必须与上述生理性钙化相区别。颅内颈内动脉的影像学表现为蝶鞍或蝶窦两侧边界清晰、单一或环形高密度影（图12-2）。该病的风险因素包括年龄、吸烟史、高胆固醇血症或心脏病[9]。在80岁以上的白种人中，颅内颈内动脉钙化的患病率超过80%[10]，这是脑卒中的主要危险因素，占所有脑卒中病例的75%，而主动脉弓和颅外颈动脉钙化分别只占45%和25%[11]。

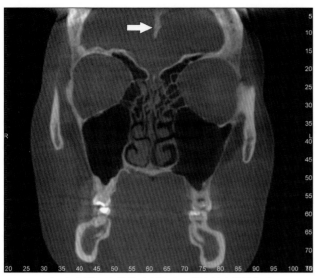

图12-1　CBCT冠状面上的箭头所示为47岁女性大脑镰钙化

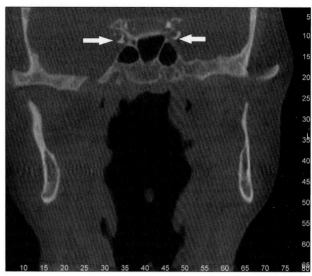

图12-2　CBCT冠状切面显示蝶骨床突附近的颈内动脉海绵窦段钙化（箭头所示）

鼻窦、鼻腔和鼻咽
炎性改变和潜在的结构异常

潜在的重要病理改变常见于功能上相互连接的鼻窦（上颌窦、额窦、筛窦和蝶窦）、鼻腔和鼻咽结构中。一项回顾性研究发现，在排除了口内或全景影像上显而易见的病理发现之后，进行上颅面部连续CBCT扫描的非正畸评估患者中有91%累及鼻窦复合体的潜在重要病理发现[12]。

CBCT上累及鼻旁窦的明显病理改变主要以炎性为主[13]。这些病变主要累及上颌窦，发病率估计在14%~86%之间[14-16]，在老年男性中，上颌窦内侧壁和窦底的发生率有升高的趋势。影像学上，上颌窦的改变通常表现为以下一种或多种：窦底黏膜广泛增厚、穹隆状低密度（见下面有关窦腔假性囊肿的讨论）、窦腔浑浊伴气液平面和局部窦腔黏膜增厚（提示急性上颌窦炎）、息肉、局部黏膜增厚伴气房浑浊和窦壁密度增加（提示慢性鼻窦

炎）。

据估计，源于牙髓炎或牙周炎的慢性上颌窦炎达10%以上[17]，在上颌窦广泛或局部黏膜增厚病例中的比例更高[18]。无可厚非，局部黏膜增厚与根尖周围病变存在密切的关系，因为患牙和窦底密切的解剖关系，然而，广泛黏膜增厚则更常见于牙周骨组织丧失[14]。

据CBCT评估，慢性鼻窦炎的影像学表现为部分或全部窦腔浑浊伴反应性骨硬化，累及上颌窦的占9%，同时累及筛窦和蝶窦的占8%，累及蝶窦的占3%[19]。然而，鼻窦炎引起的严重并发症（包括骨髓炎、眼眶和眶周蜂窝织炎、颅内脓肿和海绵窦血栓）在成人中很少见，额窦受累是最大的潜在危险[20]。

通过干扰鼻窦、鼻腔之间的引流和通气阻塞口鼻复合体，是慢性黏膜炎症的重要发病机制。因此，导致开口阻塞的因素，例如获得性或发育性结构异常（例如，鼻甲肥大、Haller气房、鼻中隔偏曲、鼻窦口狭窄）以及鼻息肉等，容易导致慢性鼻窦炎[21]。

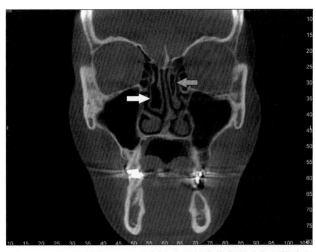

图12-3　CBCT冠状面显示右侧为广泛的泡状鼻甲（白色箭头所示）和左侧为局限于鼻甲板层部分的较小病变（蓝色箭头所示）

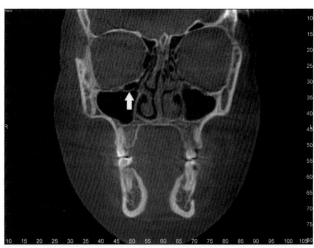

图12-4　如冠状面所示为右眼眶前内侧壁的Haller气房（箭头所示）

鼻腔外侧壁的3个隆起——上鼻甲、中鼻甲和下鼻甲，分别覆盖着蝶窦和筛后窦的开口，额窦、上颌窦和筛前窦的开口以及鼻泪管开口。中鼻甲气化又称为泡状鼻甲，是一种常见的解剖学变异（图12-3），占人群总数的53%～68%[22-23]。气化可能起源于额隐窝、筛前窦或者始发于鼻甲，或可能局限于鼻甲的板层部分也可能累及整个鼻甲。尽管一些研究表明，泡状鼻甲的存在可能与慢性炎性鼻窦疾病风险增加有关，然而这些数据却是自相矛盾的[24,28]。

Haller气房是延伸到眶底的筛窦气房，常在CBCT检查中被发现（图12-4），通常没有临床意义。但也有一些证据表明，大量或较大的Haller气房可能干扰黏膜纤毛引流，从而增加上颌窦炎的风险[29]。

鼻窦息肉病是累及鼻窦结构的潜在炎症反应后期的一个相对良性的过程。如上所述，鼻窦息肉易导致口鼻复合体的持续阻塞。出现的症状与慢性鼻窦炎相似：鼻塞、鼻后引流、面部和上颌牙齿疼痛、鼻窦压迫感和嗅觉缺失。

鼻息肉表现为鼻黏膜表面光滑、结节状软组织突出，易发生于鼻道中段。息肉也可能发生在鼻窦内，有研究指出[4]，影像扫描结果中提示上颌窦息肉占14%、筛窦和蝶窦联合息肉占10%、蝶窦息肉占8%。在超过2/3的受累患者中，鼻窦息肉与其他鼻窦病变有关，这支持了前面鼻窦息肉可能与潜在炎症过程有关的推定。

鼻窦息肉在CBCT上表现为无皮质的圆形结节状软组织密度病变。骨重塑并不常见。对于较小的息肉，全身或局部应用皮质类固醇治疗可能是合适的。引起骨重塑的或对保守治疗无反应的息肉最好采用功能性鼻窦内镜手术（息肉切除伴鼻窦开口扩大）来治疗。儿童多发性鼻窦息肉应进一步检查以排除囊性纤维变性。

鼻窦假性囊肿是一种极常见的无症状炎性病变，约占人群的10%[30]，通常在影像学检查中偶然发现。上颌窦假性囊肿表现为上颌窦底部黏膜内出现的缺乏真正上皮衬里的非破坏性反应性液体堆积。确切的病因尚不清楚，但它被认为是黏骨膜浆液分泌管阻塞、鼻窦炎症和牙源性因素（可能有过敏成分）等共同作用的结果。

鼻窦假性囊肿在影像学上表现为覆盖在上颌窦底部的单一的无皮质的圆形软组织密度影。它在常规全景片上易被识别（图12-5）。早期鼻窦假性囊肿在影像学上可能与累及上颌窦底的鼻窦息肉难以区分，尽管后者常在外观上更像息肉且通常为多发病变。鼻窦假性囊肿还必须与鼻窦黏液囊肿和真性黏液潴留性囊肿相鉴别。鼻窦黏液囊肿常累及额窦，它有破坏性和膨胀性以及典型的上皮衬里。真性黏液潴留性囊肿是一种小的充满黏液的囊肿，由

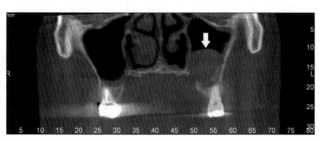

图12-5 CBCT冠状切面显示一名11岁女孩左侧上颌窦为假性囊肿（箭头所示）。右侧上颌窦黏膜增厚，与黏膜慢性炎性疾病一致，可能为牙源性

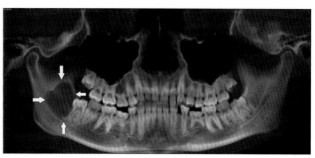

图12-6 CBCT重建全景片显示一名19岁女性右下第三磨牙含牙囊肿（箭头所示）

阻塞的小浆液腺继发黏液物质分泌过多引起的。诊断鼻窦假性囊肿临床意义很小，确诊后不需要治疗。

术后改变

口窦瘘是口腔和上颌窦间的有上皮衬里的病理性通道，常继发于由上颌磨牙拔除术或其他外科手术导致的口腔与上颌窦相通[31]。口窦瘘是少数单侧慢性上颌窦炎的病因。口窦瘘在CBCT影像上很容易识别，表现为累及上颌窦底的骨缺损并伴有窦腔黏膜炎性增厚。

虽然更为保守的功能性鼻窦内镜手术在很大程度上取代了用于治疗慢性鼻窦炎的Caldwell-Luc手术，但这两种干预措施都可能导致术后CBCT成像的改变。

最后，外科纤毛囊肿是一种有上皮衬里的反应性囊肿，它是由于手术过程中窦腔上皮衬里植入到了上颌骨内，最常见于Caldwell-Luc术后[32]。

鼻窦钙化及异物

窦石是上颌窦内的钙化灶，它由内源性（例如，黏液、血红细胞）或外源性（例如，牙胶）物质或者真菌等作为钙化灶进一步钙化而成[33]。窦石通常在全景片上很容易辨认。

良恶性肿瘤

鼻窦乳头状瘤由一组来源于气道黏膜的良性肿瘤，有3种不同的病理表现：外生性、内翻性和嗜酸性乳头状瘤。鼻窦乳头状瘤是一种具有无限生长潜能的局部侵袭性病变。值得注意的是，内翻性乳头状瘤有5%~10%的同步或异步癌变风险[34]。

鼻窦和鼻腔的恶性肿瘤并不常见，不到所有恶性肿瘤的1%。该部位常见的恶性肿瘤包括鳞状细胞癌、小细胞神经内分泌癌、嗅神经母细胞瘤、淋巴上皮癌、黏膜黑色素瘤、非角化性癌、鼻窦未分化癌、鼻咽癌和肠型腺癌。鼻窦恶性肿瘤大约60%来源于上颌窦，30%来源于鼻腔，10%来源于筛窦[35]。蝶窦和额窦的恶性肿瘤非常罕见。

在CBCT上，早期鼻窦恶性肿瘤可能很难与鼻窦息肉、乳头状瘤和鼻窦真性黏液囊肿区分。因此，累及上颌窦的恶性病变最初常被误诊为炎性牙源性病变，特别是特征性感觉障碍的警告信号缺失或被忽视时[36]。

颅面骨（包括上下颌骨）
炎性和发育性颌骨病变

口腔正畸的博士预科和研究生课程都包括了这部分的内容。一般来说，正畸执业医生应该非常熟悉这类病变。典型病例包括常见的根尖周病变（例如，根尖肉芽肿、根尖周囊肿、致密性骨炎、牙根内吸收及牙根外吸收）、发育性牙源性囊肿和肿瘤［例如，含牙囊肿（图12-6）、牙源性角化囊肿或叫牙源性角化囊性瘤、成釉细胞瘤］以及非牙源性发育性病变（例如，鼻腭管囊肿、牙骨质发育不良）[37]。

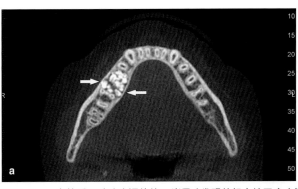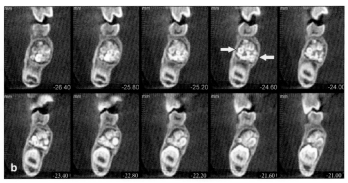

图12-7　一名接受正畸治疗评估的11岁男孩发现的组合性牙瘤（箭头所示）。（a）横断面视图。（b）矢状面视图

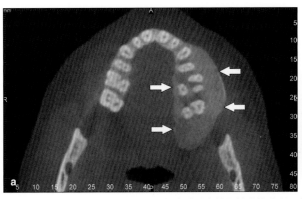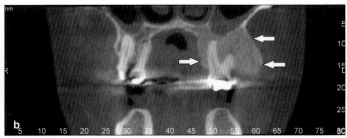

图12-8　一名43岁患有上颌骨纤维异常增殖症的男性（箭头所示），患者的下颌骨从15岁时开始增大。（a）经上颌骨的CBCT横断面视图。（b）冠状面视图

牙瘤（图12-7）是一种常见的错构瘤，本质上是一种生长潜力有限的肿瘤样畸形。牙瘤内包含牙齿硬组织和软组织，可以是小的牙齿状结构（称为组合性牙瘤），也可以是无定形的牙齿组织团块（称为混合性牙瘤）。牙瘤与恒牙形成于同一时期，生长缓慢，可能有无痛性颌骨膨胀。组合性牙瘤多位于上颌骨前部，而混合性牙瘤多见于颌骨后段。这两种病变多出现在未萌牙齿周围，它们的影像学特征是牙齿硬组织周围有边界清晰的薄层透明带。牙瘤在头颅侧位片、全景片和根尖片上都很容易识别，所以它通常不是在CBCT上首次被发现。而CBCT和3D重建可以为这些病变的三维定位提供有价值的补充信息，特别是由于相邻结构的叠加而使传统2D影像变得复杂时。

颅颌面骨的典型病变：骨纤维异常增殖症和镰状细胞贫血

骨纤维异常增殖症是一种与GNAS1基因突变相关的疾病，在疾病的进展过程中骨骼逐渐被纤细的纤维组织所取代。受累骨中产生大量的结构不良或矿化不足的骨小梁。骨纤维异常增殖症通常出现在个体成长的早期阶段，一旦个体达到骨骼成熟就停止进展。受累骨骼呈膨胀性生长，并有典型的均匀"毛玻璃样"影像学特征。皮质骨变薄，通常与髓质骨难以区分（图12-8）。大多数病例只累及单个颅面骨骼（单发性骨纤维异常增殖症），上颌骨和下颌骨是最常受累部位，多个颅面骨同时受累者很

图12-9　患镰状细胞贫血的19岁男性CBCT矢状面影像。下颌骨的骨小梁数量减少，骨髓间隙增大，出现骨质疏松样外观（唇侧白色箭头所示）。骨小梁通常粗糙，并被增生的骨髓分隔开（舌侧白色箭头所示）

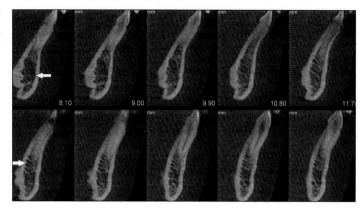

少见（多发性骨纤维异常增殖症）。

镰状细胞贫血是一种遗传性血红蛋白病，红细胞在氧分压降低时易发生镰状畸形，导致脾脏内红细胞破坏，并引起小血管闭塞和相关组织损伤。全身的骨髓随之代偿性产生更多的红细胞而引起骨髓增生。颅骨影像可能显示皮质骨变薄，并产生与皮质骨成直角的骨针，形成"端毛样"改变。颌骨骨小梁间隙减少，但厚度增加，骨髓间隙增大，出现骨质疏松样外观（图12-9）。

颞下颌关节

从常见的退行性病变和炎性疾病到罕见的肿瘤性病变等都能影响颞下颌关节（TMJ）间隙。

关节退行性病变

颞下颌关节退行性病变是关节超生理负荷的一种常见的非炎症反应，可能来自变形关节的正常受力，也可能来自正常关节的过度副功能活动。骨或软组织重塑可导致种种结构改变，从软骨下硬化到关节软骨表面变薄和关节曲度变平。晚期改变包括髁突表面侵蚀、骨赘形成、软骨下囊肿形成、滑膜软骨瘤病（滑膜内软骨体疏松）和髁突头吸收。虽然使用磁共振成像（MRI）评估关节盘解剖结构的效果最好，但在CBCT扫描中可以发现非特异性晚期骨关节炎改变包括髁突头骨密度增加、软骨下硬化和骨赘形成[38-39]。腱鞘"囊肿"、关节囊退变引起的假性囊肿和真性滑膜囊肿等都是以关节退行性病变的晚期表现[40]。

炎性颞下颌关节疾病

涉及颞下颌关节的炎症性疾病，包括类风湿关节炎、感染性关节炎（例如，晚期莱姆病）以及关节内晶体沉积物引起的反应性炎症（例如，分别由尿酸钠和焦磷酸钙晶体沉积物引起的痛风与假痛风），表现出与非炎性退行性颞下颌关节疾病相似的重叠影像学特征。

颞下颌关节肿瘤

颞下颌关节的恶性肿瘤极为罕见，转移性病变比原发性恶性肿瘤更常见[41-42]。早期的影像学表现与退行性或炎性颞下颌关节疾病相似。随着疾病的进展，在CBCT上表现为边缘不规则的单侧破坏性影像。由于肿瘤可能有软组织成分，建议行额外的磁共振检查。

发育异常和创伤性异常

面部明显不对称或下颌活动受限的正畸患者，其有诸多发育障碍的可能（包括可能累及颞下颌关节）。对这些患者制订治疗计划时CBCT提供了很有价值的数据。髁突发育障碍包括形态学改变、髁突发育不全、髁突增生、冠状突增生以及伴残余关节畸形的已修复的髁突骨折。

髁突分叉是一种罕见的以双髁突头为特征的畸形（图12-10），通常是单侧的，但也有极为罕见的双侧病例[43]。虽然髁突分叉形成的原因尚不清楚，但已有研究表

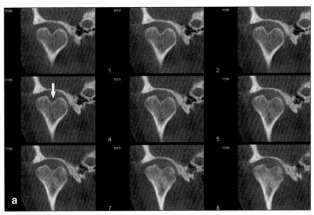 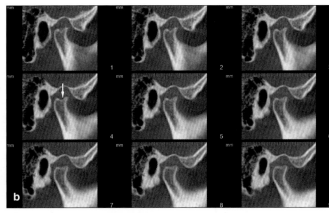

图12-10 （a）冠状面视图。（b）矢状面视图。其中箭头所示为髁突分叉，沿髁突长轴对CBCT截面进行校正

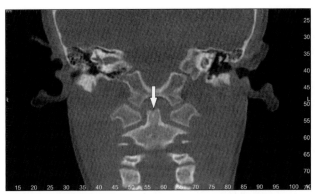

图12-11 颈椎CBCT冠状面所示的双角齿状突（箭头所示）

明，在软骨性髁突形成早期持续存在的纤维隔可能导致髁突头部发育改变。另外，在发育过程中髁突区域创伤也可能起一定的作用。

颈椎

表面重塑与骨密度变化

宽视野CBCT扫描可通过颈椎成熟度的分析来评估下颌骨的生长高峰[44]。尤其是在老年患者中，这些宽视野扫描经常显示颈椎的重塑改变，包括变平、外生骨疣形成，以及骨赘（在受损关节周围出现的骨的代偿性生长，通常称为骨刺）和骨密度的改变（骨质疏松和骨硬化）。

颈椎转移病变

颈椎恶性肿瘤相对少见。然而，总体而言，脊柱是第三常见的癌症远处转移部位，8%～20%的病例累及颈椎[45]。骨转移倾向的恶性肿瘤包括前列腺癌、乳腺癌和结肠癌，在老年人中更为常见。多发性骨髓瘤和淋巴瘤是比较常见的累及骨骼的血液系统恶性肿瘤。

结构异常：双角齿状突、寰椎后桥和寰椎侧桥

在双角齿状突中，齿状突的上方（C2的齿状突）仍然是双角的。前寰椎是由第四枕节的尾部和第一颈节的头部融合而成（图12-11）。寰椎的尾部形成C2齿状突的顶端。而顶端部分与枕骨基部分离，与来源于第一颈椎的齿状突基底部相连。齿状突基底部有两个骨化中心，出生时多已融合。双角齿状突顶端通常在3~5岁间出现骨化中心，继而融合而成[46]。无相关的功能异常。

寰椎后桥是在寰椎上关节突跨越椎动脉沟达寰椎后弓上方的完全形或不完全形骨桥，为一种骨性结构变异（图12-12）。它在出生后前10年形成，但在青春期之后似乎更常见[47]。病变可以是单侧也可以是双侧的。有证据表明，不完全形骨桥随着年龄的增长有转变成完全形病变的趋势。据报道，寰椎后桥的患病率在1%～45%之间[48]。寰椎后桥与椎基底动脉供血不足综合征、头痛、视力改变、发音和吞咽困难有关。

寰椎侧桥由寰椎横突上方从侧块架至横突末端的另一骨桥（图12-13）。它不如寰椎后桥常见，但可能与类似的问题有关[47]。

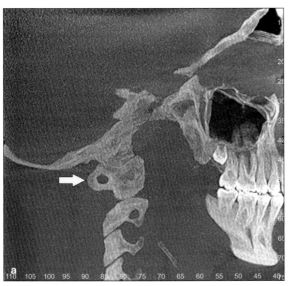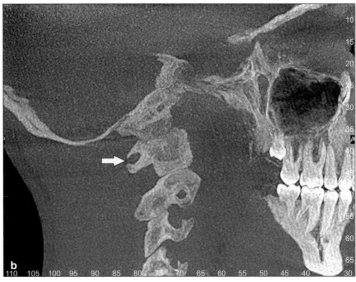

图12-12　CBCT矢状面显示寰椎后桥（箭头所示）。（a）一名11岁女孩的完全形寰椎后桥。（b）一名17岁青春期男孩的不完全形寰椎后桥

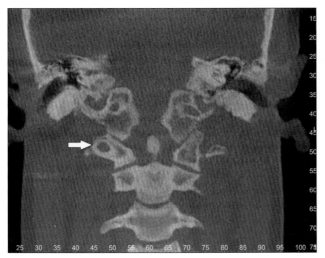

图12-13　CBCT冠状面显示完全形寰椎侧桥（箭头所示）

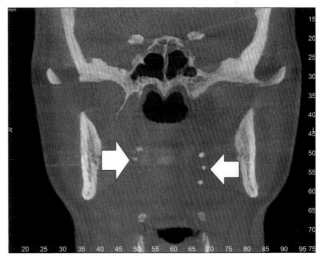

图12-14　扁桃体钙化：冠状面显示扁桃体内双侧多发小钙化（箭头所示）

各种颅外软组织病变

扁桃体钙化

扁桃体结石或扁桃体钙化，通常在CBCT扫描时就会被发现（图12-14）。这是一种累及扁桃体隐窝的包裹碎片的营养不良钙化，有时与微生物有关。复发性扁桃体炎可以引起纤维化和随后的营养不良钙化。扁桃体结石通常是无症状的，但可能与口腔异味和喉咙不适有关[49]。

颈动脉粥样硬化钙化

动脉粥样硬化是一种常见成人疾病，其特征是包括颈动脉在内的动脉内膜下动脉粥样硬化沉积。动脉粥样硬化是由巨噬细胞、成纤维细胞和细胞碎片混合而成的脂质沉积，导致动脉壁变窄。这些病变可发生营养不良钙化，尤其是在血流产生剪切力的部位（例如，颈内动脉和颈外动脉的分叉处）。横断面观，颈外动脉粥样硬化钙化表现

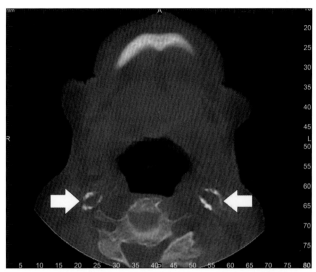

图12-15 CBCT横断面显示颈内动脉和颈外动脉（箭头所示）分叉处颈动脉粥样硬化钙化

为咽间隙后外侧和第三或第四颈椎横突前结节前外侧的弧形或线状高密度影[50]（图12-15）。

颜部、脸颊和其他软组织结构的美容植入物在CBCT扫描中表现为大小、形状和密度不同的异物。

结论

CBCT在正畸制订计划中的应用越来越多，CBCT大视野扫描在为3D重建提供足够数据的同时，也对正畸执业医生提出了新的挑战，正畸医生需要不断提高识别和评估CBCT视野范围内所有可能病变、解剖变异的能力。本章简要回顾了几种代表性病变，但是提供的示例并不能涵盖所有可能病变。

参考文献

[1] Ahmed F, Brooks SL, Kapila SD. Efficacy of identifying maxillofacial lesions in cone-beam computed tomographs by orthodontists and orthodontic residents with third-party software. Am J Orthod Dentofacial Orthop 2012;141:451–459.

[2] Zinman EJ, White SC, Tetradis S. Legal considerations in the use of cone beam computer tomography imaging. J Calif Dent Assoc 2010;38:49–56.

[3] Price JB, Thaw KL, Tyndall DA, Ludlow JB, Padilla RJ. Incidental findings from cone beam computed tomography of the maxillofacial region: A descriptive retrospective study. Clin Oral Implants Res 2012;23:1261–1268.

[4] Cha JY, Mah J, Sinclair P. Incidental findings in the maxillofacial area with 3-dimensional cone-beam imaging. Am J Orthod Dentofacial Orthop 2007;132:7–14.

[5] Cağlayan F, Tozoğlu U. Incidental findings in the maxillofacial region detected by cone beam CT. Diagn Interv Radiol 2012;18:159–163.

[6] Benavides E, Edwards PC. Detection and diagnosis of incidental findings in CBCT imaging and their clinical implications. In: Kapila S (ed). Cone Beam Computed Tomography in Orthodontics: Indications, Insights, and Innovations. Ames, IA:Wiley-Blackwell, 2014:185–219.

[7] Tetradis S, Kantor ML. Prevalence of skeletal and dental anomalies and normal variants seen in cephalometric and other radiographs of orthodontic patients. Am J Orthod Dentofacial Orthop 1999;116:572–577.

[8] Sedghizadeh PP, Nguyen M, Enciso R. Intracranial physiological calcifications evaluated with cone beam CT. Dentomaxillofac Radiol 2012;41:675–678.

[9] de Weert TT, Cakir H, Rozie S, et al. Intracranial internal carotid artery calcifications: Association with vascular risk factors and ischemic cerebrovascular disease. AJNR Am J Neuroradiol 2009;30(1):177–184.

[10] Bos D, van der Rijk MJ, Geeraedts TE, et al. Intracranial carotid artery atherosclerosis: Prevalence and risk factors in the general population. Stroke 2012;43:1878–1884.

[11] Bos D, Portegies ML, van der Lugt A, et al. Intracranial carotid artery atherosclerosis and the risk of stroke in whites: The Rotterdam Study. JAMA Neurol 2014;71:405–411.

[12] Edwards PC, Scanlon C, Norton N, Saini T. Review of extragnathic pathology noted during routine volumetric computed tomography [Abstract from the AAOMP annual conference, 7–8 May 2007, Kansas City, MO]. Oral Surg Oral Med Oral Pathol Oral Radiol Endod 2007;103(suppl).

[13] Scanlon C, Saini T, Norton N, Edwards PC. Systematic protocol for cone beam computed tomography interpretation. J Dent Res 2007;86(special issue A):466.

[14] Vogiatzi T, Kloukos D, Scarfe WC, Bornsteinmm. Incidence of anatomical variations and disease of the maxillary sinuses as identified by cone beam computed tomography: A systematic review. Int J Oral Maxillofac Implants 2014;29:1301–1314.

[15] Ritter L, Lutz J, Neugebauer J, et al. Prevalence of pathologic findings in the maxillary sinus in cone-beam computerized tomography. Oral Surg Oral Med Oral Pathol Oral Radiol Endod 2011;111:634–640.

[16] Nascimento EH, Pontual ML, Pontual AA, Freitas DQ, Perez DE, Ramos-Perez FM. Association between odontogenic conditions and maxillary sinus disease: A study using cone-beam computed tomography. J Endod 2016;42:1509–1515.

[17] Mehra P, Jeong D. Maxillary sinusitis of odontogenic origin. Curr Allergy Asthma Rep 2009;9:238–243.

[18] Shanbhag S, Karnik P, Shirke P, Shanbhag V. Association between periapical lesions and maxillary sinus mucosal thickening: A retrospective cone-beam computed tomographic study. J Endod 2013;39:853–857.

[19] Bourek H, Saini TS, Edwards PC, et al. Incidental recognition of sphenoid sinus pathosis during routine cone beam computed tomography of dental patients. J Dent Res 2008;87(special issue A):240.

[20] Rosenfeld RM, Andes D, Bhattacharyya N, et al. Clinical practice guideline: Adult sinusitis. Otolaryngol Head Neck Surg 2007;137(suppl):S1–S31.

[21] Hamilos DL. Chronic rhinosinusitis: Epidemiology and medical management. J Allergy Clin Immunol 2011;128:693–707.

[22] Zinreich SJ, Mattox DE, Kennedy DW, Chisholm HL, Diffley DM, Rosenbaum AE. Concha bullosa: CT evaluation. J Comput Assist Tomogr 1988;12:778–784.

[23] Smith KD, Lanphier TF, Edwards PC, et al. Using cone beam computed tomography (CBCT) imaging to study the incidence of concha bullosa in the nasal cavity. Clin Anat 2010;23:490.

[24] Smith KD, Edwards PC, Saini TS, Norton NS. The prevalence of concha bullosa and nasal septal deviation and their relationship to maxillary sinusitis by volumetric tomography. Int J Dent 2010;2010:404982.

[25] Bolger WE, Butzin CA, Parsons DS. Paranasal sinus bony anatomic variations and mucosal abnormalities: CT analysis for endoscopic sinus surgery. Laryngoscope 1991;101:56–64.

[26] Stallman JS, Lobo JN, Som PM. The incidence of concha bullosa and its relationship to nasal septal deviation and paranasal sinus disease. AJNR Am J Neuroradiol 2004;25:1613–1618.

[27] Subramanian S, Lekhraj Rampal GR, Wong EF, Mastura S, Razi A. Concha bullosa in chronic sinusitis. Med J Malaysia 2005;60:535–539.

[28] Lam WW, Liang EY, Woo JK, Van Hasselt A, Metreweli C. The etiological role of concha bullosa in chronic sinusitis. Eur Radiol 1996;6:550–552.

[29] Goncalves FG, Jovem CL, de Oliveira Moura L. Computed tomography of intra- and extramural ethmoid cells: Iconographic essay. Radiol Bras 2011;44:321–326.

[30] Carter LC, Calamel A, Haller A, Aguirre A. Seasonal variation in maxillary antral pseudocysts in a general clinic population. Dentomaxillofac Radiol 1998;27:22–24.

[31] Franco-Carro B, Barona-Dorado C, Martínez-González MJ, Rubio-Alonso LJ, Martínez-González JM. Meta-analytic study on the frequency and treatment of oral antral communications. Med Oral Patol Oral Cir Bucal 2011;16:e682–687.

[32] Leung YY, Wong WY, Cheung LK. Surgical ciliated cysts may mimic radicular cysts or residual cysts of maxilla: Report of 3 cases. J Oral Maxillofac Surg 2012;70:e264–e269.

[33] Güneri P, Kaya A, Calişkan MK. Antroliths: Survey of the literature and report of a case. Oral Surg Oral Med Oral Pathol Oral Radiol Endod 2005;99:517–521.

[34] Karligkiotis A, Lepera D, Volpi L, et al. Survival outcomes after endoscopic resection for sinonasal squamous cell carcinoma arising on inverted papilloma. Head Neck 2016;38:1604–1614.

[35] Franchi A, Miligi L, Palomba A, et al. Sinonasal carcinomas: Recent advances in molecular and phenotypic characterization and their clinical implications. Crit Rev Oncol Hematol 2011;79:265–277.

[36] Edwards PC, Hess SJ, Saini T. Sinonasal undifferentiated carcinoma of the maxillary sinus. J Can Dent Assoc 2006;72:163–167.

[37] Edwards PC. Pathology of the hard tissues of the jaws. In: Rosen CJ (ed), American Society for Bone and Mineral Research. Primer on the Metabolic Bone Diseases and Disorders of Mineral Metabolism, ed 8. Ames, IA: Wiley-Blackwell, 2013:922–927.

[38] Wasserburger M, Dendinger EJ, Edwards PC, et al. Assessing bone density changes in condyles using cone beam CT. J Dent Res 2007;86(special issue A):461.

[39] Wasserburger M, Edwards PC, Saini TS, Norton NS. A comparison of dental iCAT scans and routine histological slides in observing osteoarthritic changes in the mandibular condyles of cadavers. Fed Am Soc Exp Biol J 2007;21:623–624.

[40] Sano T, Yamamoto M, Okano T, Gokan T, Westesson PL. Common abnormalities in temporomandibular joint imaging. Curr Probl Diagn Radiol 2004;33:16–24.

[41] dos Santos DT, Cavalcanti MG. Osteosarcoma of the temporomandibular joint: Report of 2 cases. Oral Surg Oral Med Oral Pathol Oral Radiol Endod 2002;94:641–647.

[42] Kruse AL, Luebbers HT, Obwegeser JA, Edelmann L, Graetz KW. Temporomandibular disorders associated with metastases to the temporomandibular joint: A review of the literature and 3 additional cases. Oral Surg Oral Med Oral Pathol Oral Radiol Endod 2010;110:e21–e28.

[43] Gunduz K, Avsever H, Karacayli U. Bilateral bifid condylar process. Int J Morphol 2010;28:941–944.

[44] Baccetti T, Franchi L, McNamara JA Jr. An improved version of the cervical vertebral maturation (CVM) method for the assessment of mandibular growth. Angle Orthod 2002;72:316–323.

[45] Molina CA, Gokaslan ZL, Sciubba DM. Diagnosis and management of metastatic cervical spine tumors. Orthop Clin North Am 2012;43:75–87.

[46] Pang D, Thompson DN. Embryology and bony malformations of the craniovertebral junction. Childs Nerv Syst 2011;27:523–564.

[47] Geist JR, Geist SM, Lin LM. A cone beam CT investigation of ponticulus posticus and lateralis in children and adolescents. Dentomaxillofac Radiol 2014;43:20130451.

[48] Sekerci AE, Soylu E, Arikan MP, Ozcan G, Amuk M, Kocoglu F. Prevalence and morphologic characteristics of ponticulus posticus: Analysis using cone-beam computed tomography. J Chiropr Med 2015;14:153–161.

[49] Chan J, Rashid M, Karagama Y. An unusual case of a tonsillolith. Case Rep Med 2012;2012:587503.

[50] MacDonald D, Chan A, Harris A, Vertinsky T, Farman AG, Scarfe WC. Diagnosis and management of calcified carotid artery atheroma: Dental perspectives. Oral Surg Oral Med Oral Pathol Oral Radiol 2012;114:533–547.

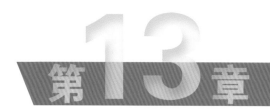

第13章

2D影像和3D影像放射的成本
The Cost of 2D Versus 3D Radiology

Eric Dellinger, DDS, MSD

"风险来自你对自己所做的事情一无所知。"

——Warren Buffett

　　虽然许多学术期刊一再宣扬三维扫描较全景头影仪更高效并且能提供更全面的信息，然而对于医疗机构来说，考量这项技术的用途和成本同样也很重要。即使医生能够根据影像学准确判断如何治疗效果最好，但是当平均正畸费用在6000~9000美元之间时，一次支付25000美元的放射扫描设备费用也是十分昂贵的。应该根据使用情况来评估放射的成本。与每个月只用一次相比，每天使用可能具有更大的临床价值。

　　考虑到这一点，笔者回顾所在诊所使用LED牙科3D机（图13-1）与二维（2D）全景头影图像的经历。同时也回顾了成本和培训，下列信息反映了2016年成本费用

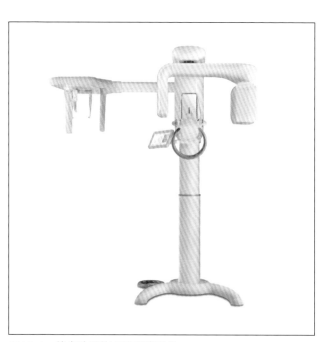

图13-1　笔者诊所的LED牙科3D机

厂家	2D成本[a]	3D成本[b]	软件成本
Encompass/Panoramic	37000~43000美元	NA	NA
Sirona 3D Orthophos	NA	145000美元	NA
LED Dental	41000美元	85000美元	1795美元
Carestream/Orthotrac	37999美元	79999美元	1495美元
Planmeca	56000美元	121000~131000美元	NA
Soredex	43000美元	NA	NA

表13-1 2016年全景机和CBCT机成本

NA，无。

[a] 数字全景头影测量机。

[b] 锥形束系统。

2D与3D数字成像的总体相对成本

在回顾成本的过程中，笔者发现与传统全景头影仪相比，3D机的成本增加了42000~44000美元。这与几年前100000美元或以上的差异相比有显著的降低。尽管如此，这一费用比数字X线设备的正常成本增加至2倍，因此这一开支必须由额外的治疗费用支付。此外，除了额外的硬件费用，3D软件还需要花费2000美元。

自从购买了3D扫描仪以来，笔者所在诊所平均每个月使用8次，即每年使用96次（8×12=96）。这台机器的售价为85000美元（相比之下，2D全景头影仪的售价为41000美元），这意味着在第一年，每次3D扫描平均将多花费458美元（机器售价的差额为44000美元，除以96）。假设增加的成本在3年内分摊，每次扫描的平均成本将降至153美元左右，但财务成本同时也会增加。以1年融资成本44000美元按5%利率计算，第一年负担的支出差额大约为2200美元。

考虑到这一大笔开销，我们面临的问题是"这真的值得吗？"在某些诊所，对唇腭裂、埋伏尖牙或颅面发育障碍的患者能进行精确诊断是十分少见的。笔者所在的诊所里，每年大约可以遇到12名唇腭裂患者、100名埋伏阻生牙患者，还有24名是准备做隐形矫治器治疗的患者。

因此，我们诊所每年只能有136名患者可能受益于3D扫描。再者，这只是笔者的经验之谈，在进行3D机成本分析考量前，应明智地回顾自己的病例包括透明保持器、唇腭裂和埋伏牙的数量。

另一项成本涉及员工培训。假定每名工作人员每小时的培训费用为20美元，而我的10名员工需要8小时的培训，那么我们的培训成本约为1600美元。假设有一些额外的涉及后续问题的电话咨询，预期培训费用在2000美元左右并不是没有道理的。

加上所有这些额外的费用，3年内这台机器的最终成本是2000美元培训费+85000美元机器成本+6711美元的财务成本（如果总额是85000美元按3年5%的利率）+营业税（印第安纳州是7%）5950美元=99661美元。因此，就像购买汽车一样，这台机器的总成本可能会比降价后的标价高得多。和往常一样，当你要花费一大笔钱时，咨询师的专业建议可能避免一些不愉快的发生。此外，将3D扫描多收取的费用提交给医疗保险，也是一种降低成本的方法，但具体的理赔方法不是本书讨论的内容。

购买新机器还可能产生额外的运费和保修费。我们发现最高的运费和保修费分别是2300美元和5000美元，具体费用跟特定的品牌有关。当这些机器的使用和培训出现困难时，可能会产生额外的费用。在与我的员工的讨论中，他们表达了对糟糕的客户服务、产品功能和之前硬件培训的担忧，这直接影响了笔者购买3D设备的决定。

无论设备价格或功能如何，如果公司未能为你提供良好的客户服务，那么我都不会建议购买。那么，对于3D设备来说，一个合理的月支出是多少呢？假设100000美元的成本除以3年的分期，这等于每个月2778美元。假设每个月使用20次，那么每次使用该机器的成本为138美元。同样，一台每个月使用40次的2D全景头影仪的初始成本为45000美元（包括一些财务和培训费用），每次使用的成本仅为62.50美元。粗略估计三维数字放射的成本是全景头影的2倍左右。在唇腭裂修复、埋伏尖牙牵引和第三磨牙拔除的情况下，手术评估窦腔结构和骨支持的优势是十分有价值的。虽然这些信息对于正畸医生是有用的，但是将患者转诊去影像中心，做磁共振（MRI）或3D扫描，所产生的费用与手术探查相比往往更节省（表13-1）。

结论

尽管3D影像带来了额外的成本，但笔者认为能了解埋伏牙的确切位置和唇腭裂具体情况，对医生来说是非常有价值的。当知道精确的解剖位置，能让我们成为一名更加快乐和自信的临床医生，也能为患者带来更好的治疗效果。因此，3D扫描可以产生心理上的收益，这些收益让临床医生理解到额外的成本是值得的。鉴于3D技术的优势，我们很可能会继续看到这项技术的改进，以及它在牙科领域特别是正畸临床广泛应用。

第14章

临床病例

Clinical Cases

Ahmed Ghoneima, BDS, PhD, MSD

Katherine Kula, MS, DMD, MS

笔者提示：所有头影测量点的名词解释和定义详见表3–1，本章不做额外解释。

病例1

既往史

患儿，男，9岁，高加索人。唇腭裂，由唇腭裂及颅颌面团队转诊，无其他相关病史。

临床检查及影像学检查

侧貌可见双唇稍突（图14–1a）。正面照和微笑照可见右上唇裂修补术后改变，前牙反𬌗，上下中线不齐（图14–1b和c）。鼻和笑相不对称，右耳突出。

口内照示磨牙中性关系，上下中线不齐，前牙反𬌗，上颌侧切牙过小牙，上下牙列拥挤（图14–1d~h）。上颌右侧中切牙远中牙龈红疹，上颌右侧中切牙和侧切牙之间可见异常白色系带。上颌𬌗面照可见异常红疹，腭裂起自上颌右侧侧切牙，止于腭中缝，未见鼻腭瘘（图14–1g）。口内可见弥散性红疹，牙龈红肿，牙菌斑。

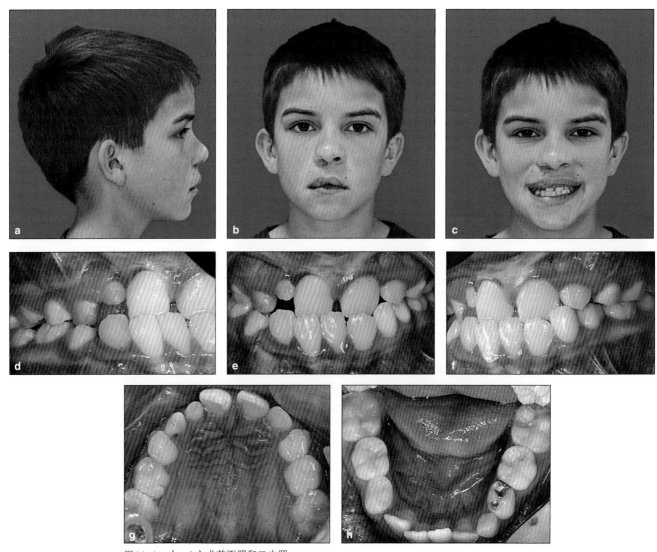

图14-1 （a~h）术前面照和口内照

术前头影测量分析

上颌骨的相关测量值（图14-1i和表14-1）彼此之间有所矛盾。参照于颅底，上颌骨位于正常范围以内（SNA），但若参照于ANS-PNS平面，则显得发育不足。参照于A-N距，上颌骨又显得突出。这主要是上前牙直立导致A点后缩所致。尽管SN-PP在正常范围内，但SN-OP较正常值有所增加。这主要是因为上颌前牙的舌倾和伸长。

参照于颅底，下颌骨发育不足（SNB，SNPg，B-N距，Pg-N距，下颌骨长度），但预期仍有生长潜力。

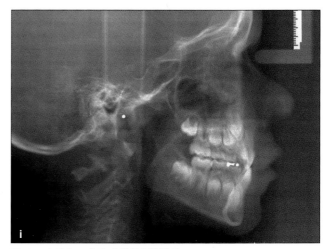

图14-1（续） （i）术前头颅侧位片

表14-1 /　病例1　术前头影测量分析

分组 / 测量参数	测量值	平均值	标准差	偏差
上颌相对颅底位置关系				
SNA（°）	79.8	82.0	3.5	−0.6
SN-PP（°）	10.0	8.0	3.0	0.7
SN-OP（°）	28.3	14.4	2.5	5.5*****
A-N距（mm）	2.6	0.0	2.0	1.3*
下颌相对颅底位置关系				
SNB（°）	73.7	80.9	3.4	−2.1**
SNPg（°）	73.5	80.0	3.5	−1.9*
FMA（MP-FH）（°）	28.1	25.6	4.5	0.5
SN-MP（°）	38.5	32.9	5.2	1.1*
MP-OP（°）	11.9	15.3	5.0	−0.7
B-N距（mm）	−5.3	−6.0	8.0	0.1
Pg-N距（mm）	−6.0	−5.0	4.0	−0.3
Y轴角（SGnSN）（°）	70.9	67.0	5.5	0.7
上下颌骨位置关系				
ANB（°）	6.1	1.6	1.5	3.0***
PP-MP（°）	30.2	25.0	6.0	0.9
Wits值（mm）	−2.0	−1.0	1.0	−1.0*
上颌骨长度（ANS-PNS）（mm）	41.9	51.6	4.3	−2.3**
下颌骨长度（CoGn）（mm）	96.0	111.6	4.0	−3.9***
颅底				
BaSN（°）	127.5	130.0	5.0	−0.5
上颌切牙相对上颌位置关系				
U1-SN（°）	72.9	102.3	5.5	−5.3*****
U1-NA（°）	−6.8	22.8	5.7	−5.2*****
U1-NA（mm）	−5.3	4.3	2.7	−3.5***
U1-PP（°）	83.0	110.0	5.0	−5.4*****
下颌切牙相对下颌位置关系				
L1-MP（°）	87.6	95.0	7.0	−1.1*
L1-NB（°）	22.3	25.3	6.0	−0.5
L1-NB（mm）	4.0	4.0	1.8	0.0
下颌中切牙突距（L1-APg）（mm）	0.6	1.0	2.3	−0.2
上下颌切牙位置关系				
上下颌中切牙角（U1-L1）（°）	158.4	130.0	6.0	4.7****
软组织				
上唇-E线	1.2	−3.0	2.0	2.1**
下唇-E线	1.9	−2.5	2.5	1.8*
ILG（HP）（mm）	1.1	2.0	2.0	−0.4
鼻唇角（CoLSnUL）（°）	95.3	102.0	8.0	−0.8
H角（Pg'UL-Pg'N'）（°）	21.4	10.0	4.0	2.9**
LFH（Sn'Me'）（mm）	66.5	63.0	3.0	1.2*

（续）

表14-1 （续） 病例1 术前头影测量分析

分组/测量参数	测量值	平均值	标准差	偏差
面部比例（硬组织）				
UFH（N-ANS）（mm）	45.4	50.0	2.5	-1.8*
LFH（ANS-Me）（mm）	60.9	60.0	4.5	0.2
UFH［N-ANS/（N-ANS+ANS-Me）］（%）	42.8	45.0	5.0	-0.4
LFH［ANS-Me/（N-ANS+ANS-Me）］（%）	57.2	57.0	5.0	0.0
下颌升支长度（ArGo）（mm）	28.9	40.5	4.5	-2.6**
PFH：AFH（CoGo：NMe）（%）	46.0	60.0	1.0	-14.0******
侧貌				
颌凸角（NA-APg）（°）	13.7	9.2	3.0	1.5*
颜面角（FH-NPg）（°）	86.5	86.9	3.0	-0.1

PP，腭平面；OP，牙合平面；MP，下颌平面；U1，上颌切牙；L1，下颌切牙；ILG（HP），唇间隙（水平面）；CoL，髁突外点；UL，上唇；UFH，上面高；LFH，下面高；PFH，后面高；AFH，前面高。*每个星号代表一个标准差（SD）。

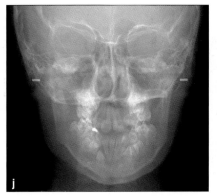
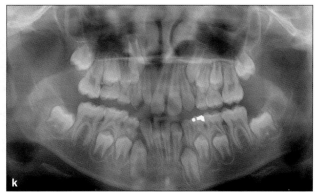

图14-1（续） （j）术前后前位片。（k）术前全景片

Frankfort下颌平面角（FMA）在正常范围内，但参照于颅底的下颌平面角（SN-MP）则大于正常值。上下颌矢状向差异（ANB，Wits值）大于正常值，提示该患者为骨性Ⅱ类。

上颌切牙舌倾［U1-SN，U1-NA（°），U1-PP］且后缩［U1-NA（mm）］参照于下颌平面，下颌切牙舌倾（L1-MP），但在侧貌的正常范围内［L1-NB（°）］，也在正常的突度范围内［L1-NB（mm），L1-APg］。由于切牙的直立，上下颌中切牙角增大。覆牙合覆盖较正常值减小。

双唇突出（上、下唇以E平面为参考平面）。面部比例测量值显示，上面高（G'Sn'）减小而下面高（Sn'Me'）增加。后面高减小，这主要是由于下颌平面角增大所致。

侧貌突面型（NA-APg），这主要是由于下颌后缩，而颜面角（FH-NPg）提示侧貌突度在正常范围内。颈椎骨龄分期CVMSⅠ期和Ⅱ期之间，提示患儿仍有生长潜力。

术前全景片分析

全景片示上颌右侧尖牙有阻生可能，过小的侧切牙到上颌右侧中切牙之间的区域存在牙槽突裂（图14-1k）。缺损似乎连续至牙槽嵴。

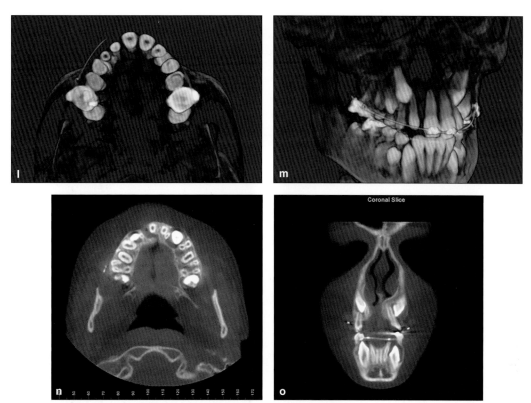

图14-1（续）　　（l和m）CBCT 3D成像从横断面及半侧面显示腭裂。（n）CBCT横断面显示腭裂的缺损区，右侧侧切牙和中切牙之间的牙槽骨缺乏连续性。（o）CBCT冠状面显示上颌尖牙及侧切牙牙根的相对位置

术前CBCT评估

该病例开始时仅拍摄了头颅正位片、侧位片和全景片，患儿并无行牙槽突修补术或减数治疗的计划。在对该病例行再次评估时，基于上牙列前部的异常、系带、鼻部不对称、全景片上的裂隙（图14-1k）等临床表征，我们决定拍摄三维锥形束计算机扫描（3D CBCT）。回顾3D CBCT的重建图，从横断面上可见明显的腭裂（图14-1l），在牙槽嵴水平上可见腭裂范围介于上颌右侧中切牙到侧切牙之间（图14-1m和n），在全景片上显示为两块牙槽骨的重叠区。上下颌切牙周围的牙槽骨骨量不足。上颌右侧中切牙腭侧的牙槽骨骨量同样不足。

诊断

该病例诊断为安氏Ⅰ类、骨性Ⅱ类错𬌗畸形伴牙槽突裂，上颌右侧尖牙阻生可能（图14-1o），牙列拥挤，牙槽骨骨量不足。

治疗计划

基于对该病例的再次分析，我们设计了双期治疗。Ⅰ期治疗的目标是在腭裂修补术之前纠正前牙反𬌗，并获得协调的上下中线。通过上颌右侧前部的植骨术来获得牙槽骨的连续性。通过减数双侧上颌侧切牙、下颌第一前磨牙和第一乳磨牙来解除拥挤，并维持空间直到上颌尖牙萌出。改善牙龈组织健康和口腔卫生水平。在植骨术前尽可能地避免上颌右侧中切牙的远中舌向移动，以防止其牙根进入牙槽突裂隙。Ⅱ期治疗的目标是维持Ⅰ类磨牙关系，尖牙替代上颌侧切牙，并进行牙弓匹配。

术后评估

术后照显示侧貌直面型，面部基本协调（图14-1p~w）。上下中线居中，尖牙改形替代侧切牙。磨牙中性关系，但需要保持。上下牙列匹配，磨牙中性关系（图14-1x和y）。植骨区软组织可见少量的红疹。

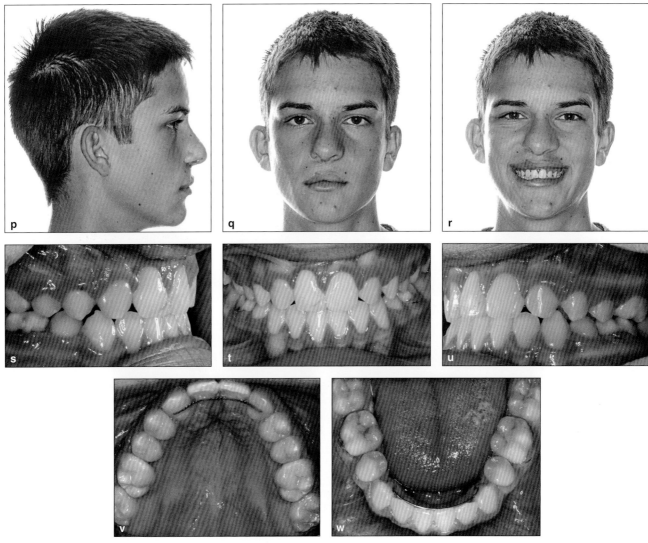

图14-1（续） （p~w）术后面照和口内照

术后头影测量分析

上下颌的矢状向不调得以改善（SNB，SNPg，B-N距和Pg-N距增加，ANB减小）（图14-1j）。术前的上颌切牙过于直立导致术前的A点无法准确地定位，由此引发A点的改变使上颌有所缩小。腭平面与下颌平面的交角显著减小，SN-OP也有同样的改变。上颌切牙唇倾度增加［U1-SN，U1-NA（°）和U1-PP］和前移［U1-NA（mm）］。尽管L1-APg仍处于正常范围内，但下颌切牙仍呈现舌倾［L1-MP，L1-NB（°）］和后退［L1-NB（mm）］，由于上颌切牙的唇倾，上下颌中切牙角减小。表14-2显示了术后所有的头影测量值。

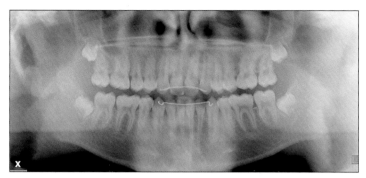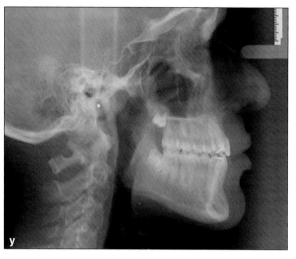

图14-1（续）　（x）术后全景片。（y）术后头颅侧位片

表14-2	病例1　术后头影测量分析			
分组/测量参数	测量值	平均值	标准差	偏差
上颌相对颅底位置关系				
SNA（°）	75.4	82.0	3.5	−1.9*
SN−PP（°）	9.0	8.0	3.0	0.3
SN−OP（°）	22.0	14.4	2.5	3.0***
A−N距（mm）	−1.0	0.0	2.0	−0.5
下颌相对颅底位置关系				
SNB（°）	74.6	80.9	3.4	−1.9*
SNPg（°）	76.2	80.0	3.5	−1.1*
FMA（MP−FH）（°）	23.5	23.6	4.5	0.0
SN−MP（°）	34.5	32.9	5.2	0.3
MP−OP（°）	12.5	17.7	5.0	−1.0*
B−N距（mm）	−3.0	−6.0	8.0	0.4
Pg−N距（mm）	−0.3	2.0	4.0	−0.6
Y轴角（SGnSN）（°）	70.4	67.0	5.5	0.6
上下颌骨位置关系				
ANB（°）	0.8	1.6	1.5	−0.6
PP−MP（°）	25.5	25.0	6.0	0.1
Wits值（mm）	−3.7	−1.0	1.0	−2.7**
上颌骨长度（ANS−PNS）（mm）	44.1	51.6	4.3	−1.7*
下颌骨长度（CoGn）（mm）	114.4	123.8	4.0	−2.3**
颅底				
BaSN（°）	129.6	130.0	5.0	−0.1
上颌切牙相对上颌位置关系				
U1−SN（°）	96.1	102.9	5.5	−1.2*
U1−NA（°）	20.7	22.8	5.7	−0.4
U1−NA（mm）	3.4	4.3	2.7	−0.3
U1−PP（°）	105.1	110.0	5.0	−1.0*

（续）

表14-2（续） 病例1 术后头影测量分析

分组/测量参数	测量值	平均值	标准差	偏差
下颌切牙相对下颌位置关系				
L1-MP（°）	80.8	95.0	7.0	−2.0**
L1-NB（°）	12.6	25.3	6.0	−2.1**
L1-NB（mm）	2.0	4.0	1.8	−1.1*
下颌中切牙突距（L1-APg）（mm）	0.2	1.0	2.3	−0.3
上下颌切牙位置关系				
上下颌中切牙角（U1-L1）（°）	146.0	130.0	6.0	2.7**
软组织				
上唇-E线	−5.3	−3.0	2.0	−1.1*
下唇-E线	−1.7	−2.5	2.5	0.3
ILG（HP）（mm）	−1.0	2.0	2.0	−1.5*
鼻唇角（CoLSnUL）（°）	93.5	102.0	8.0	−1.1*
H角（Pg'UL-Pg'N'）（°）	13.3	10.0	4.0	0.8
LFH（Sn'Me'）（mm）	69.4	63.0	3.0	2.1**
面部比例（硬组织）				
UFH（N-ANS）（mm）	51.8	50.0	2.5	0.7
LFH（ANS-Me）（mm）	68.6	60.0	4.5	1.9*
UFH[N-ANS/（N-ANS+ANS-Me）]（%）	43.0	45.0	5.0	−0.4
LFH[ANS-Me/（N-ANS+ANS-Me）]（%）	57.0	57.0	5.0	0.0
下颌升支长度（ArGo）（mm）	49.7	49.6	4.5	0.0
PFH：AFH（CoGo：NMe）（%）	54.8	60.0	1.0	−5.2*****
侧貌				
颌凸角（NA-APg）（°）	−1.9	4.3	3.0	−2.1**
颜面角（FH-NPg）（°）	89.9	88.9	3.0	0.3

PP，腭平面；OP，𬌗平面；MP，下颌平面；U1，上颌切牙；L1，下颌切牙；ILG（HP），唇间隙（水平面）；CoL，髁突外点；UL，上唇；UFH，上面高；LFH，下面高；PFH，后面高；AFH，前面高。*每个星号代表一个标准差（SD）。

头影测量重叠

唇部有所后缩，而鼻部和颏部均更加突出。鼻唇角稍有增加，这可能是因为鼻部的生长导致的。上面高和下面高均有生长，其比例正常。侧貌趋于直面型但略有前凸，颜面角位于正常范围内（图14-1z）。

术后CBCT评估

CBCT示上颌右侧中切牙牙根较左侧突出。尽管在上颌右侧中切牙舌侧的牙槽骨上仍有轻微的透射影，但牙槽突裂的连续性已基本恢复（图14-1aa和bb）。

即使口腔宣教贯穿始终，但患儿口腔卫生情况依旧

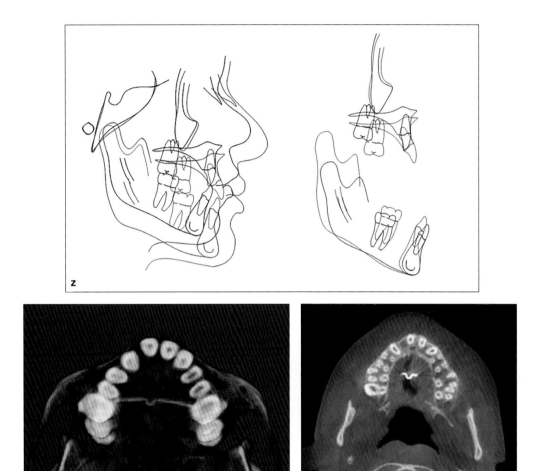

图14-1（续）　（z）术前、术后头影测量重叠描记图。（aa和bb）术后的3D CBCT重建和横断面显示了上颌牙列和固定的横腭杆用于保持

不容乐观。所幸家长对矫治结果表示满意。如果在一开始便拍摄3D CBCT进而发现腭裂的话，就能缩短Ⅰ期治疗的疗程，也能减少X线片的拍摄。如果自始至终都未拍摄3D CBCT，那腭裂将会被漏诊，将切牙移动到裂隙内就会导致切牙的拔除，因此种植治疗也注定失败。

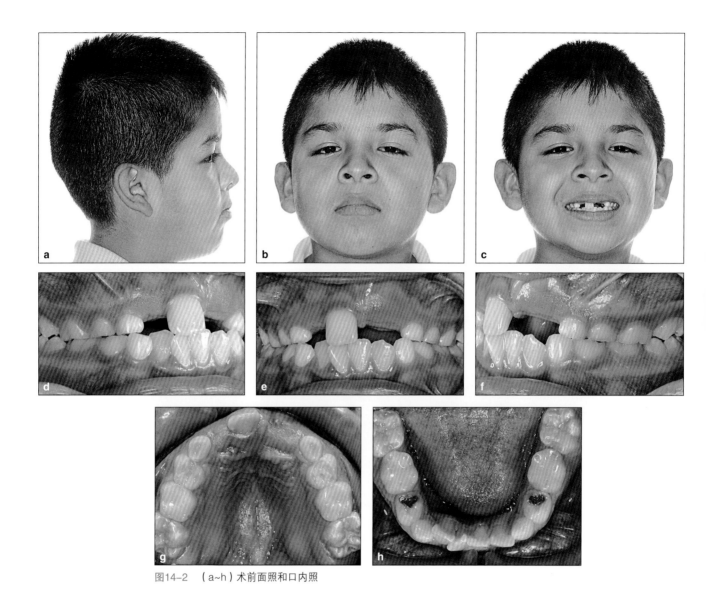

图14-2 （a~h）术前面照和口内照

病例2

既往史和主诉

患儿，男，7岁，西班牙人。否认相关病史，因左侧中切牙和侧切牙阻生由私人门诊转诊。因患儿父母英语不佳，患儿口腔病史不详。以"上颌前牙仅一颗恒中切牙萌出"为主诉就诊。

临床检查及影像学检查

患儿侧貌略呈凸面型（图14-2a）。正面照示左侧面部较右侧丰满，左耳比右耳突出（图14-2b和c）。左眼轻微下垂（图14-2b）。微笑照示上颌多颗切牙缺失（图14-2c）。

牙龈稍红肿，双侧磨牙和尖牙中性关系（图14-2d~f）。中线未居中。下牙列中度拥挤（6mm）。双侧上颌侧切牙和左侧中切牙未萌出，牙弓宽大（图14-2g和h）。双侧下颌第一前磨牙𬌗面可见银汞充填。

图14-2（续） （i）术前头颅侧位片

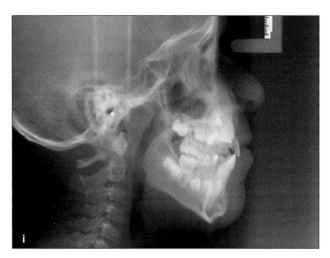

表14-3 病例2 术前头影测量分析

分组 / 测量参数	测量值	平均值	标准差	偏差
上颌相对颅底位置关系				
SNA（°）	84.0	82.0	3.5	0.6
SN-PP（°）	13.2	8.0	3.0	1.7*
SN-OP（°）	18.0	14.4	2.5	1.4*
A-N距（mm）	3.4	0.0	2.0	1.7*
下颌相对颅底位置关系				
SNB（°）	76.4	80.9	3.4	−1.3*
SNPg（°）	77.0	80.0	3.5	−0.9
FMA（MP-FH）（°）	39.8	26.0	4.5	3.1***
SN-MP（°）	42.4	32.9	5.2	1.8*
MP-OP（°）	31.4	14.7	5.0	3.3***
B-N距（mm）	−4.8	−6.0	8.0	0.1
Pg-N距（mm）	−4.3	−5.0	4.0	0.2
Y轴角（SGnSN）（°）	74.6	67.0	5.5	1.4
上下颌骨位置关系				
ANB（°）	7.6	1.6	1.5	4.0****
PP-MP（°）	36.2	25.0	6.0	1.9*
Wits值（mm）	3.1	−1.0	1.0	4.1****
上颌骨长度（ANS-PNS）（mm）	46.5	51.6	4.3	−1.2*
下颌骨长度（CoGn）（mm）	103.0	108.8	4.0	−1.4*

（续）

术前头影测量分析

上颌骨矢状向位置（SNA）位于正常值的上限，但以A-N平面为参照时，则上颌发育过度（图14-2i和表14-3）。下颌测量值存在矛盾。SNB提示下颌后缩，而SNPg、B-N距和Pg-N距却在正常范围内。Y轴角预示患儿为垂直生长型。下颌平面角陡峭（SN-MP，FMA）。

上下颌骨的矢状向差距（ANB）提示该患者为骨性Ⅱ类关系，而Wits分析法则提示为安氏Ⅲ类。上下颌骨长度均发育不足，这可能与年龄有关。

表14-3（续） 病例2 术前头影测量分析

分组/测量参数	测量值	平均值	标准差	偏差
颅底				
BaSN（°）	127.7	130.0	5.0	−0.5
上颌切牙相对上颌位置关系				
U1−SN（°）	94.5	102.1	5.5	−1.4*
U1−NA（°）	10.5	22.8	5.7	−2.2**
U1−NA（mm）	0.1	4.3	2.7	−1.6*
U1−PP（°）	107.7	110.0	5.0	−0.5
下颌切牙相对下颌位置关系				
L1−MP（°）	86.3	95.0	7.0	−1.2*
L1−NB（°）	32.8	25.3	6.0	1.2*
L1−NB（mm）	7.1	4.0	1.8	1.7*
下颌中切牙突距（L1−APg）（mm）	3.3	1.0	2.3	1.0*
上下颌切牙位置关系				
上下中切牙角（U1−L1）（°）	129.1	130.0	6.0	−0.1
软组织				
上唇−E线	−2.4	−3.0	2.0	0.3
下唇−E线	0.7	−2.5	2.5	1.3*
ILG（HP）（mm）	0.0	2.0	2.0	−1.0*
鼻唇角（CoLSnUL）（°）	104.2	102.0	8.0	0.3
H角（Pg′UL−Pg′N′）（°）	14.5	10.0	4.0	1.1*
LFH（Sn′Me′）（mm）	75.5	63.0	3.0	4.2****
面部比例（硬组织）				
UFH（N−ANS）（mm）	42.4	50.0	2.5	−3.1***
LFH（ANS−Me）（mm）	69.9	60.0	4.5	2.2**
UFH［N−ANS/（N−ANS+ANS−Me）］（%）	37.7	45.0	5.0	−1.5*
LFH［ANS−Me/（N−ANS+ANS−Me）］（%）	62.3	57.0	5.0	1.1*
下颌升支长度（ArGo）（mm）	31.6	38.4	4.5	−1.5*
PFH：AFH（CoGo：NMe）（%）	36.6	60.0	1.0	−23.4******
侧貌				
颌凸角（NA−APg）（°）	13.7	10.3	3.0	1.1*
颜面角（FH−NPg）（°）	87.3	86.5	3.0	0.3

PP，腭平面；OP，𬌗平面；MP，下颌平面；U1，上颌切牙；L1，下颌切牙；ILG（HP），唇间隙（水平面）；CoL，髁突外点；UL，上唇；UFH，上面高；LFH，下面高；PFH，后面高；AFH，前面高。*每个星号代表一个标准差（SD）。

上颌切牙直立［U1−SN，U1−NA（°）］且后缩［U1−NA（mm）］。虽然下颌切牙直立于下颌平面角（L1−MP），但参照NB平面时却显得唇倾［L1−NB（°），L1−NB（mm）］。

面部比例上，下面高（LFH）增大，上面高（UFH）减小。前后面高比提示我们后面高较小。颏下区有一骨性凹陷，这在侧面照上并未发现。患者侧貌凸面型，CVMS Ⅰ期，提示该患者仍有生长潜能。

术前全景片分析

上颌双侧侧切牙和上颌左侧中切牙在位但未萌（图14-2j）。侧切牙可能未到萌出时间，但上颌左侧侧切牙

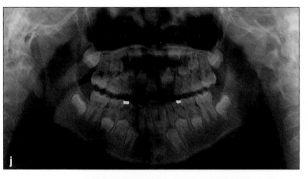
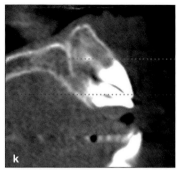
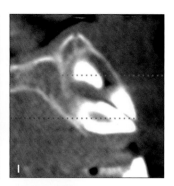
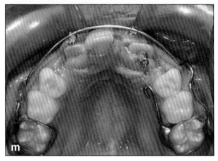
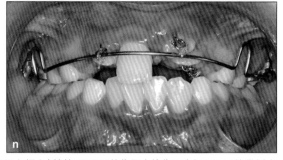

图14-2（续）　（j）术前全景片。（k和l）CBCT植入物界面显示上颌左侧侧切牙牙冠的位置直接位于中切牙牙冠的腭侧（k），并且左侧尖牙牙冠的位置位于侧切牙牙冠远中部位的颊侧（l）。中切牙牙冠的远中部位也位于侧切牙牙冠的颊侧。（m和n）显示用矫治器向右侧侧切牙施加向远中萌出的力以及给未完全矿化的左侧侧切牙和中切牙施加萌出的力

和中切牙似乎重叠。未见第三磨牙。

术前CBCT评估

CBCT示左上颌侧切牙的牙冠抵于上颌左侧中切牙牙冠的远中（图14-2k）。上颌左侧尖牙近中倾斜，如果侧切牙回位后，尖牙将压迫上颌左侧侧切牙的牙根（14-2l）。

诊断

该患者为安氏Ⅰ类、骨性Ⅱ类错𬌗伴多牙阻生，中重度拥挤。

治疗计划

计划行双期矫治，通过开窗牵引上颌切牙萌出，同时拔出上颌乳尖牙。待上颌第一乳磨牙脱落时，拟序列拔除第一前磨牙，使第二前磨牙的牙根发育充足。我们在矫治器上设计了双曲唇弓和舌侧钩，将它们焊接于磨牙带

环上用以施加弹性牵引力（图14-2n）。待所有切牙均萌出后，再用弹性牵引将上颌左侧切牙的牙冠与舌弓相连接，使其从腭侧向远中颊侧移动。在切牙上粘接托槽后，使用圆丝排齐整平切牙的牙冠，但不做控根运动。

Ⅰ期治疗结束

图14-2o~v显示，上颌切牙基本排齐。为了最大限度地降低侧切牙与尖牙牙根接触的可能性，我们特意将侧切牙的牙根保持在腭侧，待Ⅱ期矫正时重新排齐。在Ⅰ期治疗中我们维持了上颌弓形，获得了良好的覆𬌗覆盖。

Ⅱ期术前头影测量分析

在双期治疗之间的观察期，拔除第一前磨牙为恒尖牙的萌出和远中移动提供空间。上颌骨似乎更加后缩（SNA），但上下颌关系有所改善（ANB）。下颌平面角（FMA，SN-MP）和切牙位置均趋于正常值（图14-2w和表14-4）。颏下区的凹陷已消失。

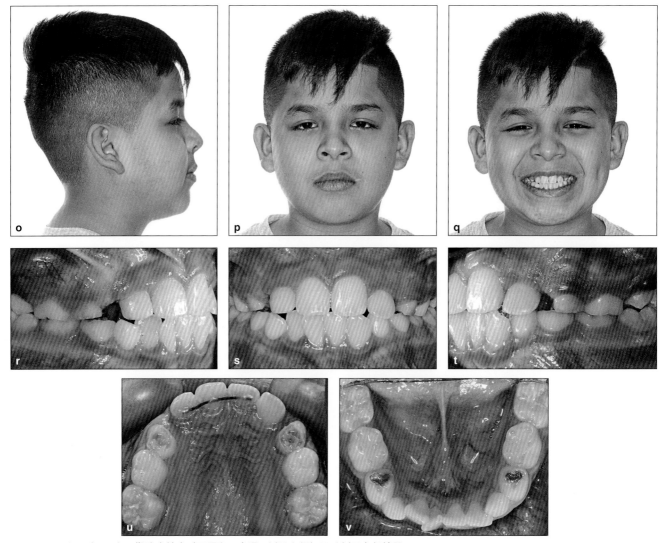

图14-2（续） （o~v）I期治疗结束时面部照和口内照，以及上颌切牙舌侧固定保持器

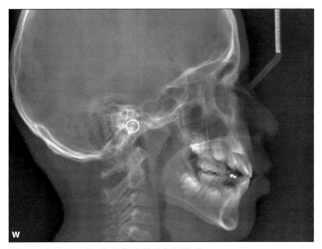

图14-2（续） （w）II期术前头颅侧位片

II期术前全景片分析

拔除第一前磨牙为恒尖牙的萌出和远中移动提供空间。左侧尖牙则需要重新评估是否行手术开窗。第三磨牙已成形（图14-2x）。

头影测量重叠

头影测量重叠显示上下颌均向下生长（图14-2y）。鼻部和软组织生长显著。虽然第I期未将下颌牙列纳入矫治，但计算机重叠显示下颌切牙仍有前徙。下颌磨牙也有前徙，其原因可能是第一前磨牙的拔除。

表14-4 病例2 术后头影测量分析				
分组 / 测量参数	测量值	平均值	标准差	偏差
上颌相对颅底位置关系				
SNA（°）	80.9	82.0	3.5	-0.3
SN-PP（°）	7.2	8.0	3.0	-0.3
SN-OP（°）	23.1	14.4	2.5	3.5***
A-N距（mm）	8.6	0.0	2.0	4.3****
下颌相对颅底位置关系				
SNB（°）	75.4	80.9	3.4	-1.6*
SNPg（°）	75.4	80.0	3.5	-1.3*
FMA（MP-FH）（°）	22.2	25.7	4.5	-0.8
SN-MP（°）	38.1	32.9	5.2	1.0*
MP-OP（°）	17.8	15.2	5.0	0.5
B-N距（mm）	6.4	-6.0	8.0	1.5*
Pg-N距（mm）	7.1	-5.0	4.0	3.0***
Y轴角（SGnSN）（°）	72.6	67.0	5.5	1.0*
上下颌骨位置关系				
ANB（°）	5.5	1.6	1.5	2.6**
PP-MP（°）	33.6	25.0	6.0	1.4*
Wits值（mm）	-0.9	-1.0	1.0	0.1
上颌骨长度（ANS-PNS）（mm）	39.3	51.6	4.3	-2.9**
下颌骨长度（CoGn）（mm）	99.6	111.4	4.0	-3.0***
颅底				
BaSN（°）	128.2	130.0	5.0	-0.4
上颌切牙相对上颌位置关系				
U1-SN（°）	98.6	102.3	5.5	-0.7
U1-NA（°）	17.7	22.8	5.7	-0.9
U1-NA（mm）	2.4	4.3	2.7	-0.7
U1-PP（°）	105.8	110.0	5.0	-0.8
下颌切牙相对下颌位置关系				
L1-MP（°）	96.5	95.0	7.0	0.2
L1-NB（°）	32.8	25.3	6.0	1.2*
L1-NB（mm）	7.8	4.0	1.8	2.1**
下颌中切牙突距（L1-APg）（mm）	4.7	1.0	2.3	1.6*
上下颌切牙位置关系				
上下中切牙角（U1-L1）（°）	124.1	130.0	6.0	-1.0*
软组织				
上唇-E线	1.6	-3.0	2.0	2.3**
下唇-E线	3.9	-2.5	2.5	2.6**
ILG（HP）（mm）	0.2	2.0	2.0	-0.9
鼻唇角（CoLSnUL）（°）	107.4	102.0	8.0	0.7
H角（Pg'UL-Pg'N'）（°）	20.7	10.0	4.0	2.7**
LFH（Sn'Me'）（mm）	69.6	63.0	3.0	2.2**

（续）

表14-4（续） 病例2 术后头影测量分析

分组/测量参数	测量值	平均值	标准差	偏差
面部比例（硬组织）				
UFH（N-ANS）（mm）	44.5	50.0	2.5	-2.2**
LFH（ANS-Me）（mm）	64.3	60.0	4.5	1.0*
UFH［N-ANS/（N-ANS+ANS-Me）］（%）	40.9	45.0	5.0	-0.8
LFH［ANS-Me/（N-ANS+ANS-Me）］（%）	59.1	57.0	5.0	0.4
下颌升支长度（ArGo）（mm）	43.3	40.4	4.5	0.6
PFH/AFH（CoGo：NMe）（%）	42.1	60.0	1.0	-17.9******
侧貌				
颌凸角（NA-APg）（°）	11.2	9.2	3.0	0.7
颜面角（FH-NPg）（°）	94.0	86.8	3.0	2.4**

PP，腭平面；OP，𬌗平面；MP，下颌平面；U1，上颌切牙；L1，下颌切牙；ILG（HP），唇间隙（水平面）；CoL，髁突外点；UL，上唇；UFH，上面高；LFH，下面高；PFH，后面高；AFH，前面高。*每个星号代表一个标准差（SD）。

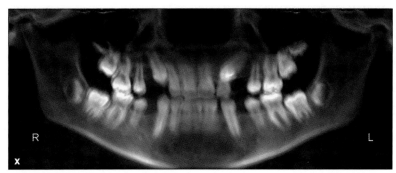

图14-2（续） （x）Ⅱ期术前全景片

治疗分析

　　患儿家长和患儿对矫治结果表示满意。在Ⅰ期矫治中，前牙基本排齐，颜面美观和咬合功能均有所改善，尽管我们对左侧磨牙施加了多种矫治力，但牙弓宽度仍得以维持。切牙牙根未受到牵引的影响。患者愿意接受Ⅱ期矫治。

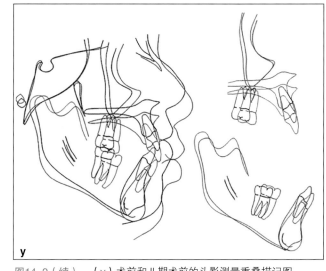

图14-2（续） （y）术前和Ⅱ期术前的头影测量重叠描记图

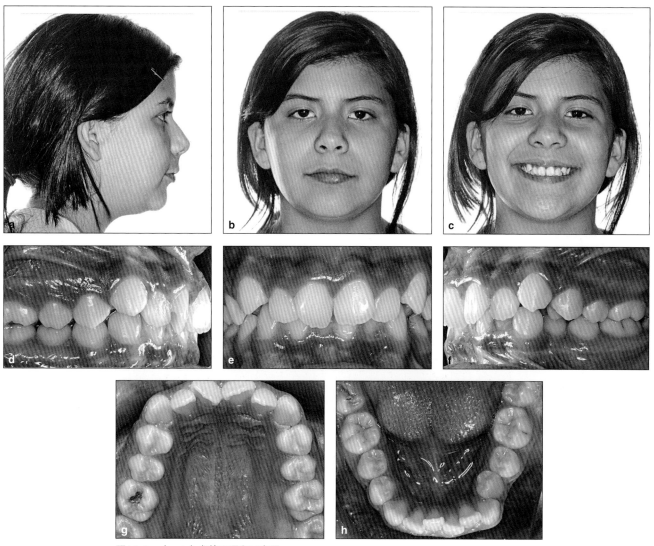

图14-3　（a~h）术前面照和口内照

病例3

既往史和主诉

患儿，女，12岁，西班牙人。用药史和口腔病史不详，以"牙列不齐"为主诉就诊。

临床检查及影像学检查

患儿侧貌突面型（图14-3a），双唇闭合（14-3b），笑弧与颊廊不协调（图14-3c），鼻唇角钝角，颏唇沟深。正面照可见上唇菲薄。

恒牙列，咬合关系为安氏Ⅱ类2分类。深覆𬌗致上腭创伤，覆盖4mm，上下牙列重度拥挤，前牙中度舌倾（图14-3d~h）。上颌左侧第一前磨牙锁𬌗，下颌Spee曲线深。

术前头影测量分析

头影测量示骨性Ⅱ类关系，上颌发育过度（表14-5）。侧位片中增大的ANB角和Wits值也证实骨性Ⅱ类关系（图14-3i）。垂直向上的骨性比例正常。患儿下颌的生长发育似乎已经过了高峰期（CVMS Ⅴ期）。

表14-5 病例3 术前头影测量分析

分组 / 测量参数	测量值	平均值	标准差	偏差
上颌相对颅底位置关系				
SNA（°）	89.0	82.0	3.5	2.0**
SN-PP（°）	5.1	8.0	3.0	-1.0*
SN-OP（°）	17.2	14.4	2.5	1.1*
A-N距（mm）	7.0	0.0	2.0	3.5***
下颌相对颅底位置关系				
SNB（°）	80.4	80.9	3.4	-0.1
SNPg（°）	80.0	80.0	3.5	0.0
FMA（MP-FH）（°）	24.7	24.9	4.5	0.0
SN-MP（°）	30.4	32.9	5.2	-0.5
MP-OP（°）	13.3	16.2	5.0	-0.6
B-N距（mm）	-1.6	-6.0	8.0	0.6
Pg-N距（mm）	-2.5	-5.0	3.0	0.8
Y轴角（SGnSN）（°）	67.4	67.0	5.5	0.1
上下颌骨位置关系				
ANB（°）	8.6	1.6	1.5	4.7****
PP-MP（°）	25.4	25.0	6.0	0.1
Wits值（mm）	3.3	-1.0	1.0	4.3****
上颌骨长度（ANS-PNS）（mm）	43.5	51.6	4.3	-1.9*
下颌骨长度（CoGn）（mm）	102.5	116.3	4.0	-3.4***
颅底				
BaSN（°）	129.3	130.0	5.0	-0.1
上颌切牙相对上颌位置关系				
U1-SN（°）	101.9	102.5	5.5	-0.1
U1-NA（°）	12.9	22.8	5.7	-1.7*
U1-NA（mm）	0.1	4.3	2.7	-1.6*
U1-PP（°）	107.1	110.0	5.0	-0.6
下颌切牙相对下颌位置关系				
L1-MP（°）	90.7	95.0	7.0	-0.6
L1-NB（°）	24.3	25.3	6.0	-0.2
L1-NB（mm）	5.2	4.0	1.8	0.7
下颌中切牙突距（L1-APg）（mm）	0.2	1.0	2.3	-0.4
上下颌切牙位置关系				
上下中切牙角（U1-L1）（°）	134.2	130.0	6.0	0.7
覆盖（Mx1-Md1）（mm）	5.0	3.2	0.4	4.5****
覆𬌗（Mx1-Md1）（mm）	6.7	3.2	0.7	5.0*****
软组织				
上唇-E线	-0.5	-3.0	2.0	1.3*
下唇-E线	0.1	-2.5	2.5	1.0*
ILG（HP）（mm）	0.6	2.0	2.0	-0.7
鼻唇角（CoLSnUL）（°）	123.8	102.0	8.0	2.7**

（续）

表14-5 （续）　病例3　术前头影测量分析				
分组/测量参数	测量值	平均值	标准差	偏差
H角（Pg'UL–Pg'N'）（°）	19.4	10.0	4.0	2.3**
软组织全面高（N'Me'）（mm）	107.9	125.0	4.7	–3.6***
UFH（G'Sn'）（mm）	59.0	63.0	3.0	–1.3*
LFH（Sn'Me'）（mm）	68.2	63.0	3.0	1.7*
面部比例（硬组织）				
UFH（N–ANS）（mm）	45.7	50.0	2.5	–1.7*
LFH（ANS–Me）（mm）	61.8	65.0	4.5	–0.7
UFH [N–ANS/（N–ANS+ANS–Me）]（%）	42.6	45.0	5.0	–0.5
LFH [ANS–Me/（N–ANS+ANS–Me）]（%）	57.4	57.0	5.0	0.1
下颌升支长度（ArGo）（mm）	47.9	44.0	4.5	0.9
PFH∶AFH（CoGo∶NMe）（%）	55.9	60.0	1.0	–4.1****
侧貌				
颌凸角（NA–APg）（°）	19.5	7.3	3.0	4.1****
颜面角（FH–NPg）（°）	88.5	87.6	3.0	0.3

PP，腭平面；OP，𬌗平面；MP，下颌平面；U1，上颌切牙；L1，下颌切牙；ILG（HP），唇间隙（水平面）；CoL，髁突外点；UL，上唇；UFH，上面高；LFH，下面高；PFH，后面高；AFH，前面高。*每个星号代表一个标准差（SD）。

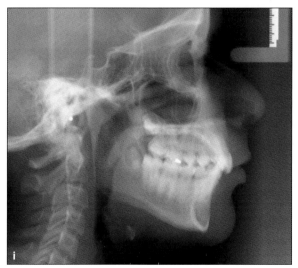

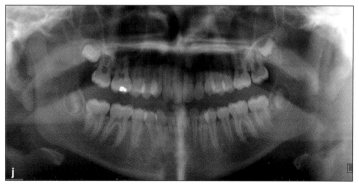

图14-3（续）　（i）术前头颅侧位片。（j）术前全景片

术前全景片分析

　　全景片示所有恒牙均处于发育阶段，包括第三磨牙（图14-3j）。

治疗计划

　　治疗计划包括拔除上颌双侧第一前磨牙和下颌双侧第二前磨牙，固定矫治器配合低位头帽和Nance弓矫治错𬌗畸形，建立磨牙和尖牙Ⅰ类咬合关系。由Nance弓提供强支抗。

　　上下牙粘接0.018英寸的美国正畸（AO）托槽。AO带环配备了口外弓管。在拔除前磨牙之前便粘接Nance弓，同时佩戴口外弓低位牵引，要求患儿每天佩戴10~12小时。使用0.016英寸的镍钛丝排齐整平上下牙列。而后

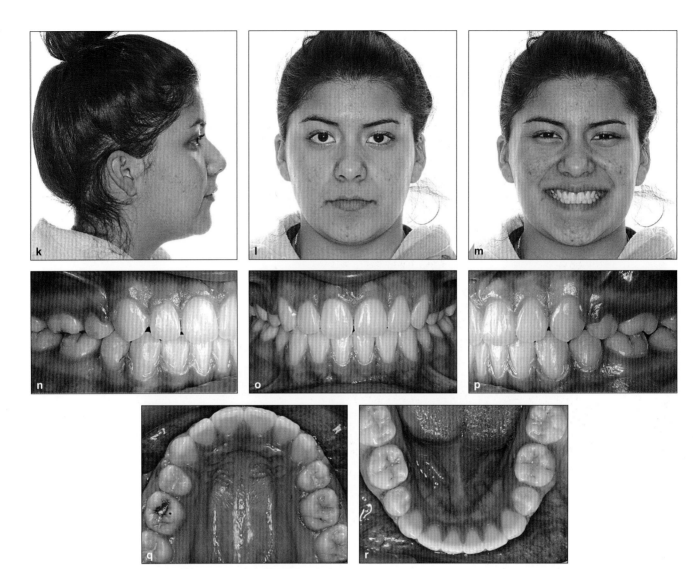

图14-3（续） （k~r）术后面照和口内照

使用0.016英寸×0.022英寸的摇椅弓整平Spee曲。序列更换弓丝以纠正扭转牙。剩余间隙在0.016英寸×0.025英寸的不锈钢丝上关闭。最后以0.017英寸×0.025英寸不锈钢丝和钛钼合金（TMA）丝作为上下牙列的工作丝。运用垂直牵引以密贴咬合。

术后评估

术后面照示软组织侧貌突出，颜面部相对协调（图14-3k~m）。上下中线居中，磨牙和尖牙建立Ⅰ类关系，上下牙弓匹配（图14-3n~r）。图14-3s为术后全景片。

术后头影测量分析

颌骨的矢状向关系维持骨性Ⅱ类关系（图14-3t）。得益于正常的生长发育，ANB角稍有减小。垂直向上，MPA和面部比例均维持不变。上颌切牙的倾斜度减小到99.4°，而下颌切牙倾斜度减小到88.6°（图14-3u和表14-6）。下唇位于E平面以内2.0mm，鼻部和颏部在治疗期间有少量发育。

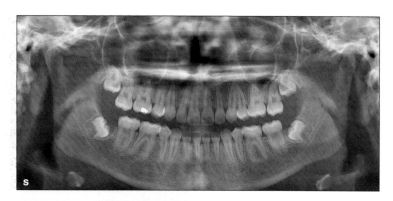

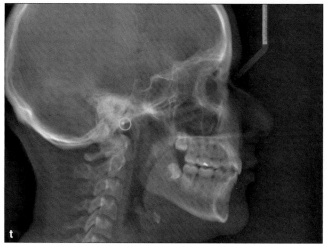
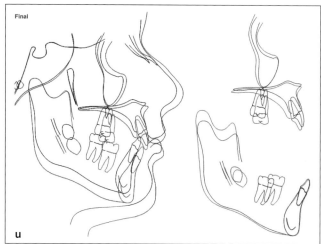

图14-3（续） （s）术后全景片。（t）术后头颅侧位片。（u）术前、术后头影测量重叠描记图

表14-6 病例3 术后头影测量分析

分组 / 测量参数	测量值	平均值	标准差	偏差
上颌相对颅底位置关系				
SNA（°）	87.9	82.0	3.5	1.7*
SN-PP（°）	7.1	8.0	3.0	-0.3
SN-OP（°）	19.0	14.4	2.5	1.8*
A-N距（mm）	4.9	0.0	2.0	2.4**
下颌相对颅底位置关系				
SNB（°）	81.1	80.9	3.4	0.1
SNPg（°）	80.3	80.0	3.5	0.1
FMA（MP-FH）（°）	28.1	23.9	4.5	0.9
SN-MP（°）	33.3	32.9	5.2	0.1
MP-OP（°）	12.8	17.4	5.0	-0.9
B-N距（mm）	-2.7	-6.0	8.0	0.4
Pg-N距（mm）	-4.5	-1.0	3.0	-1.2*
Y轴角（SGnSN）（°）	67.5	67.0	5.5	0.1

（续）

表14-6 （续） 病例3 术后头影测量分析

分组／测量参数	测量值	平均值	标准差	偏差
上下颌骨位置关系				
ANB（°）	6.8	1.6	1.5	3.5***
PP–MP（°）	24.7	25.0	6.0	−0.1
Wits值（mm）	−0.1	−1.0	1.0	0.9
上颌骨长度（ANS–PNS）（mm）	47.7	51.6	4.3	−0.9
下颌骨长度（CoGn）（mm）	107.2	122.3	4.0	−3.8***
颅底				
BaSN（°）	125.6	130.0	5.0	−0.9
上颌切牙相对上颌位置关系				
U1–SN（°）	99.4	102.8	5.5	−0.6
U1–NA（°）	11.5	22.8	5.7	−2.0**
U1–NA（mm）	−1.3	4.3	2.7	−2.1**
U1–PP（°）	106.5	110.0	5.0	−0.7
下颌切牙相对下颌位置关系				
L1–MP（°）	88.6	95.0	7.0	−0.9
L1–NB（°）	25.0	25.3	6.0	−0.1
L1–NB（mm）	5.4	4.0	1.8	0.8
下颌中切牙突距（L1–APg）（mm）	2.0	1.0	2.3	0.4
上下颌切牙位置关系				
上下中切牙角（U1–L1）（°）	136.7	130.0	6.0	1.1*
覆盖（Mx1–Md1）（mm）	2.2	3.2	0.4	−2.5**
覆𬌗（Mx1–Md1）（mm）	2.0	3.2	0.7	−1.7*
软组织				
上唇–E线	−4.4	−3.0	2.0	−0.7
下唇–E线	−2.0	−2.5	2.5	0.2
ILG（HP）（mm）	0.5	2.0	2.0	−0.8
鼻唇角（CoLSnUL）（°）	127.2	102.0	8.0	3.2***
H角（Pg′UL–Pg′N′）（°）	14.5	10.0	4.0	1.1*
软组织全面高（N′Me′）（mm）	115.7	125.0	4.7	−2.0**
UFH（G′Sn′）（mm）	67.5	63.0	3.0	1.5*
LFH（Sn′Me′）（mm）	71.4	63.0	3.0	2.8**
面部比例（硬组织）				
UFH（N–ANS）（mm）	47.6	50.0	2.5	−0.9
LFH（ANS–Me）（mm）	65.5	65.0	4.5	0.1
UFH［N–ANS/（N–ANS+ANS–Me）］（%）	42.1	45.0	5.0	−0.6
LFH［ANS–Me/（N–ANS+ANS–Me）］（%）	57.9	57.0	5.0	0.2
下颌升支长度（ArGo）（mm）	50.9	48.5	4.5	0.5
PFH：AFH（CoGo：NMe）（%）	54.4	60.0	1.0	−5.6 *****
侧貌				
颌凸角（NA–APg）（°）	15.8	4.9	3.0	3.6***
颜面角（FH–NPg）（°）	87.5	88.6	3.0	−0.4

PP，腭平面；OP，𬌗平面；MP，下颌平面；U1，上颌切牙；L1，下颌切牙；ILG（HP），唇间隙（水平面）；CoL，髁突外点；UL，上唇；UFH，上面高；LFH，下面高；PFH，后面高；AFH，前面高。*每个星号代表一个标准差（SD）。

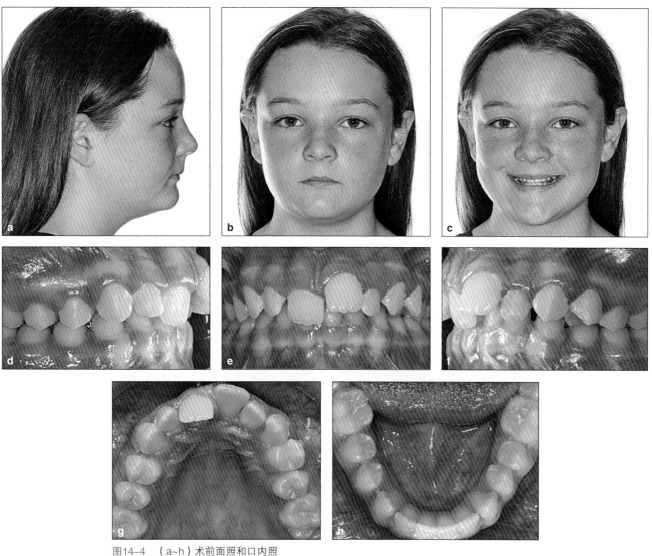

图14-4 （a~h）术前面照和口内照

病例4
既往史和主诉

患儿，女，11岁，高加索人。用药史和口腔病史不详。以"上颌右侧中切牙突出"为主诉就诊。

临床检查及影像学检查

侧貌突面型（图14-4a）。双唇闭合，位于审美平面后方。鼻唇角钝角，颏唇沟深。正面照示上唇菲薄，唇红面积小（图14-4b和c）。上颌中线较面中线左偏。

患者咬合为安氏Ⅱ类1分类，覆盖大于9mm，腭侧黏膜咬合创伤（图14-4d~h）。上下牙列未见拥挤。上颌右侧中切牙舌倾、左侧第一前磨牙锁𬌗。下颌中线左偏3mm，下颌Spee曲线深。

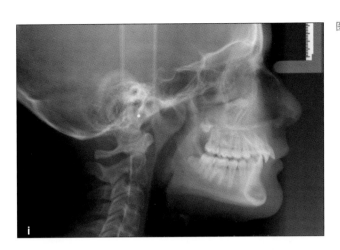

图14-4（续） （i）术前头颅侧位片

表14-7 病例4 术前头影测量分析

分组 / 测量参数	测量值	平均值	标准差	偏差
上颌相对颅底位置关系				
SNA（°）	83.3	82.0	3.5	0.4
SN-PP（°）	9.2	8.0	3.0	0.4
SN-OP（°）	6.5	14.4	2.5	−3.2***
A-N距（mm）	3.3	0.0	2.0	1.7*
下颌相对颅底位置关系				
SNB（°）	78.6	80.9	3.4	−0.7
SNPg（°）	80.9	80.0	3.5	0.3
FMA（MP-FH）（°）	13.7	25.2	4.5	−2.6**
SN-MP（°）	20.9	32.9	5.2	−2.3**
MP-OP（°）	12.8	15.8	5.0	−0.6
B-N距（mm）	−1.5	−6.0	8.0	0.6
Pg-N距（mm）	2.1	−5.0	3.0	2.4**
Y轴角（SGnSN）（°）	63.9	67.0	5.5	−0.6
上下颌骨位置关系				
ANB（°）	4.7	1.6	1.5	2.1**
PP-MP（°）	10.0	25.0	6.0	−2.5**
Wits值（mm）	6.8	−1.0	1.0	7.8*******
上颌骨长度（ANS-PNS）（mm）	46.7	51.6	4.3	−1.1*
下颌骨长度（CoGn）（mm）	105.6	114.3	4.0	−2.2**

（续）

术前头影测量分析

头影测量佐证了骨性Ⅱ类关系，下颌平面角低角（图14-4i）。下颌骨长度不足，较颅底相对后缩。基于CVM分析法判断患儿处于CVMS Ⅳ期，提示下颌骨的生长发育高峰期已出现。表14-7示术前头影测量数值。

表14-7 （续） 病例4 术前头影测量分析				
分组／测量参数	测量值	平均值	标准差	偏差
颅底				
BaSN（°）	129.8	130.0	5.0	0.0
上颌切牙相对上颌位置关系				
U1–SN（°）	116.0	102.4	5.5	2.5**
U1–NA（°）	32.7	22.8	5.7	1.7*
U1–NA（mm）	4.0	4.3	2.7	−0.1
U1–PP（°）	125.3	110.0	5.0	3.1***
下颌切牙相对下颌位置关系				
L1–MP（°）	87.5	95.0	7.0	−1.1*
L1–NB（°）	10.1	25.3	6.0	−2.5**
L1–NB（mm）	−0.2	4.0	1.8	−2.3**
下颌中切牙突距（L1–APg）（mm）	−4.3	1.0	2.3	−2.3**
上下颌切牙位置关系				
上下中切牙角（U1–L1）（°）	132.4	130.0	6.0	0.4
覆盖（Mx1–Md1）（mm）	9.8	3.2	0.4	16.5*******
覆𬌗（Mx1–Md1）（mm）	5.3	3.2	0.7	3.0***
软组织				
上唇–E线	−2.5	−3.0	2.0	0.2
下唇–E线	−3.7	−2.5	2.5	−0.5
ILG（HP）（mm）	0.9	2.0	2.0	−0.6
鼻唇角（CoLSnUL）（°）	115.2	102.0	8.0	1.6*
H角（Pg′UL–Pg′N′）（°）	12.7	10.0	4.0	0.7
全面高（N′Me′）（mm）	106.5	125.0	4.7	−3.9***
UFH（G′Sn′）（mm）	57.7	63.0	3.0	−1.8*
LFH（Sn′Me′）（mm）	62.4	63.0	3.0	−0.2
面部比例（硬组织）				
UFH（N–ANS）（mm）	46.4	50.0	2.5	−1.4*
LFH（ANS–Me）（mm）	54.9	65.0	4.5	−2.2**
UFH［N–ANS/（N–ANS+ANS–Me）］（%）	45.8	45.0	5.0	0.2
LFH［ANS–Me/（N–ANS+ANS–Me）］（%）	54.2	57.0	5.0	−0.6
下颌升支长度（ArGo）（mm）	50.2	42.5	4.5	1.7*
PFH：AFH（CoGo：NMe）（%）	62.7	60.0	1.0	2.7**
侧貌				
颌凸角（NA–APg）（°）	5.4	8.1	3.0	−0.9
颜面角（FH–NPg）（°）	91.3	87.3	3.0	1.3*

PP，腭平面；OP，𬌗平面；MP，下颌平面；U1，上颌切牙；L1，下颌切牙；ILG（HP），唇间隙（水平面）；CoL，髁突外点；UL，上唇；UFH，上面高；LFH，下面高；PFH，后面高；AFH，前面高。*每个星号代表一个标准差（SD）。

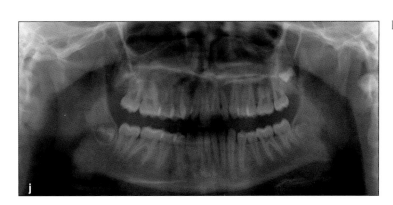

图14-4（续）　（j）术前全景片

术前全景片分析

全景片示所有恒牙均处于发育阶段，包括第三磨牙（图14-4j）。

治疗计划

该矫治计划拟运用Forsus矫正器来建立磨牙和尖牙Ⅰ类咬合关系，以纠正颌骨矢状向关系。上下牙列粘接0.018英寸的AO托槽。AO带环配备口外弓管。0.016英寸的镍钛丝排齐整平上下牙列。序列更换弓丝以纠正扭转。剩余间隙在0.016英寸×0.022英寸的不锈钢丝上关闭。最后以0.017英寸×0.025英寸不锈钢丝配合Forsus矫治器作用于上下牙列。运用垂直牵引以密贴咬合。

术后评估

以颌凸角（NA-APg）为参考，可见术后软组织侧貌稍突出（图14-4k），颜面部相对协调（图14-4l和m）。上下中线居中，磨牙和尖牙建立Ⅰ类关系，上下牙弓匹配（图14-4n~r）。图14-4s为术后全景片。

术后头影测量分析

由于上颌切牙的唇倾度能影响A点在矢状向上的位置，故SNA角2°的减小更可能是来自这种变化。此外，SNB增加了1°（表14-8）。骨面型变成Ⅰ类，因为ANB角从4.7°减小至1.4°（图14-4t）。在垂直向上，FMA从13.7°增加至18.6°，这似乎是因为下颌骨的向下向前生长。上颌切牙的唇倾度减小了7.6°，而下颌切牙的唇倾度增加了6.6°，达到了正常值的水平（图14-4u）。

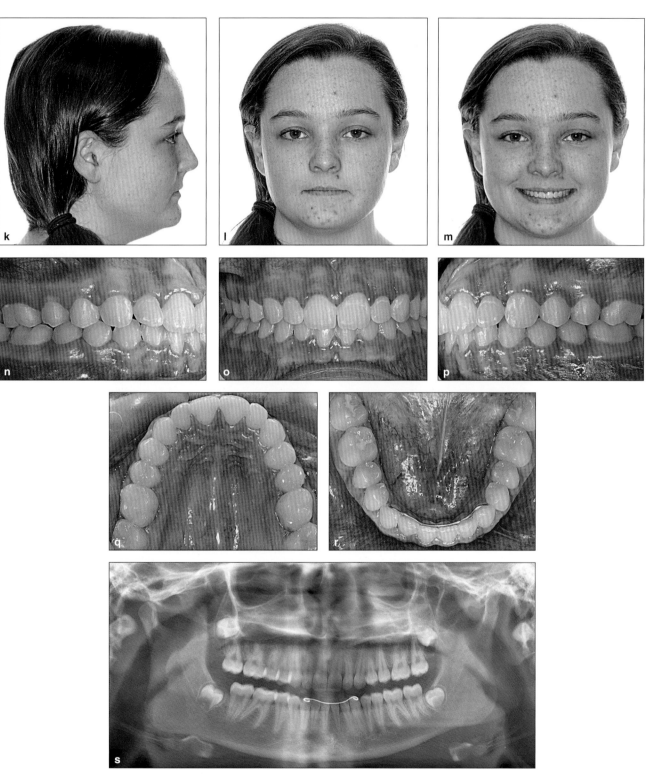

图14-4（续）（k~r）术后面照和口内照。（s）术后全景片

表14-8　病例4　术后头影测量分析

分组 / 测量参数	测量值	平均值	标准差	偏差
上颌相对颅底位置关系				
SNA（°）	81.0	82.0	3.5	−0.6
SN–PP（°）	8.1	8.0	3.0	0.0
SN–OP（°）	14.8	14.4	2.5	0.2
A–N距（mm）	−2.3	0.0	2.0	−1.2*
下颌相对颅底位置关系				
SNB（°）	79.6	80.9	3.4	−0.7
SNPg（°）	82.0	80.0	3.5	0.6
FMA（MP–FH）（°）	18.6	23.9	4.5	−1.2*
SN–MP（°）	24.5	32.9	5.2	−1.6*
MP–OP（°）	6.5	17.3	5.0	−2.2**
B–N距（mm）	−5.6	−6.0	8.0	0.0
Pg–N距（mm）	−0.5	−1.0	3.0	0.2
Y轴角（SGnSN）（°）	63.3	67.0	5.5	−0.7
上下颌骨位置关系				
ANB（°）	1.4	1.6	1.5	−0.1
PP–MP（°）	13.2	25.0	6.0	−2.0**
Wits值（mm）	−0.3	−1.0	1.0	0.7
上颌骨长度（ANS–PNS）（mm）	45.5	51.6	4.3	−1.4*
下颌骨长度（CoGn）（mm）	109.9	121.8	4.0	−3.0***
颅底				
BaSN（°）	131.4	130.0	5.0	0.3
上颌切牙相对上颌位置关系				
U1–SN（°）	108.4	102.8	5.5	1.0*
U1–NA（°）	28.4	22.8	5.7	1.0*
U1–NA（mm）	3.8	4.3	2.7	−0.2
U1–PP（°）	116.5	110.0	5.0	1.3*
下颌切牙相对下颌位置关系				
L1–MP（°）	94.1	95.0	7.0	−0.1
L1–NB（°）	19.0	25.3	6.0	−1.1
L1–NB（mm）	1.8	4.0	1.8	−1.2*
下颌中切牙突距（L1–APg）（mm）	−1.3	1.0	2.3	−1.0*
上下颌切牙位置关系				
上下中切牙角（U1–L1）（°）	131.2	130.0	6.0	0.2
覆盖（Mx1–Md1）（mm）	3.8	3.2	0.4	1.4*
覆𬌗（Mx1–Md1）（mm）	1.7	3.2	0.7	−2.2**

（续）

表14-8 /（续） 病例4 术后头影测量分析

分组/测量参数	测量值	平均值	标准差	偏差
软组织				
上唇-E线	-7.4	-3.0	2.0	-2.2**
下唇-E线	-5.8	-2.5	2.5	-1.3*
ILG（HP）（mm）	0.6	2.0	2.0	-0.7
鼻唇角（CoLSnUL）（°）	115.8	102.0	8.0	1.7*
H角（Pg'UL–Pg'N'）（°）	5.7	10.0	4.0	-1.1*
软组织全面高（N'Me'）（mm）	108.1	125.0	4.7	-3.6***
UFH（G'Sn'）（mm）	61.0	63.0	3.0	-0.7
LFH（Sn'Me'）（mm）	61.9	63.0	3.0	-0.4
面部比例（硬组织）				
UFH（N–ANS）（mm）	47.5	50.0	2.5	-1.0*
LFH（ANS–Me）（mm）	57.0	65.0	4.5	-1.8*
UFH [N–ANS/（N–ANS+ANS–Me）]（%）	45.4	45.0	5.0	0.1
LFH [ANS–Me/（N–ANS+ANS–Me）]（%）	54.6	57.0	5.0	-0.5
下颌升支长度（ArGo）（mm）	50.2	48.1	4.5	0.5
PFH：AFH（CoGo：NMe）（%）	59.7	60.0	1.0	-0.3
侧貌				
颌凸角（NA–APg）（°）	3.0	5.1	3.0	-3.4***
颜面角（FH–NPg）（°）	89.7	88.6	3.0	0.4

PP，腭平面；OP，𬌗平面；MP，下颌平面；U1，上颌切牙；L1，下颌切牙；ILG（HP），唇间隙（水平面）；CoL，髁突外点；UL，上唇；UFH，上面高；LFH，下面高；PFH，后面高；AFH，前面高。*每个星号代表一个标准差（SD）。

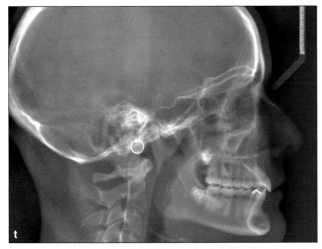

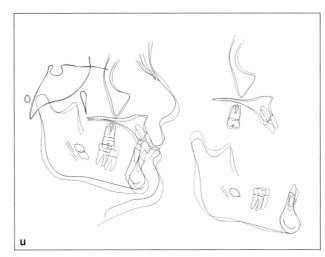

图14-4（续） （t）术后头颅侧位片。（u）术前、术后头颅侧位片重叠描记图

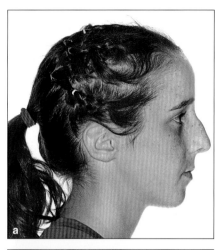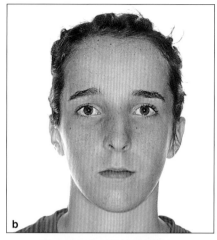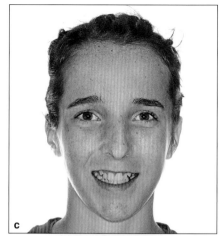

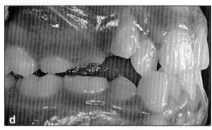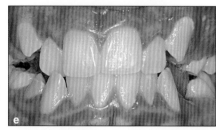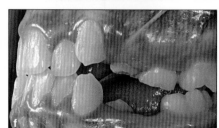

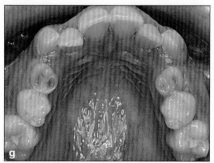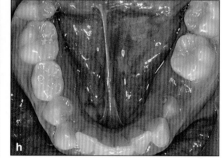

图14-5 （a~h）术前面照和口内照

病例5

既往史和主诉

患儿，女，12岁，高加索人。用药史和口腔病史不详。以"牙列不齐"为主诉就诊。其错𬌗畸形更可能是遗传性的。

临床检查及影像学检查

侧貌直面型，颏部发育良好（图14-5a）。双唇闭合，上唇略显后缩，鼻部略有偏斜，前下面高较长，笑线不协调（图14-5b和c）。

患者咬合为安氏Ⅲ类，混合牙列。下颌前牙舌倾，前牙区浅覆𬌗（1.2mm），覆盖1.1mm。上颌左侧侧切牙反𬌗，后牙区第一、第二乳磨反𬌗。下颌骨发育不足伴有深Spee曲线和宽Wilson曲线。相较于面中线，上颌中线右偏3mm，下颌中线左偏1mm。

术前头影测量分析

骨面性为安氏Ⅰ类关系，上下颌骨发育不足。垂直骨面型为高角（图14-5i和表14-9）。

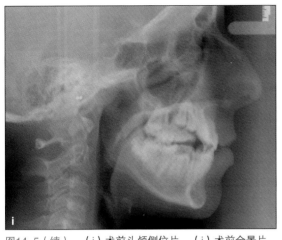
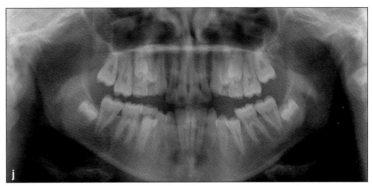

图14-5（续） （i）术前头颅侧位片。（j）术前全景片

表14-9 病例5 术前头影测量分析

分组 / 测量参数	测量值	平均值	标准差	偏差
上颌相对颅底位置关系				
SNA（°）	72.1	82.0	3.5	-2.8**
SN–PP（°）	10.9	8.0	3.0	1.0*
SN–OP（°）	22.3	14.4	2.5	3.2***
A–N距（mm）	-7.6	0.0	2.0	-3.8***
下颌相对颅底位置关系				
SNB（°）	69.8	80.9	3.4	-3.3***
SNPg（°）	70.7	80.0	3.5	-2.6**
FMA（MP–FH）（°）	35.6	24.6	4.5	2.5**
SN–MP（°）	41.6	32.9	5.2	1.7*
MP–OP（°）	22.9	16.6	5.0	1.3*
B–N距（mm）	-17.1	-6.0	8.0	-1.4*
Pg–N距（mm）	-16.7	-5.0	3.0	-3.9***
Y轴角（SGnSN）（°）	75.7	67.0	5.5	1.6*
上下颌骨位置关系				
ANB（°）	2.3	1.6	1.5	0.5
PP–MP（°）	34.3	25.0	6.0	1.5*
Wits值（mm）	0.8	-1.0	1.0	1.8*
上颌骨长度（ANS–PNS）（mm）	49.8	51.6	4.3	-0.4
下颌骨长度（CoGn）（mm）	108.5	118.1	4.0	-2.4**

（续）

术前全景片分析

全景片示替牙晚期，未见上颌右侧第三磨牙（图14-5j）。

治疗计划

矫治计划考虑采用综合性正畸矫治。我们为患者设计了不拔牙的矫治计划，上下牙列粘接固定矫治器纠正错

表14-9（续） 病例5 术前头影测量分析

分组/测量参数	测量值	平均值	标准差	偏差
颅底				
BaSN（°）	136.0	130.0	5.0	1.2*
上颌切牙相对上颌位置关系				
U1-SN（°）	90.1	102.6	5.5	-2.3**
U1-NA（°）	18.0	22.8	5.7	-0.8
U1-NA（mm）	2.1	4.3	2.7	-0.8
U1-PP（°）	101.0	110.0	5.0	-1.8*
下颌切牙相对下颌位置关系				
L1-MP（°）	83.8	95.0	7.0	-1.6*
L1-NB（°）	19.8	25.3	6.0	-0.9
L1-NB（mm）	4.0	4.0	1.8	0.0
下颌中切牙突距（L1-APg）（mm）	1.9	1.0	2.3	0.4
上下颌切牙位置关系				
上下中切牙角（U1-L1）（°）	139.9	130.0	6.0	1.7*
覆盖（Mx1-Md1）（mm）	1.1	3.2	0.4	-4.8****
覆𬌗（Mx1-Md1）（mm）	1.2	3.2	0.7	-4.1****
软组织				
上唇-E线	-4.9	-3.0	2.0	-0.9
下唇-E线	-0.8	-2.5	2.5	0.7
ILG（HP）（mm）	0.5	2.0	2.0	-0.8
鼻唇角（CoLSnUL）（°）	114.7	102.0	8.0	1.6*
H角（Pg'UL-Pg'N'）（°）	13.0	10.0	4.0	0.8
软组织全面高（N'Me'）（mm）	123.2	125.0	4.7	-0.4
UFH（G'Sn'）（mm）	64.3	63.0	3.0	0.4
LFH（Sn'Me'）（mm）	69.1	63.0	3.0	2.0**
面部比例（硬组织）				
UFH（N-ANS）（mm）	53.1	50.0	2.5	1.2*
LFH（ANS-Me）（mm）	66.8	65.0	4.5	0.4
UFH［N-ANS/（N-ANS+ANS-Me）］（%）	44.3	45.0	5.0	-0.1
LFH［ANS-Me/（N-ANS+ANS-Me）］（%）	55.7	57.0	5.0	-0.3
下颌升支长度（ArGo）（mm）	40.0	45.4	4.5	-1.2*
PFH∶AFH（CoGo∶NMe）（%）	43.7	60.0	1.0	-16.3*******
侧貌				
颌凸角（NA-APg）（°）	2.9	6.6	3.0	-1.2*
颜面角（FH-NPg）（°）	81.3	87.9	3.0	-2.2**

PP，腭平面；OP，𬌗平面；MP，下颌平面；U1，上颌切牙；L1，下颌切牙；ILG（HP），唇间隙（水平面）；CoL，髁突外点；UL，上唇；UFH，上面高；LFH，下面高；PFH，后面高；AFH，前面高。*每个星号代表一个标准差（SD）。

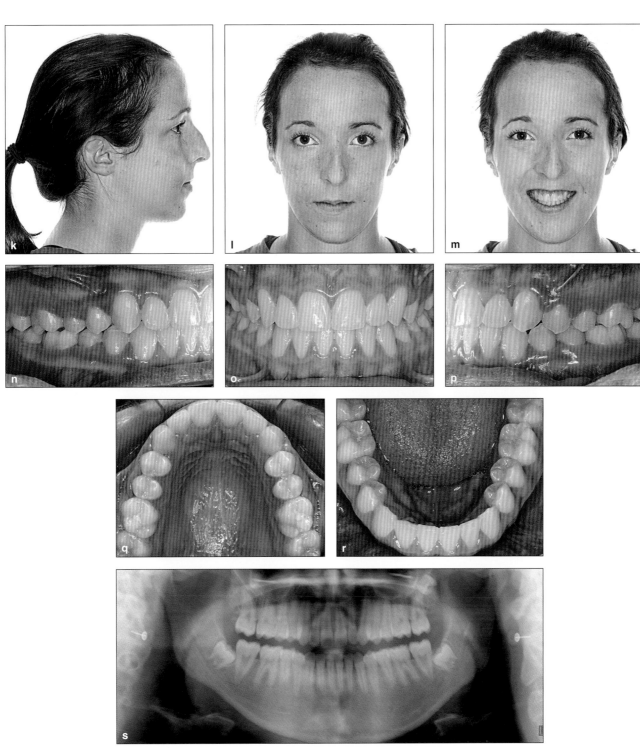

图14-5（续） （k~r）术后的面照和口内照。（s）术后全景片

猞畸形并建立磨牙和尖牙的Ⅰ类关系。

术中使用3M公司0.022英寸的MBT托槽系统，上下磨牙粘接带环，余牙粘接托槽。排齐整平上下牙列，于工作丝上行精细调整。

术后评估

侧貌未见明显改善（图14-5k）。上颌中线居中。排齐牙列的同时颊廊变小，微笑弧变协调（图14-5l~r）。术后全景片见图14-5s。

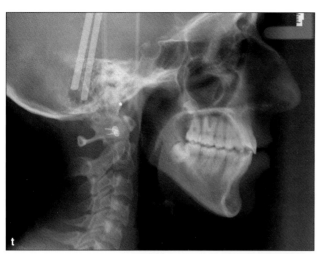
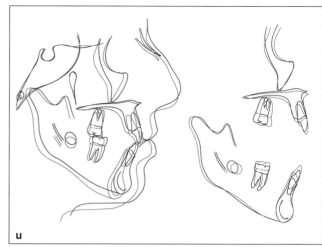

图14-5（续）　（t）术后头颅侧位片。（u）术前、术后头颅侧位片重叠描记图

表14-10　病例5　术后头影测量分析

分组 / 测量参数	测量值	平均值	标准差	偏差
上颌相对颅底位置关系				
SNA（°）	72.1	82.0	3.5	−2.8**
SN−PP（°）	10.6	8.0	3.0	0.9
SN−OP（°）	23.4	14.4	2.5	3.6***
A−N距（mm）	−6.8	0.0	2.0	−3.4***
下颌相对颅底位置关系				
SNB（°）	68.9	80.9	3.4	−3.5***
SNPg（°）	70.1	80.0	3.5	−2.8**
FMA（MP−FH）（°）	39.4	23.9	4.5	3.5***
SN−MP（°）	46.3	32.9	5.2	2.6**
MP−OP（°）	26.1	17.4	5.0	1.7*
B−N距（mm）	−17.0	−6.0	8.0	−1.4*
Pg−N距（mm）	−16.3	−1.0	3.0	−5.1*****
Y轴角（SGnSN）（°）	77.4	67.0	5.5	1.9*

（续）

术后头影测量分析

　　SNA无变化，SNB减小1°。因此ANB从2.3°增加至3.2°，颌骨的矢状向不调得到改善（图14-5t和表14-10）。下颌平面角显著增加，SN−MP从41.6°增加至46.3°。上颌切牙唇倾度从90.1°增加至94.4°，而下颌切牙则维持不变（图14-5u）。

表14-10（续）　病例5　术后头影测量分析

分组 / 测量参数	测量值	平均值	标准差	偏差
上下颌骨位置关系				
ANB（°）	3.2	1.6	1.5	1.0*
PP-MP（°）	38.9	25.0	6.0	2.3**
Wits值（mm）	1.6	−1.0	1.0	2.6**
上颌骨长度（ANS-PNS）（mm）	43.2	51.6	4.3	−2.0**
下颌骨长度（CoGn）（mm）	108.3	122.3	4.0	−3.5***
颅底				
BaSN（°）	134.3	130.0	5.0	0.9
上颌切牙相对上颌位置关系				
U1-SN（°）	94.4	102.8	5.5	−1.5*
U1-NA（°）	22.3	22.8	5.7	−0.1
U1-NA（mm）	3.6	4.3	2.7	−0.3
U1-PP（°）	104.9	110.0	5.0	−1.0*
下颌切牙相对下颌位置关系				
L1-MP（°）	83.8	95.0	7.0	−1.6*
L1-NB（°）	23.6	25.3	6.0	−0.3
L1-NB（mm）	5.5	4.0	1.8	0.8
下颌中切牙突距（L1-APg）（mm）	2.6	1.0	2.3	0.7
上下颌切牙位置关系				
上下中切牙角（U1-L1）（°）	131.0	130.0	6.0	0.2
覆盖（Mx1-Md1）（mm）	2.4	3.2	0.4	−2.0**
覆𬌗（Mx1-Md1）（mm）	1.5	3.2	0.7	−2.4**
软组织				
上唇-E线	−6.8	−3.0	2.0	−1.9*
下唇-E线	−1.5	−2.5	2.5	0.4
ILG（HP）（mm）	1.9	2.0	2.0	0.0
鼻唇角（CoLSnUL）（°）	112.2	102.0	8.0	1.3*
H角（Pg'UL-Pg'N'）（°）	11.6	10.0	4.0	0.4
软组织全面高（N'Me'）（mm）	121.0	125.0	4.7	−0.8
UFH（G'Sn'）（mm）	62.3	63.0	3.0	−0.2
LFH（Sn'Me'）（mm）	77.8	63.0	3.0	4.9****
面部比例（硬组织）				
UFH（N-ANS）（mm）	52.5	50.0	2.5	1.0*
LFH（ANS-Me）（mm）	69.7	65.0	4.5	1.0*
UFH［N-ANS/（N-ANS+ANS-Me）］（%）	43.0	45.0	5.0	−0.4
LFH［ANS-Me/（N-ANS+ANS-Me）］（%）	57.0	57.0	5.0	0.0
下颌升支长度（ArGo）（mm）	39.8	48.5	4.5	−1.9*
PFH：AFH（CoGo：NMe）（%）	40.4	60.0	1.0	−19.6 *******
侧貌				
颌凸角（NA-APg）（°）	4.3	4.9	3.0	−0.2
颜面角（FH-NPg）（°）	81.6	88.6	3.0	−2.3 **

PP，腭平面；OP，𬌗平面；MP，下颌平面；U1，上颌切牙；L1，下颌切牙；ILG（HP），唇间隙（水平面）；CoL，髁突外点；UL，上唇；UFH，上面高；LFH，下面高；PFH，后面高；AFH，前面高。*每个星号代表一个标准差（SD）。